Eva-Maria Zurhorst

*Soul*sex

W0062966

GOLDMANN
Lesen erleben

Buch

In immer mehr Ehen herrscht Flaute im Bett. Dies ist allerdings kein Grund, an sich oder der Partnerschaft zu zweifeln, sich zu schämen oder sich gar vom Partner zu trennen, findet Eva-Maria Zurhorst. Es ist Zeit für eine Revolution im Bett! Soulsex ist ein neuer, sanfter, höchst erfüllender Zugang zur körperlichen Liebe und verhilft Paaren zu einer ganz neuen, tiefer gehenden Empfindungsfähigkeit und echter Nähe.

Autorin

Eva-Maria Zurhorst ist Bestsellerautorin und Beziehungscoach. Ihre Bücher wurden weltweit in 17 Sprachen übersetzt. Sie war ursprünglich als Journalistin tätig, u. a. in Südafrika und Ägypten, und wechselte später als Kommunikationsberaterin in die Wirtschaft, bis sie nach einer psychotherapeutischen Zusatzausbildung das Projekt »Liebe Dich selbst« ins Leben gerufen hat.

Eva-Maria Zurhorst

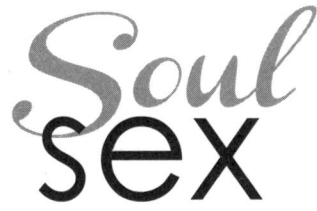

Soul
sex

MIT LUST DIE LIEBE
NEU ENTDECKEN

Unter Mitwirkung von Tatjana Blobel

Mit Ergänzungen von Wolfram Zurhorst

GOLDMANN

Von Eva-Maria und Wolfram Zurhorst sind außerdem erschienen:
Eva-Maria Zurhorst: Liebe dich selbst und es ist egal, wen du heiratest (21903)
Eva-Maria und Wolfram Zurhorst: Liebe dich selbst und freu dich
auf die nächste Krise (21969)
Eva-Maria und Wolfram Zurhorst: Liebe dich selbst und entdecke,
was dich stark macht (22022)
Eva-Maria und Wolfram Zurhorst: Liebe kann jeder (22234)
Eva-Maria und Wolfram Zurhorst: Das Liebesgeheimnis (22285)
Eva-Maria Zurhorst: Ida (34109)

Dieses Buch ist auch als E-Book erhältlich.

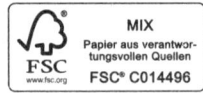

MIX
Papier aus verantwor-
tungsvollen Quellen
FSC
www.fsc.org
FSC® C014496

Verlagsgruppe Random House FSC® N001967

1. Auflage
Vollständige Taschenbuchausgabe April 2019
© 2019 Wilhelm Goldmann Verlag, München,
in der Verlagsgruppe Random House GmbH,
Neumarkter Str. 28, 81673 München
© 2014 der deutschsprachigen Ausgabe Arkana, München,
in der Verlagsgruppe Random House GmbH
Lektorat: Anne Nordmann
Umschlaggestaltung und Layout: UNO Werbeagentur, München
JG · Herstellung: cf
Satz und Layout: KompetenzCenter; Mönchengladbach
Druck: GGP Media GmbH, Pößneck
Printed in Germany
ISBN 978-3-442-22257-5
www.goldmann-verlag.de

Besuchen Sie den Goldmann Verlag im Netz

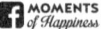 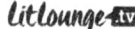 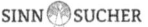

Dein nackter Körper soll nur denen gehören,
die auch Deine nackte Seele lieben.

CHARLIE CHAPLIN

Dank

Mein Dank gilt meinem Mann, ohne den ich die Tiefe der Wahrheit, die ich in diesem Buch beschreibe, nie entdeckt hätte. Usha Swamy, die mich so geduldig und liebevoll geschubst hat, dieses Buch doch endlich zu schreiben. Sie hat ihr Herz mit in dieses Projekt gegeben und mit weiblichem Engagement die Wege dafür geebnet. Uli Ehrlenspiel, Anja Schmidt und Anne Nordmann danke ich, dass sie den knappen Endspurt mit seinen unvorhersehbaren Hürden so engagiert begleitet und unterstützt haben. Ulrike Tourneur und Claudia van de Kamp, dass sie mir die ganze Zeit verständnisvoll und wissend den Rücken frei gehalten haben und alles um mich herum perfekt weiterfunktioniert hat. Tatjana Blobel, mit der ich gelernt habe, wie wichtig es ist, klar zu sein und klar zu kommunizieren.

Ich danke Diana und Michael Richardson. Für mich sind sie Pioniere, die mir und vielen anderen mit ihren Büchern einen völlig neuen Zugang zur Sexualität eröffnet haben. Und Krish und Amana Trobe, die Heilkraft in die verletzte Sexualität gebracht haben. Möge dieses Buch eine Brücke bilden, über die noch viele Menschen den Weg zu ihrer Arbeit finden.

Vor allem danke ich dem Buch selbst, das mich so viel gelehrt hat und das mir das Wichtigste wurde, das ich je geschrieben habe. Möge es ein Stück mehr Frieden auf diese Welt bringen, indem es den Sex wieder mit der Liebe, den Körper wieder mit dem Herzen und den Mann wieder mit der Frau verbindet.

Inhaltsverzeichnis

Prolog

»Wie berührt man die Seele? Durch Liebe oder durch Lust?«, fragt Paulo Coelho in *Elf Minuten*. Seine Protagonistin, die Prostituierte Maria, gibt die Antwort in ihrem Tagebuch: »Er ist ein Künstler: Er sollte wissen, dass der Mensch die Liebe in ihrer Ganzheit begreifen muß. Die Liebe ist nicht im anderen, sie ist in uns selbst; wir erwecken sie. Aber für dieses Erwecken brauchen wir den anderen. Das Universum ergibt nur einen Sinn, wenn wir jemanden haben, mit dem wir unsere Gefühle teilen können. Er hat genug vom Sex? Gut, ich auch – und dennoch, weder er noch ich weiß, was das ist.«

Für A. und A.

Liebe A., ich weiß, Du glaubst noch nicht an solche Bücher. Du glaubst an die Liebe. Aber der Tag wird kommen, da glaubst Du nicht mehr an sie. Da sagt Dir jemand, es gehe um Sex und nicht um Liebe. Da beginnt Dein Körper langsam zu sterben, Dein Herz sich zu verschließen. Ich wünsche mir, dass Du dann dieses Buch als Deines erkennst. Es ist für Dich, wie alles in mir immer für Dich war.

Ich liebe Dich.

Liebe A., ich weiß, Du bist nun schon ziemlich lange verheiratet. Oft fragst Du Dich, was da noch Neues kommen soll. Vor allem in Sachen Sex hast Du langsam jede Hoffnung verloren.

Ich kann mich noch erinnern, wie Du damals vor vielen Jahren den Befreiungsschlag gewagt hast. Du hattest Dich in Deiner Ehe ausgetrocknet wie Dörrobst gefühlt und Dir einen Liebhaber gegönnt. Von einem Tag auf den anderen warst Du wieder saftig und voller Lust und Leben. Mit Deinem Wagemut und Deinem Verlangen nach Lebendigkeit hast Du den Alltagstunnel einfach weggesprengt. Wenn Du erzähltest, war ich gleich mit elektrisiert. »Alles ist wieder da!«, lautete die Botschaft, die aus jeder Deiner Poren strömte.

Ich wusste genau, was Du erlebst. Ein paar Jahre zuvor hatte ich mich ja auch aus meiner ziemlich desolaten Ehe verdrückt und meinem Mann seine Affäre mit meiner Affäre heimgezahlt. Und auch mir kam es damals so vor, als würde ich aus einem langen Koma erwachen. Beim Gedanken an den Liebhaber schienen sofort magnetische Kräfte aktiviert. Das Verlangen war zurückgekehrt, mein Körper taute wieder auf, jede Zelle rief vibrierend Ja! zu Berührung und Begegnung.

Damals schienen Liebhaber tatsächlich wie ein wunderbares Elixier zu wirken, das alles in uns wieder in Ordnung und die weiblichen Urkräfte neuerlich in Wallungen bringen konnte: Hunger weg, Lust zurück, Seele berührt, Körper im Saft. Es gab nichts zu denken, wir wurden einfach mitgerissen. Wir fühlten uns wieder weit, pulsierend, genährt und nährend zugleich. Wie das Leben selbst. Wir dachten: Das muss die Liebe sein.

War sie es wirklich? Zumindest haben diese magnetischen Kräfte bei keiner von uns angehalten. Irgendwann ließ auch bei Dir das Vibrieren wieder nach. Du konntest nichts dagegen machen, als Deine Idealvorstellung von Deinem Liebhaber den gemeinsamen Erfahrungen weichen musste. Auch er war nur ein Mann – ein anderer zwar, ein neuer, aber eben auch einer mit seinem eigenen Alltagstunnel, mit Vergangenheit und Verletzungen, mit Prägungen und Gewohnheiten. Mit all dem eben, was am Ende immer gegen die Verliebtheit gewinnt.

Die ersten Missverständnisse, die als Zurückweisungen interpretiert wurden; die ersten Zweifel und Kompromisse, der quälende Spagat zwischen dem alten und dem neuen Leben – die Magie verschwand genauso unkontrollierbar, wie sie gekommen war.

Das Fremdgehen ist lange vorbei. Du bist wieder bei Deinem Mann. Doch mit dem Geliebten hast Du ein Geheimnis in Dir selbst berührt, hast erlebt, dass die Frau in Dir von einer Sekunde auf die andere erwachen kann. Dass es unvorstellbare Lebendigkeit bringen und absolut lohnenswert sein kann, die Begrenzungen der Gewohnheit zu überwinden und ohne jedes Festhalten an der Sicherheit ganz und gar in körperlicher Freude aufzugehen.

Und jetzt sitzt Du wieder da in Deiner Ehe und fragst Dich: Wie, verdammt noch mal, kriege ich das zurück?

Ich weiß, wie sehr Du haderst, weil Dir die Lust immer wieder abhandenkommt, Dich schämst, weil Dein Körper sich so verschließt. Du bist rasend wütend und dann wieder voller Schuldgefühle, weil Dein Mann dich so oft nicht erreichen kann.

Manchmal kommen die alten Erinnerungen an damals wieder hoch. Vielleicht noch mal fremdgehen? Doch Du ahnst, dass das heute nicht mehr so funktionieren würde. Du bist reifer als damals, weißt, dass ein neuer Liebhaber nur vorübergehend für Abhilfe sorgen kann. Du hast schon erlebt, dass Verliebtheit und Begehren flüchtig sind und dem Alltag auf Dauer wenig entgegenzusetzen haben.

Manchmal wird der Frust übermächtig, und Du überlegst, ob Weggehen vielleicht die einzige Lösung ist, um wieder lebendig zu werden, um doch noch die Liebe zu finden. Doch Du bist wach genug, um zu spüren, dass Weglaufen am Ende nichts nützt; dass die Liebe und ihr lebendiges, wohliges Vibrieren da draußen nicht zu finden sind. Du weißt, dass Du den Schlüssel in Dir selbst finden musst. Und Dir ist auch klar, dass Du Dich gerade verdrückst vor weiteren körperlichen Begegnungen mit Deinem Mann, weil sie nur allzu leicht im Streit oder in Resignation enden könnten. Denn wer will das schon: Taubheitsgefühle und Starre im ganzen Körper, wenn der Mann sich nur nähert.

Mittlerweile stellt sich bei Dir manchmal regelrechter Ekel vor dem Sex ein. Das ist ein schreckliches Gefühl. Dann lieber irgendein neues Projekt starten, da gibt es wenigstens Anerkennung und Erfolg. Oder zum Yoga, zum Tango, zur Party oder zur Massage gehen und dieses herrliche Gefühl genießen, wenn der Körper sich wieder wie von selbst löst und entspannt, wenn er wenigstens ein bisschen schwingt und genießt. Ich weiß, Du wirst nicht aufgeben, nach Herausforderungen, Sinnlichkeit und Erfüllung zu suchen. Aber was nützt Dir all das, wenn Du Deine Liebe nicht teilen kannst?

Du spürst, dass noch etwas auf Dich wartet, dass das hier nicht die Endstation sein kann. Du willst die Liebe leben. Sie drückt in Dir, lässt Dich nicht ruhen. Du willst die Süße und die Wonnen in Deinem Körper fühlen. Du willst Dich fallenlassen in Dich und einen anderen Menschen hinein, über die Grenzen Eurer selbst hinaus. Aber mit Deinem Mann? Wenn Du nur versuchst, Dir solche Wonnen mit ihm vorzustellen, steigt sofort dieses graue, flaue Gefühl in Deinem Magen hoch. Alles wird eng. »Nein«, denkst Du, »sinnlos! Es wird nie gehen. Es geht schon so lange nicht. Es soll einfach nicht sein. Unsere Ehe ist dazu nicht auserkoren. Wir müssen uns mit dem anderen – unseren Kindern, der Vertrautheit, dem gemeinsamen Weg – zufriedengeben. Aber erfüllender Sex, bei dem alle Zellen Ja! rufen? Durch den sich das Leben in seiner Süße und Selbstverständlichkeit verströmt? Nein, das ist uns nicht beschieden, zumindest nicht auf Dauer. Uns bleibt die Liebe all der Jahre.« Doch ist das tatsächlich Liebe? Oder ist es nur Vertrautheit? Sicherheit? Die liebevolle Zugewandtheit zweier Weggefährten? Die Verliebtheit von damals war keine Liebe – aber das hier ist sie auch nicht.

Bitte täusche und betäube Dich nicht. Du kannst noch tausend Mal versuchen, Dich abzufinden, Dich zu beruhigen, vom Weglaufen zu träumen, das nagende Mangelgefühl und die immer wieder aufsteigende Sehnsucht durch irgendetwas zu kompensieren – es wird Dir nichts nützen. Du weißt es, ich weiß es: Unsere Seele hat etwas anderes für uns vorgesehen.

Du weißt es, und ich weiß es: Sex und Liebe gehören zusammen. Und nur die, die es wagen, diese heilige Verbindung in ihre Partnerschaft zu bringen, finden Frieden und werden erleben, wie die natürliche Freude, Wonne und Lebendigkeit in ihre Körper zurückkehrt.

Liebe A., bitte gib nicht auf. Öffne Dich wieder für den Sex, für Deinen Körper und für Dein Herz. Und fordere Deinen Mann auf, das Gleiche zu tun. Sei kompromisslos, aber bleib bei der Sache. Den Sex mit der Liebe zu verbinden wird Dir Angst machen und Dich frustrieren. Du wirst hassen und weinen. Aber wenn Du bereit bist, wirklich von Grund auf neu zu lernen, wenn Du dabeibleibst und Dich immer wieder Deinem Körper zuwendest, wird er Dich zur Liebe führen.

Stellt die Verbindung von Sex und Liebe in den Mittelpunkt und übt, wieder Euren Körpern zuzuhören. Sie werden Euch den Weg zeigen. Und ich werde in diesem Buch alles an Euch weitergeben, was ich von meinem Körper und meinem Herzen gelernt habe und bei anderen erfahrenen und weisen Menschen an Überzeugendem, kompromisslos der körperlichen Liebe Gewidmetem gefunden habe.

Liebe A., alles Weitere ist für Dich …

Männer und Frauen
Nehmen Sie sich das,
was Sie brauchen können

Eins vorweg: Ich werde in diesem Buch für manch einen vielleicht zu eindimensional von Frauen und Männern erzählen, werde den klassischen Rollenbildern entsprechend uns Frauen das eine zuschreiben und den Männern das andere. Dies tue ich aus dem einfachen Grund, weil es noch immer der Realität meines Arbeitsalltags entspricht. Auch wenn es eine Tendenz zur Annäherung in den Themen gibt, erlebe ich in den vielen Jahren, die ich nun schon mit Paaren arbeite, dass bestimmte Abläufe, Ängste, Sorgen und Sehnsüchte in der Regel bei Frauen vorkommen und andere bei Männern.

Lassen Sie sich beim Lesen nicht irritieren, wenn ich von »den« Frauen oder »den« Männern spreche, wenn ich von weiblichen Mustern oder männlichen Strategien erzähle. Wir alle tragen männliche und weibliche Anteile in uns. In manchen Beziehungen steht der Mann auf dem weiblichen Pol und die Frau auf dem männlichen, in anderen Beziehungen wechseln die Positionen im Laufe der Zeit. Wenn Sie sich beim Lesen irgendwo angesprochen fühlen, dann ist das Ihrs – ganz egal, ob da Mann draufsteht und Sie eigentlich eine Frau sind oder andersherum.

Tun Sie sich doch überhaupt den Gefallen, sich dieses Buch genau so zunutze zu machen, wie Sie es brauchen. Wenn bestimmte Worte Sie abstoßen oder einengen, dann lesen Sie einfach darüber hinweg und setzen Sie das Geschriebene in einen Kontext, in dem Sie es gut nehmen können.

Natürlich gilt vieles von dem, was ich hier beschreibe, auch für homosexuelle Paare. Wenn Sie homosexuell sind, leben Sie trotzdem als Paar in einer Polarität wie jedes heterosexuelle Paar auch. Fragen Sie sich beim Lesen einfach, wo Sie eher in der weiblichen Energie leben und wo eher in der männlichen. Und prüfen Sie, ob Sie, was die männlichen und weiblichen Kräfte betrifft, für sich persönlich in der richtigen Balance leben oder ob es da Veränderung und Klärung mit Ihrem Partner braucht. Ansonsten nehmen Sie sich aus dem Buch, was für Sie passt. Sie werden schon merken, wo beim Lesen etwas in Ihnen anspringt, wo Sie sich betroffen fühlen oder in einem Thema wiederfinden.

Teil I

Der alte Sex

Warum es wieder Zeit ist für eine Revolution im Bett

Alle wollen Sex!
Oder vielleicht doch nicht?

Alle wollen Sex. Gerd ist 77. Fast täglich liegt er versonnen strahlend im Bett und befriedigt sich selbst. Anni ist 69 und schockt ihre Angehörigen, weil sie sich ständig zwischen den Beinen streichelt und dabei lustvoll atmet, egal, wer gerade im Raum ist. »Bei uns ist jeder Zweite sexuell aktiv«, erzählt die Leiterin eines Pflegeheims für Alzheimerkranke: »Wenn es ein Fest im Haus gibt, dann blitzen die Augen der Frauen wie mit 18. Und die Männer sind zärtlich und wieder voller Energie.«

Die Menschen, die so voller Zärtlichkeit und Sinnenfreude sind, können ihre nächsten Angehörigen kaum erkennen und sich nur noch bruchstückhaft an ihr vergangenes Leben erinnern. Die Krankheit, an der sie leiden, heißt Demenz, was übersetzt so viel bedeutet wie »abnehmender Verstand«. Alte Menschen, die langsam ihren Verstand verlieren, geben sich wieder frei und ungeniert ihrer körperlichen Lust hin, so wie wir es als Babys alle getan haben, als wir noch vor Sinnenfreude glucksten und Berührungen wie ein Allheilmittel aufsaugen konnten. … etwas, das man über uns Erwachsene, so wir nicht dement sind, wohl nicht behaupten kann – außer wir sind gerade frisch verliebt oder stecken in einer leidenschaftlichen Affäre.

Eine aktuelle Studie sagt, dass die Hälfte aller Deutschen mit ihrem Sexleben unzufrieden sind und sich nicht trauen, mit ihrem Partner darüber zu sprechen. Auch ich erlebe in meiner

Arbeit, dass unzählige Menschen, gerade solche, die in einer Langzeitbeziehung stecken, in sexueller Hinsicht unglücklich sind oder unter einer Art Sex-Burnout leiden. Die einen sind frustriert, weil ihnen die emotionale Nähe verloren gegangen ist und ihr Körper nur noch von Bildern im Kopf gesteuert wird, und die anderen fühlen sich erschöpft und leer, weil sie über die Jahre in eine Routine geraten sind, in der sich der gemeinsame Sex mechanisch zu wiederholen scheint und ihnen kaum noch etwas gibt. Am häufigsten aber erlebe ich, wie sich in langfristigen Partnerschaften Männer und Frauen nach und nach ganz vom Sex zurückziehen. Auch das entspricht den aktuellen Umfrageergebnissen, nach denen 65 Prozent der Männer und 54 Prozent der Frauen in Deutschland ein Problem damit haben, dass ihr Partner keine oder weniger Lust auf Sex hat.

Fast alle, egal ob sie ganz ausgestiegen, ins Kopfkino abgedriftet oder in der Routine gefangen sind, haben eins gemein: Sie wissen nicht, warum ihnen der Kontakt zu ihrer natürlichen sexuellen Kraft abhandengekommen ist und wie sie den Zugang dazu wieder finden können. Fast alle können nur eine Art Erkaltung und Abstumpfung feststellen.

Vielen Frauen ist die Lust an der Liebe verloren gegangen. Der Sex mit ihren Männern dauert wenige Minuten, berührt sie nicht mehr oder erfüllt sie sogar mit Widerwillen. Die einen sind wütend, wenn sie miterleben müssen, wie ihre Körper sich verschließen und auf keinerlei Stimulation mehr reagieren, die anderen sind voller Scham und Selbstvorwürfe, wenn sie keinen Zugang mehr zu ihrer Sinnlichkeit finden.

Die Männer sind aber nicht minder verunsichert. Viele stehen auch im Bett unter Erfolgsdruck, meinen, sie müssten »es bringen«, und kommen dann zu früh oder gar nicht. Längst ziehen sich auch viele Männer in ein Schneckenhaus zurück, wenn es um Sex geht. Das Risiko des Versagens oder der ungewollten Lustlosigkeit hängt über ihnen wie ein Damoklesschwert. Bei jeder intimen Begegnung mit einer Frau müssen sie das Risiko eingehen, dass ihnen Stress, Leistungsdruck und Beziehungsprobleme auf die Potenz und auf die Seele schlagen.

Andere werden gierig wie hungrige Wölfe; sie fühlen sich wie abhängige Sexjunkies, die von ihren Frauen auf Entzug gesetzt werden, und sie packt die Wut, wenn sie den Eindruck haben, dass sie um Sex buhlen müssen oder ihre Frauen entweder gar nicht mehr oder nur zur Absolvierung der ehelichen Pflichten mit ihnen schlafen.

Der Beziehungs- und Sexualforscher Dr. Ragnar Beer von der Uni Göttingen sagt: »Ich habe noch keine Kurve gesehen, die so traurig abwärtsgeht und sich nie wieder erholt, wie die der sexuellen Aktivität von Paaren.« Auf die Frage, wie oft man Sex haben muss, um normal zu sein, antwortet er: »Null Mal! Wir haben eine Umfrage gemacht, und die größte Gruppe hatte überhaupt keinen Sex mehr. Das Gute daran: So wissen wir zumindest, dass wir völlig normal sind!«

Die Leute, die zu meinem Mann und mir kommen, weil sie in ihrer Beziehung in einer Sackgasse stecken, halten sich aber meistens eben nicht für normal. Sie schämen sich, weil sie das Gefühl haben, irgendetwas nicht hinzukriegen, was alle anderen hinkriegen. Sie sitzen auf Partys und bekommen heiße Anekdötchen erzählt, blättern in Magazinen, die die Geheimnisse des G-Punkts und Tipps für den multiplen Orgasmus verraten, und haben das Gefühl, vom lieben Gott irgendein geiles Gen nicht mitbekommen zu haben.

Es geht nicht um normal oder nicht normal. Ob wir es uns eingestehen oder nicht, ob wir es tief verdrängen oder wegrationalisieren – uns fehlt etwas, wenn der Sex sich aus unserem

Leben verabschiedet oder wenn er zu einem gewohnheitsmäßi-
gen Geschubbel degeneriert. Ich kann mir vorstellen, dass sich
an dieser Stelle vor allem einige Frauen verspannen und in Gedanken sagen: »Quatsch! Mir fehlt nichts ohne Sex.« Wenn ich
behaupte, dass dies doch so ist, möchte ich Sie damit nicht noch
weiter unter Druck setzen, sondern ich möchte Sie aus einer
Sackgasse der Verdrängung locken. Oft ist der Rückzug vom Sex
nur die Folge eines emotionalen Rückzugs oder einer seelischen
Überbelastung. Unser Körper drückt lediglich den Stress aus,
den wir eigentlich in Herz und Seele spüren. Dann ziehen wir
uns vom Sex zurück, weil wir erschöpft und ausgelaugt sind,
emotional und verbal Grenzüberschreitungen und Übergriffig-
keit erlebt haben oder weil wir uns unter äußerem Druck, aber
ohne innere Berührung fühlen, was den Sex angeht. Eigentlich
aber sehnen wir uns tief im Inneren danach, uns fallen zu lassen
und uns zu öffnen.

Die weibliche Seite von uns Frauen fühlt sich in einer Beziehung wohl, wenn wir mit dem, was von einem Mann emotional
und körperlich ausgeht, so sein können, als ob wir unter einer
warmen Dusche stehen. Unter der warmen Dusche stehen wir
nackt und sind empfänglich, während das warme Wasser bele-
bend auf uns niederprasselt, jeden Mikromillimeter von uns
wohlig umhüllt und prickelnd an uns hinunterrinnt.

Wenn wir Nein sagen zum Sex, dann verschließen wir uns
vor dem, was aus der Dusche kommt. Wenn wir weitermachen
mit Sex, der uns nicht nährt, dann öffnen wir uns nur scheinbar – denn eigentlich ist es so, als ob wir mit Regenschirm und
Taucheranzug duschen. Da kann es nicht zu heiß und nicht zu
kalt werden, uns kann nichts wehtun, niemand kann uns verletzen, kurz: wir werden nicht nass – aber wir bleiben eben auch
unberührt.

Ich weiß, wie verschreckt viele Frauen mittlerweile sind, wenn es um Sex geht. Wie wenig berührt sie sich fühlen von dem, was sie mit ihren Männern erleben. Wie beschämt sie sind, weil ihre Körper scheinbar nicht mehr anspringen. Wie resigniert, weil sie nicht wissen, wie sie das ändern sollen. Vor allem aber, unter welchem immensen Druck sie sich fühlen, weil ihr Partner aus allen Poren verströmt: Ich hätte doch so gerne mehr Sex.

Es gibt einen Ausweg: Soulsex – Sex, bei dem auch Herz und Seele wieder mit dabei sind. Sex, bei dem Sie nichts können, sich nicht anstrengen, anhübschen, antörnen und auch nicht verstellen oder verkleiden müssen. Sex, der durch Vertrauen wächst und sich nicht aus der Begierde, sondern aus der Liebe speist.

Soulsex ist eine körperliche Begegnung, die für viele Frauen einer Befreiung aus einem Gefängnis gleichkommt. Hier kann sich das Weibliche wieder zuhause fühlen, hier können Sie wieder Ihrem Körper folgen und vertrauen, sich wieder mit Ihrer Sinnlichkeit, Ihrem Wohlgefühl und Ihren feinen Wonnen verbinden.

Ich konzentriere mich in diesem Buch vor allem auf die Frauen. Nicht nur, weil sicher der größte Teil der Leserschaft weiblich ist, sondern auch, weil ich selbst eine Frau bin und daher viel authentischer und näher über das, was uns bewegt, schreiben kann. Da dieses Thema aber genauso die Männer betrifft, wird auch mein Mann zu Wort kommen und seine Erfahrungen mit einbringen. Abgesehen davon bemühe aber auch ich mich natürlich, immer auch die männliche Perspektive zu berücksichtigen.

Wenn ich an manchen Stellen tiefer in die Zusammenhänge einsteige, die uns Frauen betreffen, so kann dieses Buch doch auch den Männern ungeahnte Dienste leisten. Mein Mann und ich erleben bei unserer Arbeit, dass sich mittlerweile auch immer mehr Männer vom Sex eher gehetzt als genährt fühlen und die gewohnte Praxis sie leer und unerfüllt hinterlässt. Auch der männliche Körper spielt häufig nicht mehr richtig mit, und so suchen viele Männer genauso händeringend nach einer Alternative zum herkömmlichen Sex wie Frauen.

Soulsex ist Sex, der Männer nicht ins Reich von Kuschelsex und Kastration führt, aber sie von allem Druck, von Rastlosigkeit, Gier und der Abhängigkeit von Fantasien und Pornografie erlöst und ihnen stattdessen zu Entspannung, tiefer Empfindungsfähigkeit und Befriedigung – und zu einer dankbaren und erfüllten Frau – verhelfen kann. Soulsex zeigt, dass ein Samenerguss nur ein schnödes Vergnügen ist im Vergleich zu einem Orgasmus, der sich im ganzen Körper in wohligen Wellen ergießt.

Leider hat uns über diese Art von Sex selten jemand etwas beigebracht. In den Medien kommt er so gut wie nicht vor und im Schulunterricht schon gar nicht. Unsere Eltern kannten ihn in der allergrößten Mehrzahl nicht und konnten uns deshalb auch nichts darüber erzählen. Und die Auflagen der wenigen guten Bücher, die es darüber gibt, sind immer noch Lichtjahre entfernt von denen von *Shades of Grey*.

Dabei ist Soulsex so etwas wie ein Heilmittel. Er ist langsam und behutsam genug, dass Sie mit ihm Herzensbrüche überwinden und neues Vertrauen aufbauen können. Gleichzeitig ist er so wach und ehrlich, dass er Sie wieder in Kontakt mit Ihrer natürlichen Lebendigkeit bringt. Er kann Sie aus einer jahrelang eingefahrenen Routine befreien und wieder Frische und echte Nähe in Ihr Bett bringen. Er kann Sie entspannen und nähren. Er kann Ihnen das Gefühl von Einssein mit sich selbst zurückgeben und Ihre Ehe selbst nach Jahrzehnten rundum erneuern, weil er für Frieden und Harmonie sorgt und

Ihnen und Ihrem Partner die Chance gibt, sich miteinander fallen zu lassen in einem Gefühl von Vertrauen. Die Voraussetzung ist, dass Sie bereit sind, sich vom Druck aus dem Kopf zu befreien und wieder eine tiefere Verbindung zu Ihrem Körper und Ihrem Herzen aufzunehmen. Dann kann Sex wieder das sein, was er eigentlich ist: Körperlich gelebte Liebe, die unsere Seele berührt.

Soulsex ist kein Blümchensex. Soulsex ist sanft und entspannt, aber deshalb nicht weniger lustvoll und ekstatisch als herkömmlicher Sex. Das, was seinen Genuss, seine Ekstase ausmacht, ist, dass Sie nicht auf einen kurzen orgiastischen Moment von wenigen Sekunden der Entladung hinackern müssen, sondern dass Sie lernen, die vielen kleinen Momente unterwegs auszukosten; dass Sie sich einem Menschen wieder so sehr anvertrauen lernen, dass Sie sich in der körperlichen Verbindung mit ihm von Moment zu Moment immer tiefer in sich hinein entspannen und Ihnen dort eine Quelle von Wonne und Wohlgefühl entgegensprudelt, die Sie vielleicht lange irgendwo draußen gesucht haben. Eine Quelle, die sich Ihnen genau dann öffnet, wenn Sie nicht mehr machen, sondern loslassen.

Bei dieser Art von körperlicher Verbindung werden Sie bewusster und präsenter. Sie lernen, nicht in den Kopf abzuhauen oder sich vom Trieb und der Gier mitreißen und von der eigentlichen Begegnung mit Ihrem Partner wegreißen zu lassen. Soulsex trägt Sie durch Präsenz tiefer in den eigenen Körper hinein und durch diese Entspannung und damit einhergehenden Öffnung gleichzeitig über den Körper hinaus in etwas, das sich eher mit der Erfahrung von seelischem Einssein beschreiben lässt – und was in Wahrheit das Einzige ist, das Ihnen ein echtes Gefühl von Verbundenheit schenken kann.

Heutzutage wird beim Sex zu oft verleugnet, dass wir Ruhe

und Vertrauen und nicht bestimmte Stellungen oder antörnende Fantasien brauchen, wenn wir uns wirklich fallen lassen und öffnen wollen. Und dass wir zu einem Menschen eine seelische Verbindung haben müssen, wenn wir uns ihm wirklich anvertrauen und gleichzeitig mit uns selbst verbunden bleiben wollen. Zu oft führt der Sex dazu, dass wir uns aus uns selbst herausbeamen oder über uns hinweggehen. Das laugt uns aus und entfernt uns vom anderen.

Sex ist die intimste Form der Kommunikation, die wir Menschen haben. Er übt nicht deshalb so eine große Faszination auf uns aus, weil er ein Spielplatz ist, auf dem wir uns körperlich austoben und abreagieren können – das könnten wir auch beim Sport –, seine wahre Magie liegt in der urgewaltigen Kraft der Verbindung, die ihm innewohnt. Wenig kann unsere Sehnsucht nach Angenommensein, Zugehörigkeit und Einssein so tief befriedigen wie eine beseelte körperliche Begegnung zwischen Mann und Frau.

Klar kann und soll Sex Spaß machen und aufregend sein. Aber das sind in Wahrheit nur kleine Wellenbewegungen an der Oberfläche. Tief im Sex liegt eine wundersame Kraft verborgen, die zwei Menschen miteinander und über sich hinaus verschmelzen lässt. Soulsex zeigt uns einen Weg, zu dieser tiefen Intimität zurückzufinden, ohne den Genuss, die Süße und Sinnlichkeit zu vernachlässigen.

Vielleicht lesen Sie und lesen und fragen sich: »Was meint sie denn? Ja, was denn nun? Ich versteh das nicht.« Kein Wunder. Denn das alles ist nur eine sprachliche Annäherung an das, was Soulsex wirklich ist. Soulsex kann man nicht intellektuell erfassen, er ist nichts für unseren Kopf. Soulsex hat kein Konzept und keine Technik. Soulsex ist Ihre natürliche Sexualität, die es zu entdecken und im eigenen Körper zu erfahren gilt. Trotzdem, sonst würde ich dieses Buch nicht schreiben, gibt es Mittel und Wege, sich ihm zu nähern. Seien Sie also unbesorgt, wenn Sie jetzt noch kein genaues Bild vor Augen haben. Im zweiten Teil des Buches werde ich noch konkret auf die praktische Umsetzung eingehen.

Gerd und Anni können Ihnen in Bezug auf das Gefühl, um das es beim Soulsex geht, erste Wegweiser sein. Sie sind alt und krank und scheinbar nicht normal, aber sie erleben sich ganz selbstverständlich als lustvolle Wesen. Sie sind nicht von Gier getrieben, sie strengen sich nicht an, sie erleben einfach die natürlichen, wonnevollen Regungen in ihren Körpern und genießen sie voller Unschuld und ohne Scham. Das, was die beiden von Ihnen und mir unterscheidet, ist, dass sie unfreiwillig immer weniger im Kopf sind. Sie verlieren durch die Demenz sukzessive ihr Gedächtnis und alle möglichen anderen Fähigkeiten des Geistes. Hemmungen und Ängste lösen sich bei ihnen in Vergessen auf, und so werden sie wieder frei für ihre natürliche und unschuldige sexuelle Energie, die nicht nur durch sie, sondern durch uns alle permanent hindurchströmt.

Wenn wir diese Kraft nicht mehr spüren, dann liegt es nicht daran, dass sie nicht mehr da wäre, sondern daran, dass unser Zugang dazu blockiert ist. Falls eine jahrelange Sex-Routine Sie langweilt; falls Sie unter Druck und gierig nach Sex sind oder im Gegenteil gar keine Lust mehr darauf haben; falls Sie unter Funktionsstörungen leiden oder sich taub und reglos fühlen – in all diesen Fällen haben Sie weder einen Sex-Defekt noch brauchen Sie Aufrichtungspillen. Stattdessen sollten Sie die inneren Mechanismen genauer kennenlernen, die Sie blockieren. Verdrängte Ängste, Scham-, Schock- und Schuldgefühle, alte Verletzungen, Familiendynamiken, Moralvorstellungen und Konditionierungen – Blockaden gegen eine ungehemmte Hingabe an einen anderen Menschen trägt jeder von uns in sich.

Alle diese Blockaden sind natürlich nichts, was wir gerne beim Sex dabeihaben wollen. Deshalb packen wir sie weg oder schummeln uns drum herum. Aber gerade beim Sex kommen solche lähmenden und beschämenden Gefühle wieder hoch. Wenn wir intim werden wollen, dann triggert das unsere Angst vor Nähe, vor Kontrollverlust und Übergriff. Je intimer wir mit jemandem sind, desto näher kommt er unserer Verletzlichkeit.

Soulsex geht nicht dagegen an, sondern trägt uns behutsam durch die Ängste hindurch, die wir beim normalen Sex durch Fantasien oder Sexspiele zu verdrängen versuchen. Er hilft uns, uns bewusst und vertrauensvoll in unserem eigenen Körper zu verankern und uns aus dieser inneren Sicherheit heraus einem anderen Menschen zu öffnen. So können wir endlich wieder echte Befriedigung – und auch Befriedung – erleben, weil wir in der intimsten Form der Verbindung von zwei Menschen wieder vertrauen, auf unsere Lust zugehen und dabei gleichzeitig unsere Angst annehmen und auflösen können, bis unsere sexuelle Kraft wieder frei fließen kann.

Dazu brauchen Sie weder eine Sexbombe noch ein geiler Typ mit Steherqualitäten zu sein. Sie müssen nicht jung, knackig und frei von Cellulite sein. Sie brauchen kein Viagra, nicht den längsten und auch nicht den härtesten. Damit der Sex wieder natürlich erwachen kann, braucht er ein Paar, das gemeinsam lernt, von Action und Abwehr loszulassen und sich stattdessen behutsam zu öffnen, wieder genau hinzuspüren und sich dem eigenen Körper anzuvertrauen.

Vielleicht ruft die Vorstellung, sich auf so viel Nähe einzulassen, Scham oder Verunsicherung in Ihnen hervor. Haben Sie keine Scheu, alles in diesem Buch geht behutsam vonstatten.

Wenn Sie sich trotz aller Verunsicherung, Skepsis und Resignation darauf einlassen, werden Sie erleben, wie lohnenswert es ist. Soulsex ist der beste Weg, Angst und Scham zu überwinden und sich ohne Druck und Anforderungen wieder zu begegnen. Durch ihn werden die unsichtbaren Mauern, die sich oft über die Jahre in Ihnen selbst und zwischen Ihnen und Ihrem Partner aufgebaut haben, abgetragen.

Doch ich möchte gleich zu Beginn ehrlich zu Ihnen sein: Soulsex wird Sie herausfordern, aus der sicheren Defensive, aus der Sprachlosigkeit und aus den Fantasiewelten hervorzutreten. Es kann sein, dass Sie sich zeitweise wie ein Junkie auf Entzug fühlen. Oder dass Sie sich von Ihrem Harmoniebedürfnis verabschieden und auch mal einen saftigen Streit mit Ihrem Partner in Kauf nehmen müssen, der der Weiterentwicklung und Wiederbelebung Ihres Sexlebens und damit auch Ihrer Beziehung dient. Aber glauben Sie mir, es lohnt sich.

Soulsex kann Ihnen das Gefühl von Ganzheit und Kontakt zu sich selbst zurückgeben. Er kann helfen, die Fronten aufzuweichen und Ihnen als Paar die Lebendigkeit und Verbindung wiederbringen, nach der Sie sich vielleicht schon lange sehnen. Unterwegs wird er Sie allerdings wie gesagt auch mit verdrängten Ängsten und Fluchtmechanismen konfrontieren. Aber genau deren Annahme sorgt dafür, dass Sie endlich wieder bei sich und in Ihrem Körper landen können. Sie werden erleben, wie eine Angst, die Sie endlich bewusst und ohne Widerstand gefühlt haben, sich öffnet und sich in neue Energie verwandelt. Und nicht nur einmal werden Sie denken: Warum habe ich nur so lange einen Bogen um all das gemacht? Warum habe ich nicht schon viel eher etwas Neues gewagt?

Wenn Sie sich für diesen neuen Weg öffnen und sich seine

Langsamkeit erlauben, werden Sie erleben: All die lang ersehnten Empfindungen sind möglich. Sie müssen kein Superliebhaber und keine Sexgöttin werden, Sie müssen nur lernen, wieder feiner in Ihren Körper und den Ihres Partners hineinzufühlen. Dann werden die Körper wach und beginnen, ohne Ihr Zutun erst ganz leise, fast unmerklich, aber dann immer deutlicher und in wachsendem Einklang miteinander zu kommunizieren. Sie werden entdecken: Ihre Körper sind wie Instrumente, die sich gegenseitig in Schwingung versetzen können. Sie können wunderbare Musik hervorbringen und vor Wonne summen und klingen, wenn Sie lernen, still zu werden, Ihre Herzen zu öffnen und die Liebe in Ihnen zu verströmen.

»Quatsch!«, denken Sie. Der Frust mit dem Sex dauert bei Ihnen einfach schon zu lange. Der Graben zwischen Ihnen und Ihrem Partner ist einfach schon zu tief. Nehmen Sie diesen Frust und respektieren Sie Ihren Graben. Gerade wenn Sie vielleicht schon seit Jahren nicht mehr mit Ihrem Partner schlafen, resigniert sind wegen Ihrer Blockaden oder müde von körperlichen Begegnungen, die sie nicht mehr erfüllen, kann Soulsex auf sanfte Art den Pfropfen lösen.

Sex ist eigentlich heilsam. Wenn Sie sich vor ihm drücken, weil er Ihnen Ärger gebracht oder Sie frustriert hat, dann tun Sie sich keinen Gefallen. Sie ahnen gar nicht, wie viel Spannung und Distanz sich unterschwellig bei einem Paar aufbaut, das sich nicht gemeinsam körperlich entspannen kann. Die körperliche Begegnung berührt einfach ganz andere Ebenen von uns als ein Gespräch oder eine gemeinsame Aktivität im Alltag. Sie kann uns auf tieferen Ebenen verletzen und verstören. Sie kann uns aber auch auf tieferen Ebenen erfüllen und berühren.

Sex kann die Wurzel aller Partnerschaftsprobleme sein, wenn

er unerfüllt ist oder nicht mehr gelebt wird – und er kann für die Heilung dieser Probleme sorgen, wenn ein Paar sich ihm auf diese neue Art und Weise nähert. Wenn der Sex eingeschlafen oder verschreckt ist, dann sollten Sie sich nicht schämen oder den anderen beschuldigen, sondern einen neuen Weg finden, sich wieder körperlich aufeinander einzulassen. Für diese Annäherung dürfen Sie sich alle Zeit der Welt nehmen, Sie dürfen rumeiern und nicht wissen, wie es geht. Sie dürfen drei Schritte vor und zwei zurück machen – das alles ist Teil des Weges.

Wichtig ist nur, dass Sie es probieren. Und dabei begleitet Sie dieses Buch Schritt für Schritt. Es ist voller konkreter Beschreibungen, Fallbeispiele und Erfahrungsberichte, die Ihnen auf unterschiedlichen Wegen vermitteln, wie Sie von Rückzug, Scham, Hemmung und Abwehr, von Funktionsstörungen und Unsicherheit, von Gier, Fantasien, Sucht und den alten Geschichten und Verletzungen loslassen können. Wie Sie sich und Ihren Körper wieder besser verstehen und annehmen können und einen so behutsamen Zugang zu einer neuen Form der körperlichen Begegnung finden, dass der Druck langsam von Ihnen abfallen kann. Wie Sie körperlich wieder zueinanderfinden und dabei bleiben und schließlich, wie Sie sich unterwegs von der eigenen Unsicherheit und auch von den Widerständen und Fluchttendenzen Ihres Partners nicht zurückhalten lassen.

Sie werden sehen, dass Sie und Ihr Partner nichts können und schon gar nichts leisten müssen. Aber wenn Sie sich trauen, wieder mehr loszulassen, Soulsex tatsächlich ausprobieren und in Ihr Leben integrieren, werden Sie erleben, wie weit er in den Alltag hineinwirkt und dafür sorgen kann, dass zuhause wieder mehr Frieden und Ruhe einkehrt und Sie beide immer öfter ganz natürlich auf einer Wellenlänge sind.

Egal, wie weit Sie sich von Sex in diesem Moment entfernt

fühlen, egal, wie gefrustet und müde Sie von ihm sind, wie gehemmt und verunsichert, verletzt und verstört, wie wütend und voller Abwehr, wie süchtig, angetrieben und gierig, wie traurig und resigniert – Soulsex zeigt Ihnen einen langsamen und behutsamen Weg durch all diese Blockaden hindurch. Wenn Sie sich wieder für den Sex öffnen, öffnet er sich wieder für Sie. Sex ist in jedem von uns; er muss nicht gemacht, sondern befreit werden.

Mein erstes Mal
... mit sechzehn oder mit Ende dreißig?

Als ich das erste Mal Sex hatte, war ich sechzehn oder siebzehn. Meine erste Begegnung mit Soulsex hatte ich mit Ende dreißig. Beide Male war ich verwirrt und überrascht über das, was gerade in mir geschehen war. Beim ersten Mal handelte es sich dem äußeren Anschein nach zwar eindeutig um Sex, doch innerlich ging damit eine seltsame Verwirrung einher. Beim ersten Soulsex handelte es sich definitiv nicht um etwas, das ich bisher als Sex bezeichnet hätte. Nichtsdestotrotz war jede meiner Zellen überwältigt vom Gefühl vollkommener Ekstase und Glückseligkeit. Aber lassen Sie mich vorne anfangen ...

Mein erstes Mal. Ich hatte Glück. Ich war verliebt, und mein Freund war ein wunderbarer, einfühlsamer Mensch, dem ich vertraute. Trotzdem – nach unserem ersten Sex überkam mich ein eigenartiges Gefühl von Enttäuschung und Leere: Das sollte es also gewesen sein? Das, wovon alle so unablässig redeten und träumten? Wir hatten beide einen Orgasmus gehabt. Es war aufregend gewesen, sicher. Sofern ich das beurteilen konnte, war es auch gut gewesen. Aber ...? Aber.

Nun, da es vorbei war, lag ich im Bett, und in mir war es verschwommen. So als ob ich gerade eben emporgeschwebt, dann aber in einer Wolkendecke hängen geblieben wäre. Irgendetwas fehlte. Irgendetwas in mir war nicht berührt worden. Ich hatte keine Ahnung, was. Es war nichts, worüber ich etwas hätte sagen können oder die anderen bisher je hatte reden hören. Es war etwas tief in mir, für das ich selbst keine Worte fand. Es kam mir so vor, als wäre ich jetzt nicht etwa endlich eingeweiht, sondern schlagartig ausgeschlossen vom großen Geheimnis namens Sex. Ich hing in dieser Wolkendecke fest, aber ich ahnte, dass dahinter die Sonne schien. Von diesem Moment an war ich wie ein Jagdhund, der zum ersten Mal Fährte aufgenommen hat – allerdings ohne das Wild zu erlegen. (Aus solchen Hunden werden meist streunende Wilderer …)

Von nun an war ich auf der Suche nach etwas, wovon ich nicht wusste, was es war. Ich war neugierig, ungehemmt und offen und hatte alle möglichen Erlebnisse mit Sex. Manchmal schien es, als ob ich hinter etwas gekommen wäre. Oft machte es Spaß, oder es war aufregend, manchmal unersättlich, wild oder geheimnisvoll. Aber mit der Zeit fehlte immer etwas, nur selten und nie auf Dauer fühlte ich mich in der Tiefe wirklich berührt. Vor allem mein Herz behielt eine Sehnsucht und immer öfter eine still nachklingende Traurigkeit. Während ich mich vom einen Partner trennte, um früher oder später in den Armen eines anderen zu landen, war es doch, als ob mir das größte Geheimnis des Lebens verwehrt bleiben sollte. Das Verrückte war, ich wusste ja gar nicht, ob da noch ein Geheimnis existierte, aber irgendwie war ich mir sicher. So blieb ich rastlos und auf der Suche, zur Geduld verdammt.

Ich versuchte mich in der Liebe, aber ich fand immer nur einen Teil von ihr. Wenn mir bei einem Mann warm ums Herz war und ich mich geborgen fühlte, konnte ich mir sicher sein, dass mir irgendwann die Leidenschaft abhandenkam und sich stattdessen eine nagende Rastlosigkeit einstellte, die mich weitertrieb auf meiner Suche. War ich wiederum von Lust erfüllt, gab es meist nicht mehr als die Hoffnung auf Liebe. Sex und Liebe blieben ein ewiges Entweder-oder. Entweder liebte ich und fühlte mich eingesperrt, oder ich hatte Angst, die Liebe und den Mann wieder zu verlieren. In solchen Fällen war ich aber meist voller Leidenschaft und Lust.

Spezialisten für Lust und Leidenschaft schienen die Typen, die man seiner Mutter besser nicht vorstellte. Rastlose Cowboys und aufregende Liebhaber, denen jeder Sex recht war, aber jede Bindung lebensbedrohlich erschien. Mit den Cowboys war es spannend und berauschend, manchmal waghalsig. Aber am Ende blieb das Herz doch immer einsam und wund, weil es eben nur ein Spiel war – zwar ohne Grenzen, aber auch ohne Verantwortung.

Daneben gab es noch die Unerreichbaren. Männer, die sich nach der Liebe sehnten, aber doch immer vor ihr weglaufen mussten, wenn sie zu nah kam. Mit ihnen gab es zarte Gefühle, leise, aber nährende körperliche Begegnungen und immer eine Ahnung von der romantischen Liebe. Doch schließlich war der Sex so anfällig wie das Herz. Für beide gab es keine Sicherheit und keinen Alltag. Das Herz musste von der Hoffnung leben, bis es irgendwann vollkommen erschöpft war, weil die Hoffnung am Ende nie in Erfüllung ging. Der Sex konnte immer nur dann ein Fest der Hingabe werden, wenn es kurz vorher Angst vor der Trennung oder zumindest ausreichend Distanz gegeben hatte.

Tröstlicherweise durfte mein Herz auch die großartige Liebe erfahren, die sich dem gemeinsamen Alltag stellt und mit einem offenen Bekenntnis zueinander einhergeht. Es gab zwei Männer, mit denen ich wuchs, denen ich nah sein konnte und mit denen ich mich wirklich verbunden fühlte. Zwei, die sich mir und denen ich mich anvertraute. Zweimal hatte ich das Gefühl, ich wäre angekommen. Schließlich aber endeten beide Begegnun-

gen so, als ob ich mir selbst bei lebendigem Leib das Herz raus-
reißen müsste. Ich trennte mich in unendlicher Traurigkeit, weil
uns die Lust abhandengekommen war, obwohl ich sie immer
noch liebte. Wir waren jung, und niemand hatte uns das Geheimnis der körperlichen Liebe gezeigt. Wir weinten bittere Tränen, lagen uns beim Abschied verwirrt in den Armen und wuss-
ten nicht, warum der Sex uns unter den Händen zerronnen war.
Ich hätte damals alles getan, wenn mir nur jemand gezeigt hätte,
wie ich den Sex und die Liebe hätte zusammenhalten können.

Das Leben ging voran und mit ihm meine innere Spaltung. Ich
suchte nach etwas, wovon ich nicht wusste, was es war. Und fand
immer wieder etwas, wovon ich ahnte, dass es das nicht sein
konnte. In meiner Ehe lief das Dilemma dann auf seinen Höhepunkt zu. Am Anfang gab es ständig Sex, doch trotzdem hatte
ich oft ein Gefühl von Ferne. So nah sich unsere Körper kamen,
so wenig schienen wir seelisch verbunden zu sein. Wir kamen
aus völlig unterschiedlichen Welten. Es gab vieles, was wir überhaupt nicht teilen konnten oder anzusprechen wagten. Wir
redeten oft über Alltägliches, aber nur selten begegneten wir uns
in der Tiefe. Wenn ich versuchte, meinem Mann auch emotional
näherzukommen, flüchtete er. Wenn es um Sex ging, war er
zumindest körperlich da.

Ein leises Unbehagen, das sich in dieser Zeit immer mal wieder meldete, drückte ich sofort weg. Doch irgendwann schien
auch das Körperliche seine Nähe zu verlieren. Manchmal fühlten sich die Küsse taub an. Manchmal beim Tanzen war es ganz
blechern zwischen uns. Den Sex empfand ich oft wie isoliert
vom restlichen Leben. Es fehlte etwas. Nur was? Die Signale
waren so fein, dass ich sie ohne Probleme überhören oder als
unbedeutend abtun konnte.

Ich weiß noch, wie ich einmal im Alltag hinter meinem Mann stand. Im Radio lief soulige Musik, in die ich mich wohlig fallen ließ. Mein ganzer Körper war wie elektrisiert und setzte sich praktisch von selbst in Bewegung. Ich lehnte mich von hinten an meinen Mann, schloss, erfüllt von der Musik, die Augen und wollte ihn ganz selbstverständlich mitnehmen in dieses so sinnliche und erotisierende Wiegen. Er bewegte sich, aber seine Bewegung war ohne Kontakt – weder zu mir noch zur Musik oder zu sich selbst. Er führte die Bewegung zwar aus, aber er ließ sich nicht bewegen. Es war, als ob er taub für diesen feinen Strom in mir wäre, innerlich eingefroren. Nichts von mir übertrug sich auf ihn. Alle Sinnenfreude lief ins Leere und erstarrte.

Dieses Erlebnis hätte ich damals gar nicht so klar benennen, die feine Disharmonie zwischen uns gar nicht so detailliert beschreiben können, wie ich das jetzt rückblickend tue. Es gab einfach nur eine wachsende Ansammlung an winzigen Störgefühlen in unserer Körperlichkeit. Die Szene war nur einer dieser unzähligen, diffusen Mikromomente, in denen etwas Urweibliches, ganz Selbstverständliches, aber sehr Feines in der Begegnung zwischen mir und meinem Mann ins Leere lief und unerkannt und traurig verblühte. In jedem dieser kleinen, feinen ungeteilten Momente breitete sich kaum merklich eine subtile Resignation in mir aus. Weiches erstarrte. Lebendiges fror ein. Sinnliches wurde taub. Während wir weiter Sex hatten, starb langsam und weitgehend unbemerkt etwas Weibliches in mir ab.

Aber, wie gesagt, mir war das alles gar nicht richtig bewusst, ich merkte lediglich, dass die Küsse fahler und der Sex unbedeutender wurden. So wurden wir langsam, aber sicher ein Alltagspaar. Es gab Sex, wenn es Zeit für Sex war (und die war es zunehmend seltener). Ansonsten gab es Begrüßungsküsschen,

Gewohnheitsumarmungen und Nebenbeigekuschel vor dem Fernseher.

Ich erinnere mich noch gut daran, wie mein Mann eines Abends von der Arbeit kam und mich wie gewohnt zur Begrüßung umarmen und küssen wollte. Das war einer dieser Momente in meinem Leben, die mich schon öfter ohne Vorwarnung aus den gewohnten Bahnen gesprengt hatten; in denen etwas in mir auf einmal aufbegehrte, das ich lange unterdrückt hatte. Mein Mann hielt mich für den üblichen, belanglos kurzen Moment in den Armen, und alles in mir rebellierte. Ich schob ihn abrupt weg: »Ich halte das nicht mehr aus«, schluchzte ich: »Nicht einen einzigen von diesen toten, langweiligen, unbedeutenden, abwesenden, dämlichen Küssen will ich mehr haben!« Mein Mann stand da und wusste nicht, wie ihm geschah. Mir ging es ähnlich. Ich hatte das nicht geplant und war selbst überrascht von der Heftigkeit meines Ausbruchs; er war wie übermächtig in mir aufgestiegen. Mein Mann verließ schweigend die Wohnung durch die Tür, durch die er gerade gekommen war. Schweigen und Flüchten war in dieser Zeit der einzige Weg, den er kannte, um mit zu starken und unangenehmen Gefühlen umzugehen. Aber auch ich wusste nicht, was ich weiter hätte sagen oder tun sollen.

Schweigend gingen wir erst mal zur Tagesordnung über und vermieden alle bis dato selbstverständlichen, aber leblosen Küsse und Umarmungen. Etwas war allerdings jetzt in mir aufgebrochen: Ich wusste nun klar und deutlich, dass mir etwas fehlte und dass das hier auf Dauer nicht mein Leben sein konnte; auch wenn sich Millionen Paare mit solchen Küssen und Umarmungen bis zur Silberhochzeit schleppten.

Nach einer Phase der Wortlosigkeit begannen wir irgendwann wieder miteinander zu sprechen. Das endete allerdings meist in fruchtlosem Diskutieren und dem Beharren auf dem eigenen Standpunkt. Keiner von uns wusste, wie wir aus dieser Sackgasse wieder herauskommen sollten. Wir konnten ja nicht mal genau sagen, wie wir hineingeschlittert waren. Die einzige Lösung, die mein Mann parat hatte, bestand darin, sich abzulenken und weniger nachhause zu kommen. Und ich wurde zunehmend resignierter. Unterschwellig wuchsen die Selbstzweifel in mir. Irgendwann war mein Frust groß genug, dass ich mich alleine auf die Suche nach Hilfe und neuen Impulsen machte.

Ich ging auf eine Entdeckungsreise mit meinem Körper. Probierte mich aus in freiem Tanz und Körpertherapie, besuchte Selbsterfahrungsgruppen, in denen man seine Wahrnehmung verfeinern und Gefühle wieder körperlich zum Ausdruck bringen konnte. Und tatsächlich, in dieser Zeit begann sich das feine Weibliche wieder zaghaft in mir zu rühren. Ich war manchmal überwältigt von der freudigen Süße und lebendigen Kraft, die unerwartet und unschuldig in mir aufblühten.

Eine ganz neue Welt tat sich auf. Ich lernte, mich in mich hinein zu entspannen, feiner wahrzunehmen und mit meinem Körper bewusst in Kommunikation zu treten. Es war eine faszinierende Entdeckungsreise, bei der es wenig für den Kopf zu tun, aber viel in Körper und Seele zu erfahren gab. Manchmal sank ich so tief in meinen Körper, dass ich nur noch seine vibrierende Lebendigkeit und ein intensives Strömen spürte. In diesen Momenten fühlte ich mich so glücklich und verbunden mit mir selbst wie selten. Jeglicher Druck, alles Tempo schienen von mir abzufallen.

Mit der Zeit entdeckte ich, dass sich diese wunderbaren Empfindungen und Erfahrungen von Einssein dann einstellten, wenn ich mich in einer ungewöhnlich tiefen Entspannung befand.

Überrascht stellte ich fest, dass sie nichts Besonderes brauchten – kein Antörnen, keine Aufregung, keine speziellen Vorgehensweisen oder Tricks. Allein durch die richtige Musik, eine Mikrobewegung, den Hauch einer Berührung oder einen einzigen Atemzug konnten sie in Bruchteilen von Sekunden ausgelöst werden. Und oftmals tauchten sie gerade dann auf, wenn ich nichts mehr kontrollieren konnte; wenn ich einfach nur erschöpft oder entspannt genug war, um loszulassen.

Nie kam ich allerdings auf die Idee, dass diese Erfahrungen, so sinnlich und erfüllend sie auch waren, etwas mit Sex zu tun haben könnten. Denn so oder so, immer war es ein Erleben allein in mir … bis ich irgendwann bei einem Seminar den unbekannten Mann mit dem Feinrippunterhemd traf.

Ich hatte ihn nie vorher gesehen und sah nie wieder danach. Wir hatten kein Wort miteinander gesprochen, so kannte ich nicht mal seine Stimme. Ich schaute ihn einige Sekunden lang an und er mich. Da war nichts zwischen uns. Wir waren Fremde und blieben es, auch als sich unsere Blicke trafen. Wir wendeten uns voneinander ab und setzten uns wortlos Rücken an Rücken auf eine Matratze. Ich spürte seine Muskeln an den Schultern und die kleinen Wölbungen seiner Wirbel an meinem Rückgrat, während der halbdunkle Raum um uns herum sich mit den sinnlichen Klängen einer unbekannten Musik füllte.

Ich konnte ihn nicht sehen, meine Augen hatten also keine Kontrolle mehr. Dadurch wurden alle anderen Sinne hellwach und liefen auf Hochtouren. Ich spürte die Bewegung seines Atems in meinem Rücken. Ein tiefer Seufzer entfuhr ihm und schien sich auf mich zu übertragen. Auch ich atmete unwillkürlich tiefer aus. Er atmete wieder, mein Atem folgte. Seine Bewegung begann sich mit dem Rhythmus der Musik zu verbinden. Meine Bewegung folgte. Sein Atem begann, seinen Rücken in

Bewegung zu versetzen. Mein Rücken folgte. Er beugte sich nach vorne, ich blieb an seinem Rücken und fiel zurück. Er atmete ein, und sein Rücken richtete sich wieder auf, bog sich sanft wieder nach hinten und schob meinen Rücken weit nach vorne, bis mein Kopf entspannt über mein Knie sank.

Ich tat nichts. Es tat mit uns. Wir waren eine Welle. Ohne Anfang und Ende im Meer von Musik und Atem. Die Atemzüge wurden länger und länger, unser Wiegen größer und größer. Der Kontakt unserer Rücken wurde immer intensiver wie unter einer Lupe. Ich verlor mich in mir selbst. Jede einzelne Zelle begann sich zu öffnen und ließ ein glückseliges Wohlgefühl durch mich hindurchströmen. Ich war wie elektrisiert, reine Empfänglichkeit. Die Frau in mir war vollkommen erwacht und eins mit allem. Bis die Musik langsam ein Ende nahm, unser Atem sich wieder beruhigte und aus der Welle wieder einzelne Körper hervorgingen.

Wir lösten uns voneinander, standen auf, und ich war wieder eine fremde Frau und er ein fremder Mann, der mir mit entrücktem Blick in Feinrippunterhemd, Jogginghose und breitem Kölsch entgegenhauchte: »Dat war äscht jeil. Meine Jüte, sowat hann isch noch nisch ärlebt.«

Ja, »sowat« hatte ich auch noch nicht erlebt. Ich war überwältigt und glückselig. Eine simple Übung bei einem körpertherapeutischen Seminar, in der zwei Leute wahllos zusammenkamen. Eine unschuldige Verbindung auf einer Art Turnmatte, die helfen sollte, zu entspannen und loszulassen, hatte mich ins Nirwana getragen. Bei der Feedbackrunde stammelte ich herum, fand keine Worte für das, was ich eben erlebt hatte. Bis ich schließlich verschämt resümierte: »Das war wohl ein Ganzkörperorgasmus …«

Dieses Erlebnis ließ mich nicht mehr los. Es war so viel einprägsamer, süßer, ekstatischer und bis in die tiefsten Tiefen entspannender gewesen als jeder Orgasmus, den ich kannte. Ich hatte in der Begegnung mit einem anderen Menschen etwas mit und in meinem Körper erfahren, das sich wahrhaftig anfühlte. Es war genau das, wonach ich immer gesucht hatte, ohne zu wissen, was es ist. Es war weit über das begrenzte und im Vergleich so angestrengte Lusterleben meiner bisherigen sexuellen Erfahrungen hinausgegangen. Es hatte mich in meinem ganzen Sein berührt. Und auch in meiner Erinnerung kann ich es nicht anders beschreiben, als dass dies eine Art Ganzkörperorgasmus gewesen ist, der sich bis in mein Herz und meine Seele ausgebreitet hat.

Dass es dazu tatsächlich den entsprechenden Sex gab, erfuhr ich allerdings wieder erst eine ganze Zeit später, als mir ein kleines Buch mit dem seltsamen Titel *Sexuelle Liebe auf göttliche Weise* in die Hände fiel. Das Buch begann mit den folgenden Worten:

»*Das grundlegende Leiden der Frau, ihre beständige Unzufriedenheit entsteht, weil der Mann sie nicht mehr körperlich erreichen kann. Ihre emotionale Maßlosigkeit, ihre Depression, ihre Frustration (…) sind auf das sexuelle Versagen des Mannes zurückzuführen, der während des Liebesaktes ihre feinsten und tiefsten weiblichen Energien nicht zu sammeln oder freizusetzen vermag. Diese unglaublich schönen, göttlichen Energien sind intensiv und exquisit, und wenn sie in der Frau unerschlossen bleiben, wie es jetzt der Fall ist, entarten sie zu psychischen oder emotionalen Störungen und verfestigen sich schließlich zu physischen Anomalien. Der Schoß gebiert alle Dinge.*«

Diese Worte waren nicht etwa die Abrechnung einer sexuell frustrierten Feministin mit den Männern, sondern der Feder des spirituellen Lehrers Barry Long entsprungen – einem siebzigjährigen Mann, der den Sex und die Frauen liebte. Sie trafen mich ins Mark, doch ich schämte mich dafür, denn ich war keine Männerhasserin und wollte auch keine werden. Nichts lag mir ferner, als da draußen einen Schuldigen für meinen Sexfrust und meine Rastlosigkeit zu suchen, aber ich fand nun mal mein Erleben in diesen Worten wieder.

Es gab die Ahnung einer Sinnlichkeit und Weite in mir, die beim Sex mit Männern meist unberührt blieb. Seit meiner »Ganzkörperorgasmus-Erfahrung« wusste ich aber um ihre tatsächliche Existenz und um ihre »exquisite« und ekstatische, alles umfassende Kraft, wenn sie erst einmal hervortrat. Ich hatte in dieser Zeit der Selbsterfahrung versucht, mit meinem Mann darüber zu reden, und ihm von dieser feinen Kraft und meinen unglaublichen Erlebnissen berichtet. Aber meine Worte konnten ihm nichts vermitteln, was er hätte nachvollziehen können oder was ihn neugierig gemacht hätte.

In mir war durch diese starken Erfahrungen allerdings eine Tür geöffnet worden, die sich nicht mehr schließen ließ. Egal, ob mein Mann mich verstand oder nicht, ob er sich für meine Erlebnisse interessierte oder nicht – die Tür blieb offen. Manchmal taten sich auch beim Sex mit ihm wie aus dem Nichts heraus winzige Öffnungen auf, die an das, was ich beim Ganzkörperorgasmus erlebt hatte, erinnerten. Dann stiegen auf einmal ganz feine, lustvolle Wellen von innen durch meinen Körper an die Oberfläche. Sie waren aber nicht etwa das Ergebnis dessen, was wir gerade taten, sie zeigten sich eher *trotz* alledem, was wir da machten. Es war nicht die Lust, die im Sex entsteht. Da gab es keine Erregung, keinen Antrieb, kein Verlangen, keine Gier.

Nur etwas ganz Feines, tatsächlich äußerst Exquisites, das sich wie zuhause anfühlte. Es zeigte sich meist nur kurz, kaum wahrnehmbar und lediglich im Hintergrund. Es schien aus der Tiefe meines Körpers aufzusteigen.

Der Sex mit all seiner Bewegung und Erregung schien dagegen an der Oberfläche stattzufinden und fühlte sich fast belanglos und eng an, wenn sich dieses innere Pulsieren bemerkbar machte. Meist gab es einen frühen Moment, wenn alles noch nicht so heiß war, in dem dieses andere, Feine, Exquisite zu spüren war. Es war so einladend und wonnevoll, dass es mich magisch anzog. Ich war jedes Mal beglückt, wenn es sich zeigte. Es schien sagen zu wollen: Lass los, halt inne, werde still und nimm Kontakt zu mir auf. Manchmal versuchte ich, diese Wellen, die da in mir aufstiegen, mit meinem Mann zu teilen, aber er war woanders, eher im Sex da oben an der Oberfläche, wo viel Leben, Erregung und Bewegung war.

Durch diese Bewegung und Erregung schien das Feine aber jedes Mal gestört zu werden, zu erstarren und sich dann zu verflüchtigen. Es war, als ob man einem Reh auf einer Lichtung zuschaut und es durch eine hektische Bewegung plötzlich aufgeschreckt wird und davonläuft. Wenn diese feine Ekstase vom Sex verscheucht worden war, machte sich meist eine tiefe Traurigkeit in mir breit. Ich fühlte mich einsam und fern von mir und meinem Mann, resigniert, weil ich ihn nicht mitnehmen konnte in diese stille ekstatische Welt, und frustriert, weil ich seine Welt des Sexes gleichzeitig immer unbedeutender fand.

Und nun las ich bei Barry Long zum ersten Mal in meinem Leben von »schönen, göttlichen Energien« in den Frauen, die »intensiv und exquisit« sind. Und dass der Mann diese »feinsten und tiefsten weiblichen Energien nicht zu sammeln oder freizusetzen vermag«. Das war hart, aber unendlich tröstlich und erlösend. Endlich hatte jemand ausgesprochen, was ich nur subtil und innerlich erlebt und womit ich mich alleine und unsicher gefühlt hatte. Endlich war da jemand, der meine inneren Regungen genau zu kennen schien und mir vermittelte, dass ich mit ihnen nicht alleine war. Und endlich gab jemand dieser Erfahrung in mir einen Namen: Liebe.

Mein Ganzkörperorgasmus war eine urweibliche Erfahrung der Liebe gewesen – der vollkommenen Empfänglichkeit bei voller Präsenz. Der totalen Hingabe an die Regungen und Bewegungen tief aus meinem Körper. Bei der Rücken-an-Rücken-Übung mit dem fremden Mann hatte ich mich von Kopf bis Fuß in Liebe erfahren. Mein Körper hatte sich vollkommen hingegeben. Er war intakt, perfekt und voller Liebe!

Auf einmal wurde mir klar, dass all die Jahre nichts an ihm falsch gewesen war, dass ich nur seine Signale überhört oder nicht richtig interpretiert hatte. Wenn er sich beim Sex verspannte und nicht mehr regte, dann nicht, weil etwas an ihm nicht stimmte, sondern weil die Erfahrung für ihn nicht die richtige war. Wenn er an unerwarteter Stelle mit Süße und wohligem Strömen antwortete, dann, weil er mir den Weg zu einer neuen Sexualität weisen wollte. Leider bin ich den Zeichen meines Körpers lange nicht gefolgt.

Heute ist mir klar, dass mein Körper viel besser Bescheid wusste als ich. Er wusste, warum er sich verweigerte. Während ich ihn beschuldigte, mir das Leben schwer zu machen, war er in Wahrheit der Einzige gewesen, der eine Ahnung von erfüllendem Sex hatte. Als ich mich noch für ihn schämte, weil er nicht mehr so funktionierte, wie ich wollte, war er längst dabei, sich von einer Art der Sexualität zu befreien, die ihm nicht guttat.

Heute weiß ich, wie weise unsere Körper sind. Gerade den

Frauen kann ich nur sagen: Hören Sie auf, sich gegen Ihren Körper zu stellen und ständig an ihm herumzunörgeln. Wenn Ihr Körper Nein sagt, dann hat er seinen Grund. Dann fehlt ihm die Liebe, Ihre Öffnung und echte Zuwendung. Der Körper braucht die Berührung, die körperliche Vereinigung mit einem anderen Menschen, wenn er sich verbunden fühlen soll. Er braucht die körperliche Liebe, wenn er sich geliebt fühlen soll.

Also, wenn Sie zu denen gehören, denen der Sex abhandengekommen ist oder die sich durch den Sex, den sie leben, nicht mehr erfüllt fühlen, dann beschuldigen Sie weder sich noch Ihren Körper oder Ihren Partner, der es auch nicht besser weiß als Sie. Gestehen Sie sich dieses leise, schleichende sexuelle Unbehagen ein und machen Sie sich kompromisslos auf die Suche nach körperlicher Liebe.

Für die kompromisslose Suche und die ebenso kompromisslose Hingabe an diese innere Quelle der Liebe hatte ich mich entschieden, nachdem ich Barry Long zu Ende gelesen hatte. Ich wollte nicht mehr gegen meinen Körper, sondern mit ihm gehen. Ich hatte jetzt so viel Trost und Ermutigung erfahren und so viel Wissen über diese andere Art von Sex gesammelt, dass ich mich einer Forderung von Long langsam annähern konnte, die lautet: »*Wo immer ihr Frauen spürt, dass von einem Mann begehrlicher Sex ausgeht und keine euch nährende Liebe, verweigert euch!*«

Auch, wenn er als Mann die Männer aufforderte, sich der Liebe zu- und von ihrem Sextrieb abzuwenden, ahnte ich nun, was er meinte:

»*Die Fähigkeit, die Frau in dieser Weise zu lieben, ist die Autorität, die der Mann verloren hat, seine einzig wahre Autorität über die Frau. Dies erfordert reine Liebe. Es hängt von keiner Technik ab. Ein Mann mag seine sexuelle Technik verbessern, aber um wirklich zu lieben, nützt ihm kein Fachwissen. Aufregende Empfindungen und Orgasmen sind angenehm und geben ihm eine Art von Autorität. Aber dies ist nicht die Liebe, die die Frau ersehnt. Er wird sie vielleicht befriedigen, wie ein gutes Essen es tut. Aber bald hat sie wieder Hunger und wird schließlich ihren Appetit oder sich selbst verachten, weil sie weiß, dass sie nicht geliebt wird.«*

Ich musste tatsächlich erst lesen, dass das in mir die Liebe war, um es zu verstehen. Das Entscheidende an dieser Liebe war ihre unmittelbare Realität. Sie war keine hoffnungsvolle Verliebtheit, keine romantische Vorstellung oder spirituelle Überhöhung, sie war hier und jetzt in mir erfahrbar. Körperlich erlebte Liebe ohne Träumen, Idealisieren, Gier und Verlangen, ohne Anhaftung und Wollen. Es war die Liebe, die aus meiner Seele in meinen Körper strömte, die vom Sex noch nicht wirklich berührt worden war.

Der Sex, den wir bisher praktiziert hatten, war viel zu unruhig und zielorientiert gewesen, als dass er diese innere Erfahrung der Liebe ermöglicht hätte. So verstand ich jetzt beim Lesen, wie sehr der Sex meiner ewigen Suche Vorschub geleistet hatte, statt sie zu erfüllen. Barry Long behauptet sogar, solche Art von Sex habe uns Frauen zu Furien, zu Zicken, zu weiblichen Dämonen der Emotion gemacht:

»Solange die Welt weiterbesteht wie bisher, wird die Furie den Mann nie sein Versagen, die Frau richtig zu lieben, vergessen lassen. Die Frau muss geliebt werden. Die Zukunft der Menschheit hängt davon ab, dass die Frau geliebt wird.«

Wenn man die Arbeit von Long nicht kennt, kann man solch eine These leicht missverstehen und denken: Ein Kerl behauptet hier doch allen Ernstes, dass Sex für uns Frauen nicht gut sei. Aber genau das behauptet er nicht. Er beschreibt in seinem Buch ausführlich eine neue Art von Sex, von der auch ich hier in diesem Buch auf meine Art und aus meiner Erfahrung erzählen möchte. Und er sagt, wir brauchen Sex. Aber in einer gänzlich anderen Form als der, die wir bisher kannten. In meinem Herzen regte sich sofort ein feines »Ja! Genau das ist es!« Aber mein Verstand hatte beim Lesen der oft radikalen und kompromisslosen Thesen einige Widerstände zu überwinden.

Ich war einfach keine Feministin, im Gegenteil. Ich liebte die Männer und achtete sie, und schon öfter hatten Frauen mir zu großes Verständnis für Männer vorgeworfen. Jetzt sollte der Sex der Männer uns Frauen verseucht haben? Und gleichzeitig sollten wir gemeinsam regelmäßig und oft diese neue Art des Sex praktizieren:

»*Liebt Euch, so oft ihr könnt. Denn nur durch das Lieben oder in der Bemühung darum könnt Ihr Liebe schaffen. Je weniger Ihr Liebe praktiziert, desto mehr lebt Ihr Euch auseinander. Erlaubt keine großen Abstände. Liebt Euch! Keine Ausreden! Bringt die Körper zusammen und seht.*«

Nur bei dem Gedanken daran wurde mir heiß und kalt. Klar hätte ich gerne oft und regelmäßig diese exquisiten und ekstatischen Gefühle erlebt. Aber mit meinem Mann? Ich hatte keine Ahnung, wie das gehen sollte. Vor allem war ich ja selbst unsicher und unerfahren. Ich schwärmte ein bisschen herum von dem, was ich gelesen hatte, aber mein Mann zeigte kaum eine Regung. Ich machte ein paar zarte Vorstöße im Bett, ebenfalls ohne großen Widerhall. Schließlich legte ich meinem Mann das Buch von Barry Long mit ultimativem Blick auf den Nachttisch. »Lies es jetzt endlich, oder wir haben ein Problem!«, stand auf meiner Stirn. Nach einigem Zögern blätterte er ein wenig in dem Buch herum, legte es dann aber mit ebenso ultimativer Geste kommentarlos wieder weg.

Damit war der Krieg im Zurhorst'schen Bett erklärt. Ich wollte eine Revolution bis auf die Grundfesten unseres Schlafzimmers, und mein Mann brach in großes Schweigen aus. Jede Diskussion und jede Bewegung in eine neue Richtung boykottierte er wortlos, aber mit aller Kraft. Patt! Für Sex braucht man nun mal zwei. Ich fühlte mich wie in einer Falle. Nur weil mein Mann nicht wollte, sollte das Thema auch für mich gestorben sein? Nein, auf keinen Fall! Da hatten wir schon andere Hürden genommen.

Ich versuchte es auf allen Wegen: Schlaue Vorträge, beleidigtes Gejammer, Brüllen und Toben, Nörgeln und Zicken. Es war eine zähe Phase unserer Ehe, in der ich mit heftigen Wertlosigkeitsgefühlen zu kämpfen hatte. Oft fühlte ich mich ohne Orientierung. Ich hatte nichts als ein kompliziert geschriebenes, völlig unbekanntes kleines Buch, in dem Sex und Gott so nah beieinanderstanden wie Sex und Liebe. Ein Buch, das haarklein jeden praktischen Schritt in eine neue Sexualität erläuterte und gleichzeitig eine diffuse spirituelle Dimension berührte. Das mich in eine völlig unbekannte Welt führte und dessen Inhalt mir trotzdem unmittelbar einleuchtete. Ein Buch, das mein ganzes Leben veränderte, während mein Mann noch nicht mal bereit war, es zu lesen.

So blieben mir für meine Revolution im Ehebett nur meine eigenen Erfahrungen – feine, kaum in Worte zu fassende innere

Regungen, die eine gewaltige Antriebskraft, aber keine äußerlich sichtbare Realität hatten. Und dann diese einmalige Erfahrung mit dem Ganzkörperorgasmus und dieses »Ja, ja, genau!«-Gefühl in meinem Herzen. Und ansonsten nichts außer meiner Intuition, die mir sagte: Du musst diesen Weg gehen!

Ich ließ nicht locker. Ich verwickelte meinen Mann immer wieder in Gespräche über das Thema, las ihm vor aus dem Buch von Barry Long, legte Musik auf und nahm ihn einfach in die Arme, schmiegte mich an ihn und gab mich dem Rhythmus der Musik hin, um mit ihm gemeinsam in ein Loslassen zu kommen. Es war ein Ringen, in dem viele alte Verletzungen in jedem von uns berührt wurden; ein ständiger Wechsel von Verunsicherung und Erschütterung, mal im einen, mal im anderen. Schüchternes Rumprobieren, Missverständnisse, Tränen, Vorwürfe, ohnmächtiger Streit, Rückzug. Aber dazwischen immer mal wieder eine kleine erfüllende Erfahrung.

Nach und nach ließ sich mein Mann immer mehr auf diese neue Erfahrungswelt ein. Nicht nur er, auch ich wurde in dieser Zeit weichgekocht und musste mal wieder lernen, dass Lesen etwas anderes als Leben ist. So überzeugend ich all das gefunden hatte, was Barry Long schrieb, jetzt im Alltag musste ich mir eingestehen, dass auch ich mich gerne vor der radikalen Nähe gedrückt hätte, die man erlebt, wenn man sich körperlich UND seelisch nackt begegnet. Es war alles andere als einfach, diese andere, einfache Sexualität zu leben. Auch wenn ich bis zu einem gewissen Grad verstanden hatte, worum es ging – soweit man das überhaupt über den Verstand erfassen kann –, hieß das lange noch nicht, dass ich es einfach umsetzen konnte.

Was uns sehr half, war unser Humor. Nach einiger Zeit im ehelichen Schützengraben lernten wir, nicht aus allem ein Drama zu machen. Und irgendwann begannen wir, im Bett immer öfter zu kichern, statt zu streiten, wenn wieder mal ein Versuch in die Hose gegangen war. Mein Mann hörte auf, wortkarg vor dem Thema zu flüchten, und wurde stattdessen neugierig. Wir fingen an zu reden, uns in unserer Unsicherheit zu zeigen, und lasen gemeinsam Barry Long. So gelang es uns nach und nach, uns im Bett auf ganz neue Art miteinander zu entspannen. Mein Mann fühlte sich nicht mehr attackiert und unter Druck gesetzt, sondern fand Spaß an der Sache. Ich wiederum war ganz beseelt und hatte das Gefühl, gemeinsam mit ihm in ein neues, großes Abenteuer zu starten. Mein Herz hüpfte wieder mit ihm, und unser Alltag wurde auf ganz selbstverständliche Art harmonischer.

Mehr und mehr konnten wir tatsächlich von allem Machen und Wollen, von aller Anstrengung loslassen und uns unseren Körpern anvertrauen. Und so zeigten sich langsam die feinen, sinnlichen Regungen wieder in mir. Irgendwann entdeckte auch mein Mann diese sanfte, lustvolle Quelle in sich und reagierte darauf ebenso mit einem Glücksgefühl wie ich. Manchmal lagen wir still miteinander verbunden und erlebten eine wohlige innere Überschwemmung. Ich blieb oft auch danach noch mit geschlossenen Augen liegen und freute mich, durch das so erfüllte Innere meines Körpers zu surfen. Überall spürte ich ein Kribbeln und sanfte warme Wellen, ein Gefühl von Lebendigkeit und unbegrenzten Möglichkeiten.

Aber wir machten noch eine Entdeckung, von der Barry Long bereits geschrieben hatte: Wenn wir uns nicht der körperlichen Liebe auf diese Art widmeten, wurden wir im Alltag wieder verspannter miteinander. Genauso war es, wenn wir nicht gut auf unseren Alltag aufpassten, zu viel Hektik hatten, zu viele Dinge auf einmal machten oder irgendwelchen äußeren Anforderungen gerecht werden wollten.

Dieser Weg forderte unser ganzes Engagement. Wollten wir Nähe, mussten wir bereit sein, die Nähe zu leben. Wollten wir die Erfahrung der inneren Ekstase, mussten wir bereit sein, uns tief genug nach innen zu entspannen. Wollten wir in einem Gefühl der Verbundenheit leben, mussten wir uns körperlich und emotional verbinden.

Wir lernten, dass das Leben täglich gelebt werden will, wenn es lebendig bleiben soll. Dass es keine Vergangenheit gibt, von der man in der Routine der Gegenwart endlos zehren kann. Dass wir ausgedörrt und unleidlich wurden, wenn wir uns keine Zeit zur körperlichen Verbindung und zum Loslassen nahmen. Dass wir uns entfernten, wenn wir uns nicht emotional aufeinander ein- und den Belanglosigkeiten des Alltags die Oberhand ließen. Dass wir nervös und reizbar wurden, wenn wir wie Roboter unserem Tagwerk nachgingen, uns nicht in die Augen guckten, sondern unser Programm abspulten. Der Alltag wurde belanglos, wenn wir nur über zu erledigende Dinge redeten und nicht erkundeten, wie es dem anderen wirklich ging. Wir begriffen, dass wir dadurch unsere Verbindung zu uns selbst, zum anderen und zur Liebe verlieren und dass es dann irgendwann knallt.

Wir lernten, dass Ausblenden, Ablenken und Ausweichen nichts nützten, sondern dass es jedes Mal wieder neu die Rückkehr zur körperlichen Liebe, zum Loslassen, zu Öffnung und zur Entspannung brauchte. Je früher, desto besser! Mit der körperlichen Liebe war es wie mit dem Sport: Wer aufhört zu trainieren und sich zu bewegen, wird unflexibler und schlapper und hat beim nächsten Mal wieder Muskelkater. Wir verstanden, dass wir uns wieder und wieder auch auf unseren Schmerz und unsere Widerstände bewusst einlassen – sie sozusagen durchlieben – mussten, bis jeder die Verbindung mit dem anderen wiederfinden und seine eigene wahre und friedvolle Natur entdecken konnte; bis der heilsame Strom zwischen uns beiden wieder floss.

Klar, dass solch ein Prozess ein Paar ziemlich herausfordert. So manches Mal dachte ich: »Verdammt! Was soll der Scheiß! Früher hatte ich einfach Lust ... Damals bei der Affäre war alles so easy ... Andere gehen einfach nur ins Bett miteinander und fertig, und wir haben hier so einen komplizierten Stress.« Manchmal war ich es schlichtweg leid, mich immer wieder zu einem Spaziergang durch ein Tretminenfeld aufzuraffen, mich mit Hemmungen, Scham, Verunsicherung, Wertlosigkeit und Sprachlosigkeit zu konfrontieren, statt mich der ungezügelten Lust hinzugeben.

Unser Sexleben war wie unter dem Mikroskop: Ein Hauch zu viel Wollen und Machen von meinem Mann, und schon erstarrte etwas in mir, und ich war gefrustet. Ein falsches Wort von mir, und schon versteinerte mein Mann. Ein gepanzerter Rückzug von ihm, und schon ging mein nagendes Gezeter los. Und immer wieder alte Geschichten. Wie Sie später noch detaillierter erfahren werden, bringt Sex, der gekoppelt ist an das Herz und an unmittelbare emotionale Nähe, alte Wunden zutage. Wenn Sie sich tiefer in den Körper bewegen, bewegen Sie sich auch tiefer in alte Wunden, verdrängte Gefühle und die emotionale Mitgift Ihrer Familie hinein. Auf diesem Weg bleibt einem Paar nichts anderes übrig, als das, was zwischen ihm steht, zu fühlen und zu teilen. Nur so kann es darunter die Liebe wiederfinden.

Rückblickend kann ich nur sagen, dass die Revolution in unserem Bett die einschneidendste war, die wir in unserer Ehe hatten. Nie sind wir uns näher gekommen als in dieser Zeit. Dabei hatten wir ja schon große Hürden miteinander genommen. Wir hatten Affären gehabt und waren mit unserer Ehe schon mal in ein so tiefes Tal gerutscht, dass wir nur noch die Scheidung als Ausweg sahen. Auch damals hatten wir allen Mut zusammengenommen und uns alten Ängsten und Verletzungen gestellt, bis wir uns wiederentdecken und neu finden konnten. Wir hatten große berufliche Einbrüche und Veränderungen gemeinsam durchgestanden, und auch das hatte dafür gesorgt, dass unser Leben danach viel intensiver und lebendiger geworden war und wir einander viel tiefer vertrauen konnten. Aber der Weg vom alten Sex in den neuen Sex war sicher die radikalste und tiefste Transformation, durch die wir hindurchmussten.

Voll im Körper präsent und mit einem anderen verbunden sein, wenn man mit Angst und Scham, mit Unsicherheit und Missverständnissen, mit Abwehr und Gier konfrontiert wird – das ist etwas anderes, als am Küchentisch über ein Problem zu reden. Viele Male hat einer von uns wütend, verschreckt oder komplett resigniert das Bett verlassen. Manches Mal haben wir uns trotz Streit und Verletzung wieder aufeinander eingelassen, haben uns bewusst mit Widerstand und Wallungen still zueinandergelegt und in den Armen gehalten, bis sich das Herz erneut öffnen konnte. Das war oft knallhart fürs Ego, aber ein guter Weg, ehrlich zu sein und wieder in eine echte Verbindung zueinander zu kommen. Wenn wir uns in so einer Situation berührten, hatte das etwas von einem Spaziergang über rohe Eier. Aber dann geschah oft das, was man nicht willentlich herstellen kann, sondern was man vertrauensvoll zulassen muss: In uns fing etwas an sich zu entspannen, unsere Körper fanden wieder zurück zu ihrem eigenen fried- und kraftvollen selbstverständlichen Fluss.

Selten zuvor habe ich mich so ungefiltert wahrnehmen und

aushalten müssen. Aber selten zuvor habe ich auch so klar und bewusst fühlen können, wie sich alles in mir Stück für Stück mit Leben füllte, wenn ich mich ohne Ablenkung wahrnahm, meinem Widerstand mit Präsenz begegnete und meinen Schmerz mit jemandem teilte. Es war, als ob mein ganzer Körper verstopft gewesen wäre und sich nun wieder öffnete. Ein tiefes Wohlgefühl breitete sich in mir aus. Das war die Liebe in mir.

In diesen Jahren habe ich mit jeder Pore verinnerlicht, dass es beim Sex um die Liebe geht. Alles andere ist Quatsch, lediglich ein sportiver Abklatsch, ein Ausflug in ein sinnliches Phantasialand, der am Ende immer nur nach mehr schreit. Sex ist in Wahrheit eine Öffnung – in der Frau und im Mann gleichermaßen. Diese Öffnung zeigt sich vielleicht auf unterschiedliche Weise, aber am Ende geht es bei beiden darum, sich für etwas zu öffnen, das nur in ihnen selbst ist und sich zeigt, wenn sie wirklich bereit sind, sich hinzugeben und zu lieben. Dieses orgiastische, verschmolzene und gleichzeitig über uns hinausgehende Gefühl, das wir oft in den wenigen Sekunden von Orgasmus zu erheischen versuchen, ist latent immer in uns. Wenn wir dieses Gefühl wirklich erfahren wollen, dann brauchen wir die Öffnung uns selbst gegenüber. Je offener wir mit uns selbst sind, desto empfänglicher sind wir für Sex.

Ich begriff damals, dass Sex das genaue Gegenteil von dem ist, was den meisten von uns beigebracht wurde. Die meisten von uns glauben doch, sie müssten etwas machen oder etwas können. Tatsächlich ackern wir aber mit allem Machen, mit allem Wollen, mit allem Druck, mit aller Reibung immer gegen die Öffnung. Die Öffnung braucht in Wahrheit genau das Gegenteil, nämlich dass wir präsenter werden und feiner wahrnehmen lernen, statt zu machen. Damit landen wir allerdings nicht nur im Reich dieser exquisiten, reinen Erfahrung der

Liebe, sondern auch im Tretminenfeld von Angst, Abwehr und alten Verletzungen.

Ich kann mir vorstellen, dass Sie sich jetzt fragen, ob Sie dieses Tretminenfeld tatsächlich betreten wollen, ob Ihnen das die Sache wert ist. Vielleicht haben Sie sich beim Lesen der letzten Absätze gedacht: »Um Himmels willen! Auf keinen Fall tue ich mir das an! Und außerdem: Wenn ich meinem Partner auch nur vorschlage, er solle das mitmachen, erklärt er mich für verrückt.« Oder Sie denken: »Die tickt doch nicht ganz sauber! Ich will Sex und Spaß, das hier ist mir viel zu kompliziert.«

Ich kann nur sagen, aus der alten Enge, der alten Angst und der endlosen Gier herauszuwachsen ist zwar manchmal anstrengend, aber das Lohnenswerteste, das ich je erlebt habe. Wenn Sie Sinnenfreude und Ekstase wieder in einem Raum echter Nähe und seelischer Verbundenheit finden, fühlen Sie sich einfach so unmittelbar entspannt und erfüllt, dass Sie sofort wissen, dass die alten Spaßstrategien nur Kompensation und Ersatzbefriedigungen waren.

Soulsex gibt Ihnen eine direkte Erfahrung von Liebe in Ihrem Körper. Das ist die ehrlichste und unmittelbarste Ebene der Erfahrung, die wir Menschen miteinander haben können. Im Sex können wir die Liebe wirklich erleben, aber im Sex können wir eben auch all unserer Angst im wahrsten Sinne »leibhaftig« begegnen.

Ich kann Ihnen nur raten: Trauen Sie sich! Die Liebe ist stärker als die Angst.

Lieben Sie noch
oder haben Sie keine Lust mehr?

Gehören Sie noch dazu, zum Club der Glücklichen, weil sexuell Befreiten? Oder sind Sie ein Versager? Haben Sie die richtige Antwort, wenn die Kolumnistin der Frauenzeitschrift fragt: »Und Sie? Einmal die Woche oder öfter?« Wenn's weniger ist, fallen Sie laut Statistik allerdings schon aus der Norm, denn die besagt, dass es deutsche Paare mindestens zweimal die Woche machen. Falls Ihre Frequenz darunterliegt, ist es laut Medien höchste Zeit für Nachhilfeunterricht. Dort bekommen Sie auch gerne eine Art Sex-Stiftung-Warentest angeboten: »Sex-Stellungen: Welche sind die besten für sie und ihn?« Oder handfeste Informationen wie: »Welches Sextoy bringt's wirklich?«, oder: »Was braucht der Mann?« In vielen Hochglanzmagazinen finden Sie gleich auch die passende Bedienungsanleitung, die Ihnen zeigt, wie Sie zur erfolgreichen Sexspezialistin avancieren: »Blowjob. Wer macht's, wer nicht – und wie geht's richtig?« Aber auch der Mann kann immer noch was lernen: »Wenn Sie wissen wollen, wie Ihre Frau regelmäßig einen multiplen Orgasmus erlebt ...«

Umfrageinstitute und Medien beschäftigen sich gerne mit unserer Liebesfrequenz. Wir erfahren von ihnen, dass man zweimal pro Woche miteinander schlafen »muss«, um »normal« zu sein, dass dagegen »nur zweimal pro Monat« auf die sexuelle Mangelhaftigkeit einer Partnerschaft hinweist. Die Statistiken verraten Ihnen auch alles über die anderen. Nämlich, dass ein Drittel derer, die Ihnen im Supermarkt, in der Sauna oder auf der Straße begegnen, ihren grandiosen Sex mit all seinen zahllosen Sinnesfreuden gerne mit Sprühsahne und Champagner oder mit Lack und Leder versüßen.

Sie haben weder den Champagnerkübel noch die Lederdessous auf dem Nachttisch? Sie gehören eher zu denen, die sich bei diesen Nachrichten verstört oder ausgeschlossen fühlen? Zu denen, die mir täglich in meiner Praxis gegenübersitzen mit schüchternen, frustrierten oder wütenden Selbstbekenntnissen wie: »Wir haben schon lange keinen Sex mehr … Ich habe keine Lust mehr auf Sex … Ich bin durch mit dem Thema … Mein Partner will nicht mehr … Mein Körper macht nicht mehr mit … Ich komme immer zu früh … Ich habe keine Erektion mehr … Bei mir geht's nur noch mit Pornos … nur mit Kopfkino … oder wenn ich's mir selber mache … Ich kriege keinen Orgasmus … Ich fühle nichts mehr … Wenn ich mal wieder Sex will, muss ich meine Frau verlassen oder heimlich in den Puff gehen … Ich könnte mir gar nicht mehr vorstellen, jemals wieder Lust auf meinen Mann zu haben … Ich hab mich damit abgefunden, das Kapitel mit dem Sex ist bei uns durch …«

Ich frage mich oft, wer für all diese sexfreudigen Statistiken wohl befragt worden ist. Und für wen veröffentlichen die Medien all diese geilen Gebrauchsanleitungen? In einer amerikanischen Studie gingen Forscher neue Wege, um der Wahrheit auf die Spur zu kommen: Statt statistisches Fastfood zu produzieren, hakten sie bei fast 3 500 Befragten auf unterschiedliche Arten bis zu fünfzehn Mal nach. Das Ergebnis dieser Umfrage entspricht der Position des Sexualforschers Ragnan Beer, den ich weiter vorne zitiert habe, nämlich, dass der Sex in Langzeitbeziehungen vom Aussterben bedroht ist. Ein Viertel der Männer und sogar ein Drittel der Frauen gaben zu, im vergangenen Jahr überhaupt keinen Sex gehabt zu haben, und ein weiteres Viertel, nur einige wenige Male.

Heutzutage bereitet Sex vielen Menschen Druck. Den einen, weil sie wie Junkies von ihm abhängig sind, den anderen, weil sie keinen Zugang mehr zu ihm finden, nicht mehr von ihm berührt und erfüllt werden. Trotz medialem Overload macht sich unterschwellig allerorts Sexfrust breit. Am wenigsten, so möchte man meinen, ist Sex mit Langzeitbeziehungen oder relativ durchschnittlichen Lebensläufen auf Dauer kompatibel. Seine natürliche Lebensdauer scheint nur einige wenige Jahre zu betragen – zumindest mit demselben Partner. Sex reagiert offensichtlich extrem allergisch auf Stress, Druck und alles Mögliche, von Geburten, Routine, Lügen bis hin zu Karriere und aufgestauten Missverständnissen.

Es vergeht kaum ein Tag in meiner Arbeit, an dem nicht jemand hereinkommt, der sich schämt und ohnmächtig fühlt wegen seiner Probleme mit dem Sex und irgendwann im Laufe unseres Gesprächs scheu erwähnt, dass es nicht mehr so richtig klappt. Oft wirkt das regelrecht wie ein Geständnis, weil uns ja überall vermittelt wird, dass das mit dem Sex doch heute kein Problem mehr ist. Im Fernsehen, in der Werbung, im Internet, in den einschlägigen Magazinen – unablässig wird uns mehr oder minder direkt suggeriert, dass Sinnlichkeit, Leidenschaft und Erotik allgegenwärtig und für jeden zu haben seien. Wenn dann bei uns zuhause im Bett von Lust, Glanz, Lebendigkeit kaum etwas zu spüren ist – geschweige denn von tieferer Befriedigung –, zweifeln wir an uns, fühlen uns insgeheim falsch und minderwertig oder beginnen, anderen etwas vorzuspielen.

»Ich sitze hier wie eine Aussätzige …«, mit dieser Einleitung eröffnete mir einmal eine Klientin unter Tränen, dass sie schon seit Ewigkeiten keine Lust mehr habe, mit ihrem Partner zu schlafen. Dass sie ihm entweder einen Orgasmus vorspiele oder sich selbst mit schwelgerischen Sexvorstellungen errege, während sie mit ihrem Mann im Bett liege. Danach verschwinde sie fast jedes Mal im Bad, um zu weinen und sich zu waschen. Und sie ist nur eine von vielen, von der ich solche Geschichten höre.

Auch bei Männern ist das nicht wirklich anders. Sie können die Leere im Bett und im Herzen vielleicht länger verdrängen oder sich auf allerlei Arten ablenken, aber mein Mann und ich erleben immer häufiger, dass auch sie zunehmend von Scham, Selbstverachtung, Rückzug, Versagensängsten und Funktionsstörungen geplagt werden.

Dabei scheint Sex doch überall so leicht und greifbar in der Luft zu liegen – bei ganz normalen Abendesseneinladungen oder Partys, bei denen in weinseliger Laune Zoten gerissen, verheißungsvolle Andeutungen gemacht und lässig über alle möglichen Sexthemen gekichert und geplaudert wird. Stellen Sie sich vor, Sie würden Ihren Tischnachbarn, der gerade so richtig in Fahrt ist und sich köstlich über seine diffusen Anspielungen amüsiert, ernst anschauen und ihm sagen: Wissen Sie was, bei uns läuft schon seit Jahren nichts mehr. Wie ist es denn bei Ihnen zuhause so?

Kaum jemand traut sich, über seine Schwierigkeiten und seine Verunsicherung in Sachen Sex zu reden, denn ständig und überall werden uns Idealbilder von Idealpartnern gezeigt, Idealmaße vorgegeben, Idealstellungen vorgeschlagen und Idealhäufigkeiten statistisch erfasst. Sex steht unter massivem Erfolgsdruck: Wehe, wenn ich es nicht bringe, dann sitze ich mittendrin und fühle mich wie eine Fehlkonstruktion. Wenn ich Blowjobs langsam eklig finde, keine Lust mehr auf Verkleiden, Antörnen, geile Geschichten oder gemeinsames Pornogucken habe, das letzte Mal ein Jahr her ist oder ich ausgerechnet im Urlaub mal wieder zu früh gekommen bin. Sie sind keine Fehlkonstruktion! Sie brauchen nur den Mut, zu Ihrer Verunsicherung zu stehen, liebevoll mit sich umzugehen und einen neuen Weg zu suchen, der Ihnen, Ihrem Tempo und Ihrem Körper entspricht. Und Sie müssen sich entscheiden, nicht länger in Fantasiewelten zu hängen oder den Verzerrungen der medialen Sexblase zu glauben, sondern Ihrem eigenen Herzen zu folgen.

Lassen Sie sich auch nicht vom Geschwätz der anderen fehlleiten, die so lässig über ihren letzten Besuch im Swingerclub plaudern, verheißungsvoll ihre neuesten Sexclips vorführen, sich dank moderner Smartphone-Technik mal eben auf der Heimfahrt vom Büro mit Pornos entspannen und schon bei Band drei von *Shades of Grey* sind. Bleiben Sie locker auf der nächsten Party und seien Sie sich sicher: Die Lautesten und Schärfsten werden vom gleichen nagenden Gefühl geplagt wie Sie – vorausgesetzt, sie erlauben sich, ihre Gefühle wirklich zu fühlen. Und selbst denjenigen, die statistisch gesehen eine einwandfreie Sexfrequenz vorweisen können, fehlt häufig etwas Unerklärliches – die Liebe.

Das aber laut zuzugeben wäre ja fast noch schlimmer: »Weißt du Schatz, das war gerade irgendwie okay, aber mir fehlt die Liebe!« Der Ausdruck dieses diffusen Bedürfnisses allein ist für viele Männer schon Grund genug, ab sofort taubstumm zu werden. Wenn dieses Geständnis der Frau dann auch noch mit Tränen einhergeht, bleibt dem Mann eigentlich nur noch die Flucht. Unzählige Frauen kennen den Frust, wenn die Nähe naht und der Mann geht. Nur eins fürchten die Frauen noch mehr: Wenn der Mann bleibt und den Ball zurück in ihr Feld spielt: »Gerne, mein Schatz. Wie wollen wir die Liebe denn finden?«

»Ich habe sogar meistens einen Orgasmus, wenn wir mal miteinander schlafen. Trotzdem habe ich keine Lust auf Sex. Am liebsten würde ich mich auch das eine Mal im Monat, das wir noch notgedrungen Sex haben, verdrücken. Aber dann wäre mein Mann endgültig weg.« Die Frau weint. Ihr Mann mache ja alles richtig. Er wolle sie, könne immer, gebe sich viel Mühe mit ihr, würde sie ja tatsächlich auch zum Höhepunkt bringen. »Trotzdem macht es mich nicht glücklich. Er sagt zwar nix, aber dennoch ist stillschweigend immer Druck da. So als ob ich kommen muss, damit er sich gut fühlt. Manchmal habe ich das Gefühl, er meint sich und nicht mich.« Fast eine Stunde braucht sie im Gespräch mit mir, um überhaupt formulieren zu können, worin ihr Problem besteht: »Er braucht Sex! Aber er hat keine Ruhe, keine Liebe, kein gutes Gefühl mit sich. Er braucht mich, damit er Sex hat, damit er danach entspannter ist und sich bestätigt fühlt. Ich kann das nicht mehr. Aber bitte fragen Sie mich nicht, was ich denn stattdessen will. Ich habe keine Ahnung.«

Viele Frauen ahnen, dass Sex mehr als ein nettes Nümmerchen ist, dass in ihm viel mehr verborgen liegt, als sie gerade mit ihrem Mann erleben. Sie ahnen, dass Sex auch im Alltag sinnlich und süß und wirklich entspannend sein könnte, ja, dass er von Natur aus lebendig, sogar heilsam sein und für mehr Nähe und Frieden zwischen den beiden sorgen kann und es in Wahrheit nicht um Blowjobs, Dildos, poppen oder ficken geht, sondern um die Liebe. Aber welche Frau hat schon mehr als eine Ahnung davon? Wenn wir ehrlich sind, wissen wir genauso wenig wie die Männer, wie man körperlich liebt. Auch uns hat das keiner gezeigt. Und deswegen drücken auch wir uns um dieses verminte Territorium herum, nur eben auf eine andere Art.

Viele Frauen flüchten sich nach ausreichend langweiligen

Ehejahren wieder wie einst in romantische Sehnsüchte von der wahren Liebe. Während sie frustriert und resigniert sind vom trostlosen Einerlei im Ehebett, helfen sie sich mit verständnisvoller Frauensolidarität und jammern am Telefon gemeinsam mit ihren Freundinnen stundenlang das Klagelied von »ach, mein Kurt ...« und »mein Frank auch ...«

Bei meiner Arbeit treffe ich nicht selten gestandene Frauen, die Kinder geboren und zwei Ehen hinter sich haben und trotzdem lieber allabendlich bei Fernseh-Soaps mit anderen desperaten Hausfrauen von einfühlsamen Prinzen oder knackigen Italo-Lovern träumen, die sie aus dem Sex-Dilemma erlösen können, als mit ihren Männern Klartext zu reden und eine neue körperliche Ebene zu suchen oder aber zu gehen.

Ich weiß, einen neuen Weg im Sex zu finden oder Klartext zu reden ist nicht leicht. »Was soll ich ihm denn sagen? Dass ich Gänsehaut kriege, wenn mir der Frisör nach dem Waschen den Kopf massiert oder mir eine Fliege übers Bein krabbelt, aber nicht, wenn er an meiner Klitoris rumreibt und es mir machen will? Oder dass es für mich eher abtörnend ist, wenn er sich nach dem Abendessen von hinten stolz an mich drückt und steinhart in der Hose auf Entspannung im Bett wartet? Dass ich endlich tief schlafe und befreit quer im Bett liege, wenn er über Nacht nicht da ist, und froh bin, wenn er mich morgens nicht mit Busenquetschen weckt?«

Barbara war komplett abgetörnt. Aber auch ziemlich verunsichert. War sie falsch? War er falsch? War Sex blöd und nicht ihre Sache? Oder war nur der Sex mit ihrem Mann blöd? War das immer stärkere Drängen ihres Mannes richtig? War ihre Fluchttendenz eine Art Krankheit? Nach einer Lösung suchend, las sie Sexbücher. Viele. Immer wieder neue. Keine Bücher mit geilen Geschichten, sondern Bücher, in denen sie Anleitungen für den Umgang mit der Lust, dem Sex, der Beziehung und den Männern fand. Sie las vom G-Punkt, richtigen Hand-Jobs, von seinen und ihren geheimen Wünschen und davon, was Frauen im Bett wirklich wollen und wovon Männer nie genug haben können.

Trotzdem wurde sie immer verkrampfter und hilfloser in ihrer Beziehung. Nachdem Barbaras Mann ihr ein Ultimatum gestellt hatte – entweder gibt es wieder mehr Sex, oder er geht –, hatte sie schließlich den Weg zur Spiritualität gesucht. »Frau Zurhorst, es geht doch ums Seelische! Um die Energie zwischen uns. Das will mein Mann einfach nicht verstehen.« Ja, es geht um Seelisches und tatsächlich vor allem auch um das gefühlte Klima zwischen zwei Menschen, wenn der Sex erfüllend sein soll. Aber nicht um einen Ausstieg in eine vermeintlich heile, geistige Welt und die Flucht vor der Wahrheit, der Klärung und der körperlichen Begegnung.

Als ich Barbara fragte, wie es ihr damit gehe, dass ihr Körper sich so gegen den Sex mit ihrem Mann verschließe, kamen wir der Sache schon eher auf die Spur: »Ach ehrlich, Frauen sind doch froh, wenn ihre Körper keine Lust haben, dann müssen sie auch nicht mit den Männern schlafen, auf die sie keine Lust haben.« Sie war über die Jahre sehr frustriert von ihrem Mann. Sie litt unter seiner intellektuellen Härte, empfand ihn als rechthaberisch und sich selbst als ohnmächtig. Sie hatte das Gefühl, ihn emotional überhaupt nicht erreichen zu können, aber statt aufzustehen, etwas zu ändern oder zu gehen, hatte sie innerlich resigniert, sich abgefunden und sich dann in eine sichere Welt voller Psychobücher verdrückt.

In letzter Zeit treffe ich zunehmend auf eine neue Spezies von Frauen, Frauen, die einen ganz eigenen Ausweg aus dem Sex-dilemma suchen, die aus dem Sexfrust direkt in die Erleuchtung entschweben wollen. Frauen, die gemerkt haben, dass der alte Weg sie in eine Sackgasse geführt hat, die aber daran glauben, dass es im Sex doch mehr geben muss. Frauen, die ihr Heil jetzt in der spirituellen Welt und verbundenen Seminargruppengefühlen suchen und irgendwann, wenn es um Sex geht, aus ihren Tantrabüchern zitieren. Im Tantra finden sie Rituale, Anleitungen und Beschreibungen, wie die Lust in einem »heiligen«, spirituellen Kontext gesteigert werden soll.

Aus meiner Sicht ist hier die Gefahr groß, dass diese Frauen von einer Sackgasse in die nächste schlittern. Sie lernen Atemtechniken, Stellungen und Meditationen, entweder um den irdischen, unangenehmen Begegnungen mit ihren Männern zu entfliehen oder um endlich den perfekten Sex – aber diesmal mit Erleuchtung – zu erleben. Doch ehe sie sichs versehen, gibt es statt der Erleuchtung verhärtete Fronten und neuen Sexstress, denn viele Tantrafrauen erzeugen auch Druck. Genau wie beim herkömmlichen Sex, von dem sie sich so frustriert abgewendet haben, geht es auch hier nur darum, unbedingt zum Ziel – zum Orgasmus – zu kommen. Nur wird diesmal noch ein weiteres Ziel obendrauf gesetzt, nämlich auch noch einen erhöhten Bewusstseinszustand zu erreichen. Das macht natürlich nicht weniger Stress, sondern nur anderen. Zwar kommen viele Frauen in einem sanfteren Rahmen des Tantra wieder leichter aus der Sex-Defensive, doch birgt dies latent die Gefahr der spirituellen Überheblichkeit: »Ich weiß jetzt, wie der heilige Sex wirklich geht, und mache dem schnöden Rubbeln der Männer für immer den Garaus.«

Das alles hat wenig mit Liebe zu tun und kann leicht zu Zickenalarm unter dem Deckmäntelchen von Licht und Liebe führen. Außerdem ist es nur scheinbar erleuchteter als das, was ich kürzlich in meiner persönlichen Männerabgrundwoche erlebt habe. Innerhalb von einer Woche bin ich Zeugin von drei Männergesprächen geworden, die einen als Frau wirklich nur abtörnen. Dass alle Gespräche auf Mallorca stattgefunden haben, hatte wohl kaum was mit der Insel zu tun. Ich bin mir sicher, sie hätten auch überall sonst auf der Welt stattfinden können.

An einem sonnigen Abend saß ich allein in einem Strandrestaurant mit sensationellem Ausblick über das Meer, um mir ein paar Notizen zum Buch zu machen. Am Nebentisch versammelte sich wenig später eine Runde offensichtlich wohlsituierter Herren über fünfzig. Eine ganze Weile redeten sie über Golf und Geschäfte und lobten beim Kellner die köstlichen Speisen und den guten Wein. Der Alkoholpegel stieg und mit ihm die Lautstärke. Einer der Männer ging irgendwann in die Offensive: »Kommt, jeder von uns hier hat doch eine Geliebte. Das gehört doch einfach dazu.« Die Antwort ließ nicht lange auf sich warten: »Ja. Aber das heißt nicht, dass ich deshalb mein Leben verändere. Meine Frau kennt ihren Job und meine Geliebte ihre Grenzen.«

Auf dem Flug von Palma nach Berlin saß ich dann neben zwei Kumpels Mitte dreißig, die wohl zum Feiern auf der Insel gewesen waren. Mit einer Fahne von geschätzten drei Promille erzählten sie sich gegenseitig nonstop von ihren Urlaubserlebnissen, die ausnahmslos aus nächtlichen Beutezügen um die Häuser »ohne Mutti« bestanden. Auf der freien Wildbahn Mallorcas hatten sie die »Russin mit den Plastiktitten« ergattert und konnten »die drei blonden Opfer aus Augsburg« zum Strippen am Strand überreden. Dazwischen gab es Witze, die sie dann wohl eher wieder an zuhause erinnerten: »Was muss eine Frau zuerst ausziehen, um ihren Mann ins Bett zu kriegen? Den Stecker des Fernsehers!« Oder: »Ein Pärchen beim Sex – er fängt an zu stöhnen: ›Jaaa, gib's mir! Sag mir dreckige Sachen!‹ Sie: ›Küche, Bad, Wohnzimmer …‹«

Wenige Tage davor hatten mich zwei durchtrainierte Rennradfahrer beim Spaziergang mit den Hunden auf einer kleinen Feldstraße überholt. Während sie in den engen Kurven nicht allzu schnell an mir vorbeizogen, hörte ich folgenden Gesprächsfetzen: »Sag mal, hast du die Lady gestern Abend eigentlich klargemacht?« »Ja, sie war scharf, wollte aber die ganze Zeit reden. War trotzdem okay.«

Dass Frauen darauf keinen Bock mehr haben, sollte Männer nicht weiter wundern. Auch nicht, dass Frauen sich nach Jahren mit solchen Männern einfach leer oder angewidert vom Sex abwenden und sich irgendwann, wenn sie oft genug »klargemacht wurden«, lieber auch das Herz einfrieren und zu selbstbewussten Sexkonsumentinnen werden, die sich nehmen, was sie haben wollen, oder es sich selber machen. Der Frust wird davon allerdings nicht weniger. Auch wenn die Umsätze für Vibratoren rapide in die Höhe gehen und immer mehr Frauen eine Dildosammlung ihr Eigen nennen, erlebe ich, wie sich in den scheinbar befreiten, modernen Frauen zunehmend eine tiefe Leere ausbreitet – trotz aller Selbstbestimmung und sexueller Emanzipation.

Einmal las ich ein Zeitungsinterview mit einem führenden Pornovideoproduzenten über Wachstum und Trends in seiner Branche. Besonders erfolgreich seien bei den männlichen Kunden vor allem die Filme, die sich nah am Zeitgeist orientierten. »Und da ist es derzeit in Mode, nicht die Lust der Frau, sondern ihren Widerwillen zu inszenieren«, erläuterte der Produzent im Interview nüchtern.

Pornos können einfach alles. Sie können sogar unseren Frust am Sex noch geil machen. Regelmäßig fremdgehen, es sich selbst besorgen, keinen Bock mehr haben, dumme Witze darüber machen, sich Sex im Puff kaufen – am Ende sind das alles Umwege und Ausflüchte. Nichts davon bringt uns miteinander in Verbindung und zum Kern im Sex: der körperlichen Liebe. Aber der größte Irrweg in Sachen Sex ist die gigantische Pornowelle, die durchs weltweite Netz jagt.

Ohne Pornos geht gar nix
Warum *Shades of Grey* uns
nicht befreit

Es gibt eine neue Generation von jungen Männern, die die Sexologin Ann-Marlene Henning »Linkswichser« nennt. Linkswichser, weil sie mit der rechten Hand an der Maus sind, um den Computer mit den Pornos zu bedienen, und sich dabei mit der linken Hand einen runterholen. Viele dieser jungen Männer kommen zu ihr, weil sie ein Problem haben: Sie können nicht mehr mit richtigen Frauen schlafen. Ihr Penis ist so sehr ans feste und schnelle Rubbeln mit der Hand gewöhnt, dass er nicht mehr weiß, wie er umschalten und sich neugierig und weniger zielorientiert in einer Frau ausdehnen soll.

Unser Körper ist ein Gewohnheitstier. Wenn er durch Wiederholung bestimmte Abläufe immer wieder trainiert, passt er sich dem an. So kann ein dauerhaft durch Bilder und heftigen Druck aktivierter Penis völlig desorientiert sein, wenn er eine Vagina von innen erkunden und sich in ihr ohne aktiven Gegendruck in Lust versetzen soll. Aber zu diesem Penis gehört ja immer auch ein Mann.

Ein Freund meiner 18-jährigen Tochter sagte kürzlich zu mir: »Komm schon, wir gucken doch alle Pornos, das ist doch ganz normal.« Pornos gucken und sich dabei mal fix selbst befriedigen, das beginnt laut Statistik mit elf. Mit dreizehn hat schon die Hälfte aller Jungs Pornoerfahrung und 15 Prozent der Mädchen. Jeder zweite 14-Jährige konsumiert regelmäßig geile Bilder. Der kanadische Sexualforscher Simon Lajeunesse suchte für eine Studie zwanzig junge Männer, die noch jungfräulich waren in Sachen Videosex. Er scheiterte. »Wir konnten nicht einen finden, der noch keine Pornos gesehen hatte.«

Noch nie zuvor haben so viele Menschen so früh so viele Pornos geschaut. Mittlerweile gibt es Millionen Gratis-Pornos mit freiem Zugang im World Wide Web. »Sex« und »Porn« gehören bei den Jugendlichen zu den Top-5-Suchbegriffen im Netz. Das riesige digitale Rotlichtviertel reicht längst bis auf die Schulhöfe; jedes Smartphone, jedes Tablet, jeder Computer, sogar Spielkonsolen sind Abspielgeräte für Porno-Clips. Selbst Hardcorepornos sind in den Kinderzimmern oder auf dem Handy nur einen Mausklick entfernt. Allein die Link-Sammelstelle Tubegalore.com bietet jedem jederzeit freien und kostenlosen Zugang zu über tausend unterschiedlichen Porno-Kategorien von Gangbang bis zu japanischem SM. Auch die, die selbst noch keine realen sexuellen Erfahrungen haben, können lernen, was Fistfucking ist, denn nur drei Prozent der Sex-Seiten verlangen vom Nutzer eine Bestätigung seines Alters.

Nur, was ist mit dem realen Sex? Was ist mit den Jungs, die zu den vom Dauerrubbeln verstörten Penissen gehören, wenn sie einer echten Frau begegnen? Und was wird aus den Mädels, die schon alles gesehen haben, wenn sie sich einem echten Jungen hingeben und genießen wollen? In einer niederländischen Studie wurden über 4000 junge Leute zwischen 15 und 25 gefragt, ob hoher Pornokonsum vermehrt zu realen sexuellen Abenteuern führe. Die Antwort lautete nein.

Mindestens ebenso wichtig wäre die Frage, ob ein grenzenloses Teenie-Pornoland, virtuelle Sexvorbilder und -anleitungen zu mehr sinnlicher Erfüllung führen. In einer Tageszeitung war die Geschichte eines jungen Mädchens nachzulesen, das enttäuscht war von seinem ersten echten Kuss. Nachdem es zuvor in der *Bravo* eine Anleitung mit 25 Kussarten ausgiebig studiert hatte, kam das Mädchen zu dem frustrierenden Ergebnis: »Ich habe versucht, es genauso zu machen, aber es hat sich nicht richtig angefühlt.«

Ein Mann erzählte mir von einer Affäre mit einer gerade 18-Jährigen, die ihn regelrecht verführt habe. »Ich war sprachlos. Kaum waren wir im Zimmer, da hat sie wie in einer perfekten Choreografie alles gemacht, was man sich als Mann in seinen kühnsten Fantasien auch nur erträumen kann. Irgendwann wurde die Performance allerdings regelrecht beklemmend für mich – es war wie eine sterile Abfolge von Trainingseinheiten.« Der Mann stoppte das Ganze und fragte das Mädchen: »Sag mal, woher hast du das alles?« Sie antwortete ihm völlig selbstverständlich: »Das habe ich alles bei meinem Bruder auf den Pornoseiten gesehen.«

Viele Jugendliche wissen dank dem Internet alles, nur nicht mehr, wie man Sex in einem realen Körper mit einem realen Menschen haben und sich dabei wirklich hingeben, vertrauen und nah fühlen kann. Viele verlieren den Kontakt zu den Regungen in ihrem Körper und zu ihren Gefühlen.

Ich nenne den Sex, der sich durch Pornos oder Fantasien speist, Sex mit Überbrückungskabel. Das ist der Sex, der vom Kopf den Strom kriegt. Wir gucken uns Pornos an, haben geile Fantasien oder stellen uns irgendwelche antörnenden Szenen vor. Im Kopf entstehen dann Bilder, die Erregung im Unterleib erzeugen. Wie mit einem Überbrückungskabel kriegt sie von oben Strom und wird – schwups – am Herzen vorbei direkt in die Genitalien geschleust. Mit Pornos können wir schnell erregt werden, ohne dass irgendwelche Gefühle zwischen uns und einem anderen fließen und wir uns auf diesen Menschen wirklich einlassen müssen.

Beim Auto brauchen wir das Überbrückungskabel, wenn die Batterie leer ist. Beim Sex mit Überbrückungskabel denken wir meist unbewusst, unser Herz oder unser Körper funktioniere nicht mehr richtig. Wir schummeln uns dann an beidem vorbei direkt ans Ziel: Erregung und Orgasmus. Das ist praktisch und geht schnell: Die meisten Pornos sind Fastfood und dauern zwei bis fünf Minuten. Kein Stress, kein Vorspiel, keine persönlichen Verwicklungen. Mit ausreichend Strom von oben geht alles leichter als mit einem echten Menschen, weil wir uns nicht um irgendwelche Hemmungen kümmern, uns nicht verletzbar machen oder mit dem ganzen emotionalen Zeug auseinandersetzen müssen. Aber Sex mit Überbrückungskabel kann auch mit Vollgas in die Sackgasse führen.

Gerd, Mitte fünfzig, erzählte mir kürzlich, dass er immer in seinem Arbeitszimmer verschwinde und dort heimlich einen »ziemlich dreckigen« Porno anschaue, bevor er mit seiner Frau ins Bett gehe. Anders könne er gar nicht mehr mit ihr schlafen. Auf meine Frage, wie er denn dann mit ihr schlafe, meinte er nur: »Na ja, ganz normal eben. Es dauert nicht besonders lange, aber Gott sei Dank kommt meine Frau relativ schnell.«

Unter vielen der heute Zwanzig- bis Dreißigjährigen ist Pornos zu gucken etwas Selbstverständliches. Sie reden beim Abendessen über Lieblingsszenen und schicken sich Links, wenn es was geiles Neues gibt. Aber Gerd war aus einer anderen Generation. Er schämte sich für seine Pornos und fühlte sich in seiner Ehe mittlerweile weit entfernt von seiner Frau. Während wir redeten, konnte er sich von seiner selbst aufgeladenen Schuld befreien, als er erkannte, dass Pornos zu gucken an sich nichts ist, wofür man sich verurteilen muss. Es ist allerdings oft ein klares Zeichen dafür, dass etwas im Leben und im Liebesleben fehlt.

Im Laufe unserer Arbeit kam er irgendwann mit seiner Frau zusammen und gestand ihr seinen zwanghaften Pornokonsum vor dem gemeinsamen Sex. Erst schlug sie die Hände vor dem Gesicht zusammen und saß eine ganze Weile regungslos da wie unter Schock. Dann schaute sie ihn wie von einer tonnenschweren Last befreit an und sagte: »Ich habe immer weniger gefühlt und mich so geschämt, weil du oft schon einen stehen hattest, wenn du ins Schlafzimmer kamst. Ich dachte, bei dir klappt alles wie am Schnürchen und mich findest du auch noch erregend. Also habe ich dir einen Orgasmus vorgespielt, um nicht so blöd dazustehen und irgendwie mithalten zu können.«

Gerds Frau sagte später, dass sie das mit den Pornos ganz schrecklich fände, aber dass sie sich jetzt trotzdem irgendwie befreit fühle. Seltsamerweise könne sie jetzt besser mit ihrem Mann reden als vorher, auch wenn es nun ziemlich oft Krach gebe. Zum Schluss habe sie gedacht, sie sei krank, mit ihrem Körper sei vielleicht etwas nicht in Ordnung. Und sie habe zunehmend Schuldgefühle gehabt, weil sie kaum noch etwas für ihren Mann empfand. Im Laufe unserer Gespräche wurde Gerd klar, dass er in dem Moment mit den Pornos anfing, als die Beziehung an Nähe verloren hatte. Damals hatte er auf einmal Mühe gehabt zu erigieren, aber mit den Pornos hatte alles wieder funktioniert. Im Laufe der Zeit hatte er begonnen, im Internet rumzusurfen und nach »härteren« Filmen zu suchen. »Ich fühlte mich wie ein Süchtiger, weil ich ohne das Zeug nicht mehr konnte und immer stärkeren Stoff brauchte.«

Ihm wurde bewusst, dass die Pornos ihm geholfen hatten, seine Unsicherheit nicht zu spüren. »Pornos, das ist Macht. Da kann ich genau bestimmen, wann, wie viel und wie ich was haben will; keiner ist da, der mich unter Druck setzt, sondern ich bestimme.« Wenn Gerd keinen Porno guckte und direkt auf seine Frau zuging, fühlte er sich hilflos neben ihr, oft einsam. Ein weiterer Aspekt, der ihm deutlich wurde, war, dass er in seiner Ehe begonnen hatte, seine eigene Sexualität zu verurteilen. Seine Frau war sehr klar mit ihren Grenzen – was den Sex anging, gab es Tabus. Er schämte sich für seine Lust und seine Geilheit. Irgendwann hatte er immer öfter sexuelle Fantasien. »Die wurden mit der Zeit geiler und perverser. Das war wie eine Plage, bis ich angefangen hab, die dreckigen Pornos zu gucken.«

Irgendwann war Gerd in der Lage, laut und kraftvoll zu seiner Frau zu sagen: »Ich liebe Sex! Ich mag es, meinen Körper zu spüren, und ich würde gerne auch deinen spüren.« Danach schauten sich beide still und verletzlich, aber mit deutlich mehr Nähe an.

Gerds Frau musste sich eingestehen, dass sie sehr strikt und eng in ihren Vorstellungen vom Leben war, sehr perfektionistisch funktionierte und das auch von ihm erwartete. Mit ihr gab es wenig Raum für spontane Zärtlichkeit und spielerische Körperlichkeit. Sie verstand, dass die Pornos für ihren Mann wie eine Befreiung gewesen waren. Der Weg zurück zu echter körperlicher Begegnung forderte von beiden erst einmal eine intensive Beschäftigung mit dem Rest ihrer Beziehung, ein behutsames Aufeinander-Zugehen und einen achtsamen Umgang mit den gegenseitigen Verletzungen und Verunsicherungen.

Pornos brauchen keine Moral. Es nützt auch nichts, wenn man ihnen mit Verklemmtheit und Verurteilung zu Leibe rücken will. Was hilft, ist zu verstehen, wie sie in uns wirken: Sex, der uns durch Pornos, Inszenierungen, Rollenspiele oder Fantasien in den Kopf führt, ist wie ein Geisterfahrer, der auf der Autobahn mit Vollgas in die falsche Richtung fährt – er nimmt immer die Ausfahrt, die einen von der Angst und damit auch von der Nähe wegführt und in die Welt der Bilder im Kopf bringt. Wir sind nicht mehr mit uns als Mensch, den wir spüren, verbunden und auch nicht mit unserem Partner als demjenigen, den wir gerade meinen und lieben. Der andere wird zu einem Objekt, wie ein Fernseher, in dem wir unseren Film gucken wollen.

Wenn Sex uns innerlich nähren und als Paar in eine echte Verbindung bringen soll, dann braucht er eine Reise in die umgekehrte Richtung – dann geht es darum, dass wir auch durch die unsicheren Gefilde unseres Herzens steuern und uns in die schmalen Schluchten der Nähe begeben, wo es mal eng und bedrohlich oder holprig und glatt wird und man auch mal aus der Kurve fliegen kann.

Wenn wir uns irgendwann ausgezehrt fühlen und uns wieder mehr nach dem Herzen und nach Nähe beim Sex sehnen, wir uns aber in der Welt der Pornos verheddert haben, braucht es eine Vollbremsung und Ehrlichkeit – aber eben kein Jüngstes Gericht. Moral und Urteile kommen immer aus dem Kopf, der gleichen Quelle, der auch all unsere geilen Fantasien entspringen. Eine Lösung finden wir nur im Herzen.

Eva, die gemeinsam mit ihrem Mann in meine Praxis kam, saß verletzt da, aber wie eine Richterin. Sie hatte jetzt Jahre der Pornosucht ihres Mannes hinter sich. Angefangen hatte alles mit seinem Vorschlag: »Ach, lass uns doch vorher einen Porno gucken.« Sie hatte es aufregend gefunden und eingewilligt. Auch sie war schnell erregt, wenn es auf dem Schirm zur Sache ging. Aber irgendwann war es so, dass ihr Mann gar nicht mehr mit ihr schlafen wollte, ohne vorher einen Porno zu gucken. Und mit der Zeit wurden die Pornos schärfer. Schließlich sollte sie nur noch nachmachen, was in den Pornos lief. Ein paar Mal gab es Streit, aber am Sex änderte sich nichts. Er hing an den scharfen Bildern, und sie machte mit. »Ich hatte immer die Angst, wenn ich aussteige, dann hängt er nur noch am Schirm. Oder er geht zu einer anderen, die für ihn macht, was er sieht. X-mal habe ich ihn in seinem Zimmer erwischt, wie er wieder an den geilen Filmchen hing. Ich hab ihn so oft angebettelt, endlich mit dem Zeug aufzuhören, aber er hat es nicht sein lassen. Und jetzt ist unser Sex nur noch eklig und kaputt.«

Irgendwann im Laufe unserer Gespräche war Evas Mann in der Lage, seine Gefühle ehrlicher zu zeigen: »Ist dir denn nie in den Sinn gekommen, dass ich ohne gar nicht mehr kann? Ich meine, dass ich schon lange einfach so mit dir gar keinen mehr hochkriege. Dass ich überhaupt nicht kann, was du alles von mir willst!« Dieser Mann bekam, wie viele andere Männer, ohne Pornos keine Erektion mehr. Im weiteren Verlauf des Gesprächs wurde deutlich, dass er sich massiv unter Druck fühlte. Seine Frau kam aus einer Familie mit erfolgreichen Männern. Ihr Vater war eine Größe in der Forschung, ihr Bruder ein international erfolgreicher Jurist und der andere Bruder Chefarzt.

Eigentlich hatte sie sich ihn damals ausgesucht, weil er so ganz anders war und ihr eine Flucht aus dem Druck des Elternhauses ermöglichte. Aber als die Verliebtheit vorbei war, hatte Eva selber begonnen, ihm immer mehr Druck zu machen, dass er beruflich doch mehr bringen solle. Dazu fehlte ihm die Kraft. Irgendwann stieg er aus und tauchte in die Welt der Pornos ab. Er weigerte sich, sich selbst und erst recht seiner Frau seine Minderwertigkeitsgefühle einzugestehen. In unseren Gesprächen wurden seine tiefe Verunsicherung und sein Gefühl von Versagen deutlich. Eva war fast beschämt, weil ihr überhaupt nicht klar gewesen war, welchen Druck sie da eigentlich all die Jahre auf ihn ausgeübt hatte.

Von vielen Männern habe ich in Sachen Pornos gehört, dass die Anonymität der Filme für sie eine Möglichkeit ist, sich ohne Angst und ohne moralische Kontrolle zu stimulieren und schnell zu kommen. Wenn sie hingegen mit Frauen intim werden, treten leicht Hemmungen und unangenehme Gefühle auf, und vor allem passiert es vielen, die problemlos beim Pornogucken zum Höhepunkt kommen, dass sie in der Gegenwart einer Frau plötzlich Funktionsstörungen haben oder vorzeitig ejakulieren.

Funktionsstörungen und Potenzprobleme sind für viele Männer mit großer Scham behaftet. Um nicht als Versager dazustehen, haben Männer 2013 allein in Deutschland 125 Millionen Euro für Viagra und Co. ausgegeben.

Im Laufe der Jahre habe ich bei meiner Arbeit oft erleben können, wie Männer auf schnellen oder käuflichen Sex umswitchen, wenn das Leben zu eng und kontrolliert und im Alltag Gefühle von Versagen oder Überforderung zu stark werden: Ein Mann bekam eine Absage bei einem Bewerbungsgespräch, das ihm wichtig war, und ging danach schnurstracks in einen Puff, wo er zahlen, wählen und bestimmen konnte, wie er befriedigt werden wollte. Ein anderer Mann ging in eine Kneipe und schleppte eine fremde Frau ab, nachdem seine Frau wenige Stunden vorher ein Kind geboren hatte. Die Angst vor der neuen Verantwortung hatte ihn in die Flucht und in ein unverbindliches Abenteuer getrieben, in dem er sich wieder frei und lustvoll fühlen konnte. Wieder ein anderer traute sich nicht, zuhause zu offenbaren, dass ihm gekündigt worden war, und so verließ er eine ganze Zeit lang weiter morgens das Haus und drückte sich in Pornokinos und Peepshows rum. Einer hatte sich neben seinem Zuhause mit Frau und Kindern heimlich ein Apartment gemietet, in das er regelmäßig Escortgirls und Transvestiten einlud. Es war eine Art spätes Kinderzimmer mit Billardtisch, Fitnessraum und Playstation, das auch eine teure Kunstsammlung mit Aktfotos und bedrückend zerstörerischen Porträts von nackten Frauen beherbergte.

Sabine kam zu mir, weil sie sich trennen wollte. Sie wusste von mehreren Kollegen ihres Mannes, dass die Geschäfte schlechter gingen, nur ihr Mann hatte angeblich weiterhin viel zu tun in seinem Außendienstbereich. Er erzählte, dass er einfach ein anderes Händchen für die Kunden habe, sie leichter begeistern könne und besser über das Produkt Bescheid wisse als seine Kollegen. Sabine war stolz und froh gewesen, sich keine finanziellen Sorgen machen zu müssen, bis sie eines Tages mit seinem Auto fuhr, weil ihres in der Werkstatt war.

Auf dem Navigationsgerät entdeckte sie Adressen, die überhaupt nicht im Arbeitsgebiet ihres Mannes lagen. Sie fuhr die Adressen eine nach der anderen ab und landete jedes Mal an einem Bordell. Ihr Mann hatte die gleichen Einbußen wie seine Kollegen gehabt, er war nur nicht in der Lage gewesen, sich diesen Verlust an Geld und Macht einzugestehen, und hatte stattdessen heimlich einen Kredit aufgenommen und sich Befriedigung und Bestätigung bei käuflichen Frauen geholt.

Doch das war nur der Anfang ihrer Aufdeckungen. Als sie ihren Mann zur Rede stellte, war er regelrecht erleichtert. »Gott sei Dank weißt du endlich Bescheid. Ich hatte es so satt, immer zu funktionieren. Und ich hatte verdammt viel Spaß im Puff, wo ich einfach mal machen konnte, was ich wollte. Jetzt gehe ich allerdings nicht mehr in Bordelle. Ich habe mich in eine der Frauen dort verliebt. Sie hat aufgehört, in dem Laden zu arbeiten, und wir treffen uns seit einiger Zeit regelmäßig.«

Sabine hatte nicht nur das Gefühl, ihr würde der Boden unter den Füßen weggezogen, sie fühlte sich auch verraten. »Ich habe ihn immer unterstützt, damit er seine Karriere machen konnte, habe alles beisammengehalten, mich um die Kinder gekümmert, unseren Freundeskreis gepflegt. Ohne mich wäre er nie da angekommen, wo er jetzt ist. Warum verliebt er sich in eine Nutte?« Ihr Mann löste das Rätsel: »Sie meint mich. Sie berührt mich. Sie findet mich großartig. Und stellt sich nicht so an. Du hast mich immer gepusht. Und später hast du nur noch rumgenörgelt.«

Oft erzählen mir Männer von den Gründen, warum sie Sex oder Bilder vom Sex kaufen, warum sie heimlich kleine Vermögen in Bordellen lassen oder Nächte auf den einschlägigen Internetseiten verbringen. Der Ursprung lässt sich fast immer in zwei Motiven finden: »Ich kann machen, was ich will, und alles ausleben, wie ich will.« Oder es geht darum, Gefühle von Wertlosigkeit, Scham und Ohnmacht wegzudrücken oder umzulenken. Irgendwo in der dunkelsten Ecke ihres Bewusstseins lauert ein Gefühl von: Ich bin ein Versager. Wenn es konkret um ihre Frauen geht, dann ist da etwas wie: Ich war nicht genug. Ich konnte meine Frau nicht mehr glücklich machen, sie nicht öffnen, sie nicht erreichen … Diese Gefühle zu fühlen ist so schmerzlich, dass der Mann lieber ins genaue Gegenteil, die Welt gekaufter Macht und Lust, flüchtet.

Allerdings erlebe ich auch öfter, dass das Spiel um Austoben und Allmacht und die Flucht aus Angst vor dem Versagen oder dem Risiko der unmittelbaren Herzensbegegnung auch bei den Männern nicht unendlich anhält – dass sich Männer, die viel virtuellen und käuflichen Sex konsumiert haben, irgendwann in Prostituierte verlieben. Viel öfter, als manch einer sich das vielleicht vorstellen kann oder möchte. Bei Frauen, die aus ihrem eigenen oft engen und regelhaften gesellschaftlichen Rahmen fallen, können sie sich wieder öffnen und fallenlassen, und daraus entsteht dann endlich wieder echte Nähe.

»Bei meiner Frau hab ich mich immer mehr unter Druck gefühlt, und ich war überzeugt, dass ich das ganze Liebesgedöns nicht brauche, sondern einfach nur Sex, so wie ich will. Fertig!« Aber dann merkte ich bei der Frau, die ich bezahlte, dass ich Gefühle für sie hatte. Dass ich die Filmchen gar nicht mehr spannend fand und das ganze Zeug nicht mehr mit ihr machen wollte. Dass ich auch einfach so leidenschaftlich und entspannt bei ihr war.« Sabines Mann verließ sie und zog mit seiner neuen Freundin zusammen. Ich kann mir vorstellen, dass er zumindest eine ganze Zeit lang »das ganze Zeug und die Filmchen« nicht brauchte, weil er eine unmittelbare und ungehemmte Verbindung zu einer Frau lebte.

Natürlich flüchten auch Frauen, wenn es im richtigen Körper im richtigen Leben schwierig wird. Sie greifen meiner Erfahrung nach öfter zu Fantasien und nur selten zu Pornos. Oder sie landen in Liebschaften, um sich wegzubeamen und der Einsamkeit zu entkommen. Wenn die Beziehung leer wird und der Sex ihnen nicht guttut, werden sie häufig taub, und ihr Körper spielt nicht mehr mit. Eine Frau erzählte mir, dass sie sich beim Sex mit ihrem Mann immer irgendwelche geilen Geschichten vorstelle, von denen sie ihm nichts erzählen wolle, um ihn nicht zu kränken.

»Mein Mann macht immer dasselbe. Er grabscht mir an den Busen, als ob er Teig knetet. Er dringt in mich ein, egal ob ich noch trocken bin oder nicht, und eigentlich ist er viel zu schnell mit allem. In meinen Geschichten gibt es immer mehrere Liebhaber, meist solche Jünglinge, die mich überall verwöhnen. Da merk ich von meinem Mann gar nichts und kann sogar irgendwann zum Orgasmus kommen.« Diese Frau brachte die Tragik von Sex im Kopf ziemlich auf den Punkt: »Eigentlich haben mich die Jünglinge meiner Fantasie zum Orgasmus gebracht und nicht mein realer Mann.«

Der Sexualtherapeut Christoph Joseph Ahlers ist der Meinung, dass hinter allen sexuellen Fantasien reale Kommunikationsbedürfnisse stecken. Wenn eine Frau zum Beispiel von mehreren Männern träumt, dann wünsche sie sich eigentlich, alle verrückt zu machen. Und sie träume davon, dass sich so ihr Wert multipliziert. Wenn ein Mann sich wünscht, dass eine Frau Sperma schluckt, dann sei seine eigentliche Sehnsucht, dass die Frau ihn in sich aufnehme.

Stellen Sie sich vor, ein Mann gesteht einer realen Frau, dass er sich wünscht, dass sie ihn in sich – in ihr Herz, in ihre Arme, ihren Körper – aufnehmen möge. Oder eine Frau gibt zu, dass sie sich wünscht, wertvoll und begehrenswert zu sein. Das würde die Gefahr bergen, vom anderen abgewiesen oder enttäuscht zu werden, und den Wünschenden sehr verletzlich machen. Die allermeisten haben in Gefühlsdingen mit den Jahren eher resigniert und können nicht mehr glauben, dass das, was sie sich erträumen, mit dem anderen noch möglich ist.

In dem Moment, wo es wahrhaftig intim und damit unsicher, unangenehm oder beängstigend werden könnte, drücken wir uns lieber und verschwinden in einem aufregenden Kino im

Kopf, in dem alle Wünsche und Träume wahr werden können. Aber so verlieren wir still und leise immer mehr den Kontakt zu uns selbst und zu unseren Partnern. Und der Sex im Kopf kann schleichend zur Sucht werden, weil er uns hilft, allen Tretminen auszuweichen und stattdessen schnell und unkompliziert die Lust zu erleben, die wir gerne hätten, aber alleine nicht mehr hinkriegen.

»Na ja, bei uns läuft nicht mehr als einmal im Quartal was …«, diesen Satz hören wir von vielen Paaren bei unserer Arbeit, wenn es um Sex geht. Nicht selten gibt es aber auch schon seit Jahren gar keine körperliche Liebe mehr. Die Sexkurve geht bei den allermeisten Paaren über die Jahre quantitativ und meist auch qualitativ nach unten.

Es scheint so, als ob realer Sex, ganz zu schweigen von körperlicher Liebe, ein aussterbendes Phänomen ist. Ganz im Gegensatz zum virtuellen Sex: Mittlerweile geht es in jeder vierten Internetrecherche um Pornografie. Fast 400 Millionen Pornoseiten locken mit allem, was die Fantasie hergibt. Jeden Tag kommen 300 neue hinzu. 300 Millionen Menschen rufen pro Monat die Sexseiten bei YouPorn auf. In jeder Sekunde (!) werden weltweit 30.000 Pornofilme im Netz abgespielt, das sind 2,6 Milliarden Pornos am Tag.

Männliche User sind überall deutlich in der Mehrheit. Nur in einem Bereich in dieser virtuellen Sex-Welt regieren die Frauen: auf den Seitensprungportalen mit Namen wie sofortficken.de, firstaffaire.de oder poppen.de. Über 50 gibt es mittlerweile in Deutschland, viele sind spezialisiert auf bestimmte Sexpraktiken. Der Markt boomt: Rund 1000 Leute melden sich jeden Tag neu an. Hier bestimmen die Frauen, weil sie nicht käuflich und abhängig, sondern höchst gefragt sind. Frauen sind auf diesen

Fremdgehseiten deutlich in der Minderzahl und müssen daher im Gegensatz zu den Männern nicht zahlen. Sie können hier gezielt und absolut anonym Sex-Dates in allen Variationen buchen.

»Die kommen aus allen Schichten, vom Hartz-IV-Empfänger bis zum Vorstandsvorsitzenden«, erzählt die 50-jährige Sigrid. Sie wollte nach der Trennung von ihrem Mann endlich mal was erleben und hat Gerhard, einen Bauingenieur, auf einem speziellen BDSM-Portal kennengelernt, auf dem beim Sex alles um Bestrafung, Dominanz, Unterwerfung, Lustschmerz und Fesselungsspiele geht. Jetzt ist sie mit ihm zusammen, und die BDSM-Szene wurde mit der Zeit zu ihrem Lebensmittelpunkt. In ihrer Freizeit sind die beiden oft auf speziellen Events und Partys zu dem Thema.

Interessanterweise geht es vielen Frauen auf den Datingportalen neben dem Sex noch um etwas ganz anderes: Sie wollen umworben werden. Und sie wollen küssen. Etwas, das ihnen im Alltag oft fehlt. »Bei ersten Treffen gucke ich, ob er sich benehmen kann und anständige Manieren hat. Das muss als Erstes stimmen, sonst geht gar nichts«, erzählt Renate. Sie ist Teamleiterin bei einem Automobilzulieferer, hat zwei Kinder und einen Mann zuhause. »Mit meinem Mann ist der Sex ganz okay, aber nicht berauschend. Sonst lebt er allerdings auf einem anderen Planeten. Er glaubt, zuhause ist ein Restaurant, obwohl wir beide arbeiten. Über seine Gefühle redet er nicht, und wenn er mich überhaupt mal küsst, dann ist das, als ob mir einer einen Stempel auf den Mund drückt.«

Bei Renate kam der erste Impuls, in die virtuelle Welt zu flüchten, auch in einer Zeit, als sie resigniert und in ihrer Ehe frustriert war. »Früher habe ich versucht, mit ihm zu reden, etwas zu verändern. Aber da bin ich vor eine Wand gelaufen.«

Später hatte Renate ein paarmal überlegt, ihren Mann zu verlassen, aber nie wirklich den letzten Schritt getan, wegen der Kinder. »Ich habe mich immer öfter abends in der Badewanne in irgendwelche Sexgeschichten mit fremden Männern hineingeträumt und mich dabei selbst befriedigt.«

Irgendwann entdeckte sie die Datingportale im Internet und hat sich angemeldet. Seitdem liebt sie es, in ihrem Datingportal rumzusurfen, die Vorlieben der Männer zu lesen und sich vorzustellen, wie es mit so einem wäre im Bett. »Das erregt mich. Aber ich schreibe auch, dass ich küssen will, wenn mich einer reizt.« Renate schmunzelt: »Ja, ich hab schon gut geküsst. Dafür hab ich dann auch mal das eine oder andere Spielchen mitgemacht oder bin halt im Winter ohne Slip unterm Rock mit Stöckelschuhen zum Treffpunkt gekommen, weil einen das so antörnte.«

Renate ist vorsichtig. Sie sucht sich Männer von weiter weg, sieht sie immer nur einmal. Ihr Mann hat bis heute keine Ahnung. Ihre Ehe ist leere Routine. Renate lebt jetzt in einer Welt der Fantasie, in der sie den Prinzen bestimmen und sich von ihm umwerben lassen kann, dafür dem Prinzen aber auch mal zu Diensten ist.

Nicht gerade einem Prinzen, aber doch wenigstens einem alles beherrschenden Alphatier mal zu Diensten zu sein, davon scheinen unzählige Frauen auf dieser Welt zu träumen. Das Lieblingsbuch von Abermillionen Leserinnen, der Bestseller aller Bestseller, ist *Shades of Grey*. Die Softporno-Trilogie der amerikanischen Autorin E L James hat eine Armada moderner Schmerzensfrauen zu einem Outing ermutigt; zumindest in der Theorie, also beim Lesen, scheinen sie Lust durch die masochistische Unterwerfung unter einen Mann zu finden.

»Ich will mich bewegen, mich winden, mich den Schlägen entziehen … oder sie willkommen heißen – ich kann es nicht sagen. Es ist ein überwältigendes Gefühl … Ich kann meine Arme nicht bewegen, meine Beine sind gefesselt … ich bin gefangen … Wieder lässt er den Fogger herabsausen, diesmal auf meine Brüste, und erneut schreie ich auf. Doch es ist ein süßer Schmerz, an der Grenze des Erträglichen … fast angenehm, nein, nicht im ersten Moment, doch als meine Haut mit jedem Hieb im perfekten Kontrapunkt mit der Musik in meinem Kopf zu singen beginnt, spüre ich ihn, diesen unwiderstehlichen Sog.«

So und so ähnlich läuft der Sado-Maso-Sex zwischen der unschuldigen 21-jährigen Literaturstudentin Ana und dem unnahbaren Multimillionär Christian Grey. Die Rollen sind klar verteilt: Ana, die Reine, Naive, hat sich ihrem zwanghaft pedantischen Herrscher unterzuordnen. Was ist das für ein modernes Sexmärchen, in das die halbe Frauen- und Mädchenwelt gerade so begierig und euphorisiert hineinsinkt? Was geschieht da mit den Frauen? Wollen sie wirklich alle geprügelt, gefesselt und unterworfen werden? Ich glaube, beim Phänomen *Shades of Grey* geht es um etwas anderes.

Die Lust am Schmerz ist die unbewusste Sehnsucht nach Präsenz. Schmerz führt einen in den Augenblick. Schmerz zwingt einen, ganz und gar da, vollkommen im Körper zu sein. Bewusst gefühlter Schmerz kann zu einer Öffnung führen und sich in tiefe Verbundenheit mit sich selbst verwandeln. Jeder buddhistische Mönch wird einem hautnah schildern können, wie ultimativ offenbarend, ja erleuchtend die Erfahrung sein kann, wenn man sich in der Meditation einem körperlichen Schmerz bewusst und ohne jeden Widerstand hingibt und dabei erlebt, wie er sich auflöst, ja sich teilweise sogar in Glückseligkeit verwandelt. Der Mönch braucht dazu allerdings keine Fantasien oder SM-Spiele. Er fühlt im bewusst erlebten Moment einfach nur alles, was in ihm auftaucht, voll und ganz – und mit Hingabe. Das ist Erleuchtung.

Die tiefere Dimension, die in *Shades of Grey* sicherlich völlig unabsichtlich berührt wird, ist die der totalen Hingabe an alles, was ist. Keine Verleugnung, keine Verdrängung, keine durchschnittliche, freundlich angepasste Mittellage. Schmerz, Abhängigkeit, Dominanz, Kontrolle – alles total. Ein Mann, der da ist.

Mit einem Mann ganz und gar da sein und alles fühlen – dafür würden viele Frauen ihr Leben geben. Stattdessen leiden die meisten darunter, dass Männer heutzutage fast selbstverständlich emotional verschlossen, abwesend, abwehrend, körperlich verspannt und verhärtet sind.

In *Shades of Grey* wird aber nicht nur die weibliche Sehnsucht nach vollkommener männlicher Präsenz berührt, sondern auch etwas anderes, das Eckhart Tolle »den kollektiven weiblichen Schmerzkörper« nennt. Eckhart Tolle, einer der berühmtesten Weisheitslehrer unserer Zeit, hat zwar noch nicht die Auflagenhöhen von E L James erreicht, aber seine Bücher verkaufen sich doch millionenfach und haben es bis auf Platz eins der *New-York-Times*-Bestsellerliste geschafft. Ich führe das hier an, weil sicher einige, die Tolle nicht kennen, beim Folgenden denken könnten: »Was ist das denn für ein weit hergeholtes Zeug?«

Tolle erklärt, dass jeder von uns einen individuellen und einen kollektiven Schmerzkörper in sich trägt. Das ist die Ansammlung an schmerzhaften Erfahrungen, die wir im Laufe unseres Lebens gemacht und meist ins Unbewusste verdrängt haben, und es ist die kollektive Schmerzgeschichte, die von

Generation zu Generation weitergegeben wurde und die in unserem Unterbewusstsein latent fortlebt. Im kollektiven weiblichen Schmerzkörper liegt die Erfahrung von dem, was Frauen in Jahrtausenden von Menschheitsgeschichte widerfahren ist – männliche Gewalt, Unterdrückung, Missbrauch, Hexenverbrennung, ungewollte Schwangerschaft, Abtreibung, Ohnmacht, Tabu und Schweigen.

Tolle erklärt die Aktivitäten dieses unsichtbaren, aber ziemlich kraftvollen Informationsfeldes in uns Menschen so:

> *»Der Schmerzkörper will leben, wie alles andere in der Existenz auch, und das kann er nur, wenn er dich dazu bringt, dich unbewusst mit ihm zu identifizieren.«*

Da es in uns Frauen diesen kollektiven Schmerzkörper, diese unbewusste emotionale Erinnerung an das historische weibliche Leid in einer lange von Männern dominierten Welt gibt, gibt es in uns auch einen unbewussten Sog nach diesem archaischen, uralten Schmerz von weiblicher Unterdrückung und Qual, der von *Shades of Grey* geradezu perfekt mit einfachen, aber grundlegenden Bildern bedient wird. Etwas in uns wird wieder wach, weil es nie verarbeitet, betrauert und geheilt wurde. Tolle sagt:

> *»Schmerz kann sich nicht von Freude ernähren … Wenn der Schmerzkörper Besitz von dir ergriffen hat, dann willst du immer mehr Schmerz. Du wirst zum Opfer oder zum Täter. Du willst Schmerz zufügen oder selber Schmerz erleiden oder beides. Zwischen beidem besteht kein großer Unterschied.«*

Shades of Grey mit seiner simplen, aber archaischen Geschichte hat zur passenden Zeit den kollektiven weiblichen Schmerzkörper in uns Frauen aktiviert. Jetzt ist in der westlichen Welt die Moral durchlässig genug, dass von hunderten Millionen Frauen offen Ja gesagt werden darf zu der grundlegenden Verletzung und Verletzlichkeit, zu dem Schmerz, der im Weiblichen in Jahrhunderten aufgelaufen ist, zu diesen ganzen Verquickungen von Täter und Opfer und der angstvollen Lust, die sich irgendwo dazwischen ihren Weg bahnen will.

Leider ist das jedoch den wenigsten der Abermillionen Leserinnen bewusst, die in die Fantasiewelt von männlicher Macht und weiblicher Unterwerfung, Bestrafung und sklavischer Fremdbestimmung hinabsinken wie ins Paradies der Erlösung. Die meisten erkennen nicht, dass dank *Shades of Grey* alles mal rausdarf und endlich ausagiert wird. Aber dadurch verschwindet der Schmerz im realen Leben nicht, sondern er breitet sich weiter aus.

Ich glaube nicht, dass die Frauen heutzutage wieder alle verprügelt und von reichen Psychopathen unterdrückt und bestraft werden wollen, sondern dass etwas tief in ihrem Unterbewusstsein berührt wurde, was endlich bewusst durchfühlt und damit befreit und verabschiedet werden will, damit frau wieder ihr Herz mit dem Sex verbinden und ihre weibliche Sinnlichkeit und Lust mit einem wachen und bewussten Liebhaber-Mann leben kann. Das braucht allerdings den Mut, nicht weiter in die Abspaltung des Schmerzes zu gehen und sich Unterwerfungsfantasien hinzugeben, sondern sich wieder zu fühlen und die Männer kompromisslos herauszufordern, dies ebenfalls zu tun.

Die kleinen Psychoversatzstücke, die sich im Roman finden lassen, weisen ziemlich präzise auf die mögliche Verbindung von Sex und Schmerz, Dominanz und Unterwerfung hin: Es gibt heftige Verdrängungen und Abspaltungen von alten Verletzungen, die, wenn wir nicht bereit sind, sie bewusst anzunehmen und zu fühlen, irgendwann ausagiert werden müssen, weil die Menschen die reale, aber lange verdrängte Spannung, Angst und Ohnmacht in sich nicht aushalten könnten. Dass es aber doch einen Weg gibt, mit diesen Schmerzen umzugehen und sich ähnlich wie der Mönch in der Meditation von ihnen zu lösen, darauf komme ich später ausführlich zu sprechen. Hier möchte ich erst einmal mehr dazu sagen, wie viel Schaden diese Schmerzen anrichten können, wenn sie unbewusst ausgelebt werden.

Das Folgende ist kein Roman, sondern eine Ehegeschichte aus dem realen Leben: Gretas Mann kam immer zwischen sieben und acht Uhr abends nachhause. Ab sechs begannen ihre Hände zu zittern. Um sich zu beruhigen, fing sie irgendwann an, ein Gläschen zu trinken. Und dann noch eins. Und noch eins. Es wurde immer mehr. Der Grund: Ihr Mann wollte auf eine Art und Weise Sex mit ihr, die für sie unerträglich war. Irgendwann hatte er sie mal gebeten, ihn zu fesseln. Dann sollte sie ihn schlagen und beschimpfen. Später kaufte er alle möglichen Hilfsmittel, mit denen sie ihm Schmerz zufügen sollte. Ihr Mann wollte fast jeden Abend solchen Sex.

Nach einiger Zeit fing Greta an, beim Einkaufen oder im Bus, wenn viele Menschen um sie herum waren, in Panik zu geraten. Sie konnte nichts dagegen tun, die Angst breitete sich aus wie unsichtbares Gift. Alkohol war das einzige Mittel, um runterzukommen und die Angst in Schach zu halten.

Als sie im Schlepptau einer Freundin bei mir landete, wurde klar, warum sie bei ihrem Mann blieb und sich betäubte. Sie wohnte in einem kleinen Dorf, wo jeder jeden kannte. Ihr Mann war ein sehr engagierter Lehrer, konservativ zwar, aber beliebt.

Greta selbst war streng religiös erzogen worden und von klein auf gewohnt, sich anzupassen und unterzuordnen. »Mein Vater hat uns verprügelt, wenn uns ein Glas runterfiel oder wir ein Sonntagskleid beim Spielen schmutzig machten. Wir hatten immer Angst, dass uns ein Fehler unterlaufen könnte. Da habe ich lieber gemacht, was er von uns wollte.«

Gretas Mann habe ich nie kennengelernt. Aus ihren Erzählungen aber ging hervor, dass sein Vater viel unterwegs gewesen war und sich die Mutter heimlich Liebhaber ins Haus geholt hatte. Gretas Mann und die Geschwister wurden dann in ein Zimmer eingesperrt, was nicht verhinderte, dass sie das Stöhnen und Schreien ihrer Mutter hörten. Waren die Liebhaber weg, nahm die Mutter in einsamen Momenten manchmal die Kinder zu sich ins Bett und bat sie, sie zu streicheln. Gleichzeitig drohte sie ihnen Strafen an, wenn sie ihr Geheimnis verraten würden.

Die Freundin und ich konnten Greta ermutigen, sich in stationäre Behandlung zu begeben. Ob sie am Schluss dem Ganzen wirklich ein Ende machen konnte oder sich von ihrem Mann getrennt hat, weiß ich nicht. Ich kann aber Frauen in ähnlichen Situationen nur raten, ehrlich zu sich zu sein und hinzuspüren, statt sich immer weiter wegzubeamen. Wenn der Sex für Sie nicht stimmig ist, Sie verängstigt und desorientiert oder sogar krank macht, sollten Sie radikal Stopp sagen oder gehen! Lassen Sie sich nicht einreden, dass das doch alles normal sei heutzutage und Sie sich nicht so anstellen sollen.

»Ich wollte nur nicht verklemmt sein, und er hat mir ja sonst auch so viel gegeben, wonach ich mich gesehnt habe, deshalb hab ich immer weiter mitgemacht«, erzählte mir kürzlich eine Frau, Birgit, die sich gerade mutig und mit Bärenkräften aus einer komplett abgedrifteten Beziehung mit einem sexsüchtigen Mann gerettet hatte. »Die erste Zeit danach war die reine Hölle. Ich kam mir vor wie ein Schwerstalkoholiker auf Entzug, als ich endlich konsequent Nein gesagt und ihn vor die Tür gesetzt habe.«

Am Ende war es zwischen den beiden so gewesen, dass Birgit mit ihm gemeinsam das Vaterunser beten musste, bevor er sie fesselte und die Kiste mit seinen Sexspielzeugen öffnete. Wann immer sie versuchte, Zweifel an der Entwicklung ihrer Beziehung anzumelden, und ihm sagte, dass ihr Nähe fehle und ihr das Ganze im Bett nicht gefiele, war er um Worte nicht verlegen: »Du bist zu bedürftig. Das ist keine Liebe. Lass einfach los und gib dich hin. Egal was ich mache, wisse einfach, mein Herz ist bei allem offen für dich. Du wirst sehen, wenn du nichts erwartest, dann macht es dir Spaß.« Aber es machte ihr keinen Spaß, egal, was sie erwartete.

Sie war eine lebendige und heitere Frau, die die Welt bereist hatte. Sie war klug, humorvoll und gutaussehend. Nach ihrer Ehe hatte sie eine Reihe von Affären gehabt und einiges mit Männern erlebt. Niemand hätte sie für verklemmt und bedürftig gehalten. Als Markus in ihr Leben kam, war sie fasziniert. Endlich ein Mann, der ihr das Wasser reichen konnte! Er war charmant, wortgewandt, ja sogar spirituell und mit Tiefgang. Sie schmolz dahin und begann eine Affäre mit ihm. Alles schien wunderbar, bis er ihr eines Tages von seiner Vergangenheit erzählte. Sie wusste, dass er verheiratet gewesen war und Kinder hatte, genau wie sie. Nur was sie nicht wusste: Er war sexbesessen. Sie beide waren damals noch in einer Phase der Verliebtheit, so fand sie es herrlich und selbstverständlich, dass er immer und überall Sex haben wollte.

»Als er anfing zu erzählen, wurde ich wie taub. Ich wollte das alles einfach nicht an mich ranlassen.« Er hatte die gesamte Ehe

über seine Frau betrogen, war in Swingerclubs ein- und aus-
gegangen, war auf allen möglichen Sexseiten gelistet und rege in
Kontakt mit unzähligen Frauen gewesen. »Es waren sicher tausend«, erzählte er ganz selbstverständlich. Auch dass er Mitglied
in den einschlägigen Sadomaso-Clubs war. »Weißt du, aber ich
bin immer ehrlich zu meiner Frau gewesen. Sie wusste von
allem und war offen genug, es zu akzeptieren. Von daher habe
ich mir nichts vorzuwerfen.«

Birgit war bei diesem Geständnis zwar ziemlich verwirrt und
geschockt, doch sie sagte sich, dass seine Ehe nicht grandios gewesen war, und beruhigte sich: »Na, Gott sei Dank, dass das vorbei ist. Mit uns läuft ja alles gut.« Und dann dachte sie daran,
wie aufmerksam er immer zu ihr war und wie sehr sie die tief-
gründigen Gespräche mit ihm genoss.

Aber irgendwann lief es nicht mehr so gut. Wenige Wochen
nach der Sexbeichte schlug Markus ihr vor, mal was auszuprobieren. Und dann noch was und noch was. »Immer hieß es:
Tu's einfach aus Liebe zu mir und lass deine Hemmungen nicht
Herr über dich sein.« Sie liebte ihn, und verklemmt hatte sie
noch nie sein wollen.

Nie hatte Birgit Alkohol getrunken. Aber dann hatte sie doch
die Idee, sich mal ein Glas zu gönnen, bevor sie mit ihm ins Bett
ging. Und irgendwann stand neben ihrem Bett nicht mehr ein
Glas Wein, sondern eine Flasche Gin und ein Wasserglas.

Zur gleichen Zeit erzählte Markus ihr, dass er ab jetzt seinen
Beruf als Banker aufgeben und sein Leben einer Gläubigen-
gemeinschaft widmen wolle. Sie könne aber ganz beruhigt sein:
Der Sex könne trotzdem weitergehen. Nur die Beziehung müsse
er der Gemeinschaft unterordnen. »Aber das macht dir ja sicher
nichts. Du bist ja lange nicht mehr so bedürftig wie am Anfang
und kannst jetzt besser in Liebe freigeben.«

Das war der Moment, in dem Birgit ihn freigeben konnte, indem sie ihn endlich vor die Tür setzte. Danach litt sie erst mal wie ein Hund. Ihr Herz war gebrochen, ihr Körper rebellierte, sie fühlte sich verlassen, und ein großer Traum von der Liebe war geplatzt.

Erst jetzt, mit einem Jahr Abstand, sieht sie, wie sehr sie gewachsen ist durch die Trennung. »Ich bin nicht mehr die gleiche Frau wie vorher. Ich weiß jetzt, dass ein Mann eine Frau entehren kann. Und ich habe verstanden, dass ich von Männern geehrt und geliebt werden möchte. Und das kann ich auch jeder anderen Frau nur empfehlen: Lasst euch lieben und nicht benutzen.«

Dies hier soll kein »Männer sind Schweine«-Kapitelschluss werden und auch keine Abrechnung mit dem männlichen Geschlecht an sich. Es geht lediglich darum, all die Frauen, die durch einen Mann in eine Fantasiewelt hineingezogen wurden, in der sie leiden, zu ermutigen, sich daraus zu befreien – koste es, was es wolle.

Birgit hat mir ausführlich aus dem Leben von Markus erzählt. Ich möchte das hier nicht noch mal aufrollen, aber sicher gäbe es viele Gründe dafür, dass er sich therapeutisch begleiten ließe. Wenn man seine Geschichte kennt, wird klar, was fast immer klar wird, wenn man bei so einer Geschichte hinter die Kulissen schaut: Er hat ihr angetan, was ihm zuvor angetan wurde. Er hat ihr den Schmerz zugefügt, der ihm einstmals zugefügt wurde, der ihm nur jetzt nicht mehr bewusst ist. Sicher bräuchte er Mitgefühl – aber nicht von einer Frau, die in Abhängigkeit zu ihm geraten ist. Die kann nur eines tun: gehen.

Sex beginnt mit dem ersten Atemzug und hört erst mit dem letzten wieder auf!

Warum ist Sex so ein großes Thema, das uns auf der einen Seite wie süchtig antreibt und in Ekstase versetzt und uns auf der anderen Seite flüchten, moralisieren und zu den unmenschlichsten Dingen fähig sein lässt? Warum gibt es diesen unstillbaren Hunger nach Sex? Sex ist eine Verheißung, die uns himmlische, sinnliche, göttliche Zustände verspricht, die alle Weltreligionen beschäftigt und seit Jahrtausenden eine endlose Litanei an Verurteilungen und falscher Moral hinter sich herzieht. Die Körperkontakt zu Teufelswerk stigmatisiert und unseren Körper zu einer schambeladenen Fehlkonstruktion und einem Ort der Sünde.

Das Rohmaterial, aus dem Sex gemacht ist, ist einfach: die körperliche Vereinigung zweier Menschen. Und diese Vereinigung ist nicht etwa ein lustvoll-sinnliches Sahnehäubchen auf unserem Leben, sondern ein existentielles Urbedürfnis. Menschen brauchen Berührung und körperliche Liebe. Und zwar so sehr wie die Luft zum Atmen.

Wenn Kinder in den ersten zwei Jahren ihres Lebens bei einwandfreier Versorgung und Pflege wenig Zuwendung, kaum Zärtlichkeit und Körperkontakt bekommen, verkümmern sie. Meist hinken sie in ihrer Entwicklung deutlich hinterher, werden häufiger krank, haben kaum Zugang zu ihren Gefühlen und können nur schwer Kontakt mit anderen aufnehmen.

Zärtliche Berührung und ein gewisses Maß an Zuwendung und Körperkontakt ist für Babys sogar überlebenswichtig: Schon im 13. Jahrhundert veranlasste Kaiser Friedrich der Zweite ein Experiment, bei dem er die Ursprache der Menschheit herausfinden wollte. Dafür wurden Babys gleich nach der Geburt von ihren Müttern getrennt und zur Versorgung an Ammen übergeben, die angehalten waren, diese lediglich zu füttern und zu säubern. Jeder weitere Körperkontakt, jede Zärtlichkeit oder auch nur ein liebevolles Wort war den Ammen untersagt. Das Ergebnis des Experimentes war erschreckend: Sämtliche Kinder waren trotz regelmäßiger Grundversorgung nach kurzer Zeit gestorben.

In Entsprechung dazu hat sich bei Frühgeborenen gezeigt, dass sie bei »Känguru-Pflege«, bei der das Baby statt im Inkubator zeitweise am Körper der Mutter liegt, schneller wachsen und ein stärkeres Immunsystem entwickeln. Babys, die regelmäßig am Körper getragen und verlässlich getröstet werden, sind ausgeglichener und schreien später weniger als solche, die warten mussten. Sie weinen insgesamt weniger und fühlen sich, wie Tests von Entwicklungspsychologen zeigen, in ihrer Beziehung zu den Eltern sicherer.

Haben Sie schon mal ein gesundes, wohlgenährtes und geliebtes Baby beobachtet? Wie sehr so ein kleines Wesen eins mit sich und seinem Körper ist? Wie sehr all seine Regungen und Gefühle sich im ganzen Körper ausdrücken? Wenn ein Baby schreit, dann schreit das ganze Baby. Und wenn es zufrieden gluckst, dann gluckst das ganze Baby. Fühlen und Körper sind eins. Das Baby geht vollkommen in der Erfahrung seiner selbst auf. Es ist einfach.

Sicher haben Sie auch schon erlebt, wie ein Kind sich in den Armen eines liebevollen Erwachsenen beruhigen kann. Wie es vollkommen entspannt über der Schulter der Mutter hängt oder selig schnurrend auf dem Bauch des Vaters schläft. Das ist pure Sinnenfreude, wohliges Sich-fallen-Lassen, nährender Austausch von Körperlichkeit, vollkommenes Vertrauen, Kommunikation von Haut zu Haut und Herzschlag zu Herzschlag.

Wir sind zwar keine Babys mehr, doch liebende, körperliche Zuwendung ist auch bei uns Erwachsenen noch immer ein grundlegendes Bedürfnis. Der Sexualpsychologe Christoph Ahlers sagt dazu:

> *»Wir sind auf Bindung programmiert, und das ist es, worum es auch beim Sex im besten Fall geht: Erlösung durch Überwindung von Vereinzelung. Lust kann sich jeder selber machen oder jemanden mieten, der sie einem macht. Fortpflanzung kann man mittlerweile von Sex abkoppeln. Das Einzige, was wir nicht allein hinkriegen, ist das Gefühl, angenommen zu sein. «*

Mutter und Kind beginnen vom ersten Atemzug an mit dieser Kommunikation. Forschungen zeigen übereinstimmend: Eine als nährend erfahrene Kindheit zeichnet sich stets auch dadurch aus, dass es einen liebe- und respektvollen Körperkontakt gab und wir als Babys ausreichend geküsst, umarmt und getragen wurden. Dementsprechend ist es der natürliche Instinkt einer seelisch stabilen Mutter, ihr Baby durch Berührung – durch Wiegen, Streicheln und Umarmen – zu beruhigen. Und Mütter, die ihre Neugeborenen häufig bei sich haben, leiden seltener an den gefürchteten Wochenbett-Depressionen.

Mutter und Kind kommunizieren sozusagen über den Körper, sie tauschen körperlich Liebe aus. Diese Urprägung ist in jedem von uns tief verwurzelt, unser Bedürfnis nach Körper-

kontakt wie gesagt elementar – allerdings auch extrem störungs-
anfällig. Wenn sich viele von uns dieses Bedürfnis nicht mehr
eingestehen oder behaupten, sie hätten es nie gehabt, liegt es
daran, dass wir unbewusst Angst haben, noch mal auf die heiße
Herdplatte zu fassen. Denn jeder von uns hat im Laufe des
Lebens und meist schon in der frühen Kindheit Mangel, Verunsicherung, Zurückweisung, Herzensbrüche, Scham und Hemmung erlebt, wenn es um Körperkontakt und Liebe ging. Erfahrungen, die oft so früh und damit elementar waren, dass wir den
mit ihnen einhergehenden Schmerz auf keinen Fall noch mal
durchmachen wollen.

Hier ist nicht gleich die Rede von Missbrauch oder Gewalt,
sondern von scheinbar ganz normalen Kindheiten. Wer hatte
schon Eltern oder andere Bezugspersonen, die einem Kind aus
eigener Kraft und Erfahrung ein perfekter Nährboden waren?
Die wenigsten in den Generationen vor uns waren selbst emotional und körperlich so gesättigt und versorgt, dass sie ihre
Kinder in einer Fülle von Gefühl und Berührung gedeihen lassen konnten. Es gibt kaum ein Heranwachsen, in dem die Sehnsucht nach vertrauensvoller Nähe und körperlicher Liebe nicht
auch mit Angst und Einsamkeit einherging. Diesen grundsätz-
lichen Mangel an Liebe, der sich über Generationen fortpflanzt
und durch alle Gesellschaftsschichten rund um den Globus zu
finden ist, erleben Kinder ohne intellektuelles Netz und doppel-
ten, weil rational abgefederten Boden, sie erleben ihn roh und
unmittelbar in ihren Körpern.

Wenn wir unsere Sexualität verstehen und heilen wollen, sollten wir verstehen, was in uns geschah, als wir von der körperlichen Zuwendung anderer noch abhängig waren und körperliches Erleben unsere vorrangige Kontaktaufnahme mit der Welt
war; als wir Berührung und emotionale Zuwendung noch so

sehr zum Wachsen und Gedeihen gebraucht haben wie ein Same das Licht. In Momenten von Angst, Schmerz, Verlust und Übergriff gerieten wir innerlich in Konflikt – wir brauchten etwas, aber wir bekamen es nicht. Oder wir bekamen das Falsche. In unserem unmittelbaren kindlichen Erleben konnten wir uns nichts erklären und nichts verstehen. Wir fühlten die Angst, die Not, die Enge, die Einsamkeit, die Bedrohung roh und ungefiltert im Körper als Spannung und Schmerz.

Ron ist Marathonläufer. Wenn er nicht gerade arbeiten muss, dann läuft er. Er läuft und läuft und läuft. Er kann gar nicht aufhören zu laufen. Er wird verrückt, wenn er nicht läuft. Wenn er nicht läuft und nicht verrückt werden will, dann braucht er Sex. Schnellen, kraftvollen Sex. Wenn er keinen schnellen, kraftvollen Sex kriegt und nicht läuft, dann braucht er Distanz. Dann darf ihm niemand zu nahe kommen. »Eigentlich macht mir Berührung Angst. Am liebsten würde ich sie vermeiden«, erzählt er. »Aber wenn ich keinen Sex kriege, werde ich auch verrückt.«

Ron war als Säugling in der Hölle, wie er es nennt. Er hatte ein Problem im Skelett und musste die ersten sechs Monate seines Lebens auf ein Streckbett geschnallt zubringen. Abgesehen davon, dass er sich nicht bewegen konnte und ständig vor Schmerzen schrie, konnte seine Mutter ihn auch nicht in den Arm nehmen, nicht stillen, nicht wiegen, nicht tragen.

Als er endlich vom Brett geschnallt wurde und laufen lernte, war das Rons Befreiung aus seinem erstarrten, einsamen Dasein ohne Berührung, menschlichen Kontakt und lebendige Bewegung. Von da an war jeder Moment der Ruhe für ihn wie die Rückkehr in die Streckbett-Hölle. Ron rannte und hüpfte, war nonstop in Bewegung, konnte im Unterricht nicht still sitzen und im Arm seiner Mutter nicht zur Ruhe kommen. Ron war seinen Fesseln auf dem Streckbett nur entkommen, um in neuen zu landen – denen der ewigen, zwanghaften Bewegung. Nie durfte er im Moment ankommen, weil der zu wehtat.

Als er mit seiner Frau und den Überresten seiner Ehe vor mir saß, hatte er schwerste Arthrose und konnte nicht mehr weglaufen. Sein Körpergedächtnis hatte die Starre von damals nicht vergessen. Aber die Erfahrung von sicherer und lebendiger körperlicher Nähe hatte es nicht erlebt. »Als meine Frau noch versucht hat, mich zu umarmen, hatte ich das Gefühl von Klaustrophobie. Es war, als ob man mich in eine enge Zelle sperrt. Aber da konnte ich ja wenigstens ausbrechen und ein, zwei Stunden laufen. Nur jetzt werde ich irre. Alles, was ich noch kann, ist Sex.«

Ich will an dieser Stelle gar nicht die ganze Geschichte von Ron erzählen. Nur so viel, dass damals für ihn neben der Klärung seiner Ehe eine extrem herausfordernde Reise durch eine intensive Körpertherapie begann, in der er lernen musste, die unvorstellbaren inneren Spannungen seines frühkindlichen traumatischen Erlebens wieder bewusst zu fühlen und nicht weiter krankhaft getrieben vor ihnen wegzulaufen oder sie im Sex auszuagieren.

Aber auch in späteren Entwicklungsphasen kann körperliche und emotionale Distanz für Kinder zu einem Alptraum werden, der lange nachwirkt. Das schlimmste Erziehungsmittel meiner Mutter, wenn es Streit gab und ich nicht so war, wie, oder das tat, was sie wollte, lautete: »Gut, dann hast du jetzt keine Mama mehr!« Dieser Satz läutete manchmal ein mehrere Tage andauerndes Schweigen ihrerseits ein. Kein Wort, kein Blick, keine Berührung, keine Nähe. Ich kann mich heute noch daran erinnern, wie mich diese Drohung jedes Mal erstarren ließ vor Not. Und dass ich in der Zeit des Schweigens von der Angst, meine Mutter zu verlieren, fast aufgefressen wurde. Immer wieder bin ich bettelnd auf sie zugelaufen und hab mich an ihr festhalten wollen. Aber sie blieb hart und schob mich weg.

Als kleines Mädchen war das für mich, als müsste ich sterben. Als Jugendliche verstand ich zwar immer noch nicht, warum sie so hart sein konnte, aber jetzt war ich wenigstens in der Lage, zu rebellieren und sie mit meinen Waffen herauszufordern. Als erwachsene Frau habe ich mir dann erklären können, dass sie es nicht besser konnte. Irgendwann wusste ich genug über ihre Kindheit, um zu verstehen, dass meine Erziehung mit Drohen, Schweigen, Liebesentzug und totaler Mutter-Kind-Sperre Montessori-Pädagogik war im Vergleich zu dem, was sie selbst mit ihrem Vater erlebt hatte. Aber trotz Rebellion und Verständnis blieb es auch später im Leben für mich immer eine Art Folter, wenn jemand in Konfliktsituationen schwieg und ging.

In meiner Ehe hat es ewig gebraucht, bis mein Mann und ich an bestimmten Knotenpunkten bewusst und in Kontakt bleiben konnten. Zu seiner Kindheit gehörte nämlich auch ein Schweiger. Wenn es Konflikte in der Familie gab, schloss sich sein Vater in seinem Arbeitszimmer ein. Schweigen war sein Schneckenhaus, in das er sich tagelang zurückzog, wenn er sich – vor allem von seiner Frau – verletzt fühlte. Mein Mann und ich passten also perfekt: Er hatte gelernt, dass Schweigen im Ernstfall hilft, und ich hatte gelernt, dass es einen extrem bedroht.

Wir mussten mit dieser Altlast in unserer Ehe auf allen Ebenen – mental, emotional, verbal – umgehen lernen. Aber erst beim Sex konnten wir das elementar bedrohliche kindliche Erleben von Distanz und Rückzug auch im Körper unmittelbar erfahren. Als wir begannen, unangenehme Empfindungen nicht länger auszuagieren oder vor ihnen wegzulaufen, mussten wir uns im Bett oft einer extremen, sich aufbäumenden Spannung und einem tausendprozentigen Sog weg von jeder spürbaren Erfahrung stellen: Unruhe, Herzrasen, Erstarren zu Eis, langsames Taubwerden vor Angst, totaler Shutdown. »Bloß weg hier«, war jedes Mal der übermächtige Impuls.

Wenn wir es schafften, trotzdem dabeizubleiben, nicht abzuhauen oder zu streiten und das ganze innere Spektakel wahrzunehmen, gab der Körper irgendwann dankbar frei, was er aufgestaut und einst erlebt hatte. Dann stellte sich eine Art Tiefenentspannung, ein völliges Loslassen ein. Sich diesem Prozess allerdings immer wieder bis dahin zu stellen, sich bewusst hinzugeben und sich so wie ein Kind vollends verletzlich auszuliefern war schon eine ziemliche Herausforderung.

Kinder haben einen Orden verdient dafür, dass sie das Leben und Verhalten der Erwachsenen ohne Filter erleben müssen. Wir Erwachsenen sollten einfach wissen, dass all die Gefühle von Spannung, Starre, Taubwerden, Angst, Verlust und Not bei Kindern nicht nur durch Streckbetten und Mutter-Kind-Sperre ausgelöst werden, sondern auch durch manipulative oder überautoritäre Bezugspersonen, durch mangelnden Körperkontakt oder durch körperliche Gewalt. Emotional bedürftige und narzisstische Eltern können solche Gefühle genauso auslösen wie unkalkulierbare, emotional verkümmerte oder abwesende. Besonders extrem wirken Alkoholismus, Missbrauch, Schläge, Trennung und Tod im kindlichen Erleben.

All das wird vom Kind körperlich als Spannung und emotional als Angst erlebt. Erst recht, wenn es keine Hilfe gibt. Fehlt Kindern die Möglichkeit zur emotionalen Verarbeitung und sicherer Körperkontakt, entwickeln sie neurotische Strategien, um mit den inneren Spannungen und der Angst umzugehen. Es gibt Kinder, die aussteigen, indem sie den fühlbaren Stress und die unangenehme Erfahrung einfach ausblenden und schließlich verdrängen. Andere leiden sichtbar unter der Belastung und entladen die Spannung, indem sie überaktiv und unruhig werden. Wieder andere agieren den Stress aktiv aus. Wenn sie unter Druck und innere Spannung geraten, werden sie aggressiv und destruktiv.

Solche Strategien finden Sie später auch in Ihrem Sexleben wieder. Sex, das kann man bei Ron ziemlich deutlich sehen, ist die erwachsene Fortführung der Erfahrungen aus den Zeiten, als die körperlich erfahrene Liebe noch ein existenzielles Urbedürfnis war. In unseren frühen Jahren wird sozusagen unsere Software geschrieben, auf die wir später völlig automatisiert zurückgreifen, meist ohne dass es uns auch nur im Ansatz bewusst wäre. Alles, was wir als Kinder häufig durchlebt haben, wird als Prägung oder emotionales Muster in uns gespeichert. Auf neue Erfahrungen reagieren wir dann wie mechanisch mit alten Mustern.

Umgekehrt gilt: Was wir in Zeiten der Prägung nicht erfahren haben, kennt unser inneres System nicht. Das können wir weder mit anderen teilen noch ungehemmt empfangen, egal wie sehr wir es brauchen. Wenn wir in unseren ersten Jahren keine sichere Bindung aufbauen konnten, sondern gestörte oder schmerzliche Erfahrungen gemacht haben, dann fehlt uns sozusagen die richtige Software auf unserem Computer, ein gesundes Fundament in der körperlichen Liebe, auf das wir später zurückgreifen könnten.

So oder so – die ursprüngliche Software greift. Beim Sex von heute läuft unterschwellig das Programm von früher. Die einen reagieren wie einstmals mit Verdrängung und Abspaltung und neigen damit zu unterschwelliger Gier und Sucht. Die anderen leiden und tendieren zu selbstzerstörerischer oder masochistischer Sexualität. Und wieder andere agieren Angst und Spannung aus, was häufig zu dominantem und aggressivem Verhalten beim Sex führt.

Den meisten Menschen ist dieser Zusammenhang nicht bewusst. Sie glauben schlicht, sie hätten diese oder jene Neigungen, fänden dieses oder jenes antörnend oder wären einfach nur mit dem Sex durch. In Wahrheit führen wir alle mehr oder minder neurotisch, unbewusst und reaktiv unsere Vergangenheit fort, ohne zu wissen, was uns wirklich erfüllt und was zu uns gehört.

Allen fehlt die richtige Sex-Software
... aber jeder ist ein sexuelles Wesen

Wenn der Sex Sie gerade nicht erfüllt, helfen Ihnen weder Rückzug noch Anklage. Wenn der Sex Sie gerade unglücklich macht, dann braucht es einen liebevollen, aber ehrlichen Blick auf sich selbst: Vielleicht fehlt mir ja die Software für erfüllenden Sex? Vielleicht habe ich ja nichts Gescheites in Sachen körperlicher Nähe erlebt und gelernt? Vielleicht zeigt mir meine Gier nach Sex oder meine Angst vor Sex viel über meine unbewusste Software, aber nur wenig über mein wahres sexuelles Wesen?

Vielleicht meinen Sie, das Kapitel Sex sei für Sie abgeschlossen. Wahrscheinlicher ist, dass Sie Angst vor der Wiederholung schlechter Erfahrungen haben, dass Sie Ihre unmittelbaren körperlichen Bedürfnisse nicht mehr spüren können und aus Ihrem Bewusstsein verdrängt haben. Vielleicht sehnen Sie sich auch offen nach mehr Körperkontakt, doch unbewusst fehlt Ihnen entsprechend Ihrer ursprünglichen Erfahrungen das Vertrauen, dass Sie genug vom richtigen Körperkontakt einfach so bekommen. Sie fahren sozusagen Vollgas mit angezogener Handbremse. Das Ergebnis ist oft, dass wir gierig und süchtig nach Sex werden und gleichzeitig Angst vor Nähe haben.

Oder Sie sind beim Sex gehemmt und verunsichert. Nicht weil Sie so ein verklemmtes Wesen wären, sondern weil Sie kaum entsprechend ungehemmte und lustvolle Erfahrung in sich tragen. Vielleicht erleben Sie eines Tages endlich nahen und verbindlichen Körperkontakt, geraten aber plötzlich unbewusst in Stress, fühlen sich blockiert oder leiden unter Funktionsstörungen. Nicht weil Sie frigide, impotent oder ein Versager sind, sondern weil Ihr ganzes System entweder keine oder schlechte Erfahrungen mit körperlicher Nähe hat.

In den 70er-Jahren, zur Zeit der sexuellen Revolution, kam Wilhelm Reich, Arzt und Schüler von Sigmund Freud, bei seinen umfangreichen Forschungen zu dem Ergebnis, dass fast alle Menschen so sehr an frühkindlichen Störungen, neurotischen Erkrankungen und unter Angst leiden, dass sie zur natürlichen sexuellen Hingabe nicht fähig sind. Er nannte diese Störung »Orgastische Impotenz«.

Reich wies in seiner Arbeit immer wieder darauf hin, dass fast niemand in unserer Gesellschaft selbstverständliches, ganz natürliches sexuelles Glück kenne, sondern dass wir uns stattdessen alle zwischen Hemmung und Habenwollen, zwischen Angst und Sehnsucht bewegen. Er war der Auffassung, dass kaum jemand eine unverstellte und urteilsfreie Liebe zum eigenen Körper und einen ungehemmten Zugang zu seinen Regungen habe.

Als Ursache für unser sexuelles Dilemma entdeckte Reich eine tiefe Spaltung: Fast niemand sei wirklich in der Lage, sich einem anderen seelisch und emotional unverstellt anzuvertrauen und sich gleichzeitig ungehemmt für die eigene Sexualität zu öffnen. Niemand sei wirklich fähig, Hingabe und Ekstase in sich selbst zuzulassen; sich in die eigene, natürliche sexuelle Kraft und Sinnlichkeit hinein zu entspannen. Stattdessen würden wir uns gegenseitig meist nur zum Zweck der sexuellen Befriedigung benutzen und unsere Erregung gegen den Widerstand muskulärer Anspannung, durch Reibung, Pressatmung und

Druck künstlich erzeugen, bis dieser Druck so groß werde, dass er sich in einem Orgasmus entlade.

Diese Art der sogenannten normalen Sexualität führt uns aber auf kurz oder lang in die Sackgasse. Männer werden von ihr hungrig und gestresst, und Frauen suchen vergeblich nach Nähe und Liebe. Kaum ein Erwachsener erlebt in seinem Leben selbstverständlich und dauerhaft unschuldige und nährende Körperlichkeit, und kaum jemand weiß, wie er Sex mit Liebe verbinden kann. Heute können wir uns die Live-Einweisung in jede nur erdenkliche Stellung mal eben schnell bei YouTube angucken, wir können in unseren Breitengraden genauso ungehemmt vom Ficken und vom Poppen reden wie vom Spülen oder Schrubben. Aber wer weiß schon etwas von der sexuellen Liebe?

Denken Sie zurück an Ihre sexuellen Anfänge als Heranwachsender: Sex hatte fast immer etwas mit Angst zu tun: Will er mich? Bringe ich es? Bin ich attraktiv genug? Daran hat sich bis heute nicht viel geändert. Kürzlich sagte mir eine Freundin meiner 18-jährigen Tochter: »Na klar, du hast immer Schiss, dass ein Junge nur mit dir rummachen will. Dass ein Junge wirklich dich meint und was Ernsthaftes mit dir anfangen will – da musst du schon verdammt Glück haben.«

Mädchen lernen sich oft schon früh als Objekt sexueller Begierde und den Sex vor allem in Verbindung mit Angst kennen. Eine Emnid-Umfrage unter 14- bis 17-Jährigen ergab, dass das berühmte erste Mal für fast die Hälfte aller Mädchen entweder »nichts Besonderes«, »unangenehm« oder von einem »schlechten Gewissen« überschattet war. Eine Untersuchung der Bundeszentrale für gesundheitliche Aufklärung über sexuelle Erfahrungen im Jugendalter resümiert, dass Mädchen bei ihrem ersten Geschlechtsverkehr vor allem daran dächten, ob sie es

»richtig« machten. Richtig sei heutzutage vor allem über die Vorgaben definiert, die die Mädchen in Zeitschriften und kostenlosen Sexvideos im Internet finden.

Den Jungen geht es aber auch nicht besser. Laut einer Forsa-Umfrage befürchtet jeder dritte Junge, im Bett nicht gut genug zu sein. Jungs müssen von Anfang an gucken, ob sie es schaffen. Ob sie bei der, die sie ausgeguckt haben, auch ankommen oder ob die Kumpels besser sind. Und dann müssen sie zusehen, dass sie es bringen; dass sie oft können und lange. Müssen sich sorgen, ob sie wohl auch den Größten haben und ob der auch immer funktioniert. Auch Jungen lernen Sex vor allem in der praktischen Porno-Selbstbedienungswelt kennen. Zum Abgucken und aus Angst vor realem Versagen vergnügen sie sich immer öfter bei einem Quickie per Mausklick statt mit einem komplizierten weiblichen Teenagerwesen. Doch Bilder vom Sex nähren weder den Körper noch die Seele. Und der sexuelle Druck gekoppelt an einen sexuellen Overload macht uns nicht glücklich. Nicht nur Frauen, sondern auch erwachsene Männer verspüren unbewusst ein Leben lang den Wunsch, Menschen um sich zu haben, die als sichere Bindung und Basis zur Verfügung stehen. Menschen brauchen Beziehung! Sie brauchen einen anderen, dem sie sich anvertrauen können und bei dem sie sich sicher fühlen.

Wir Menschen sind ausgelegt auf körperliche Liebe. Die nonverbale Kommunikation ist unsere stärkste Kommunikationsebene, und Sex ist unsere intimste, instinktivste und unmittelbarste Kommunikationsform. Kein gesprochenes Wort kann uns so tief berühren, keine Unterhaltung für solche Nähe sorgen oder uns so sehr verstören wie eine sexuelle Begegnung. Christoph Ahlers sagt: »*Die wichtigste Funktion von Sex ist Kommunikation, und gleichzeitig ist es auch die Funktion des Sex, für die wir am wenigsten Bewusstsein haben.*« Sexuelle Kommunikation wirkt auf allen Ebenen, sie ist fragil und extrem fein. Die sexuelle Begegnung hilft uns, unser Grundbedürfnis von Angenommensein und Zugehörigkeit zu erfüllen.

In der Tiefe zielt alles, was wir in unserem Leben tun, darauf ab, Verbundenheit zu erfahren und die Bestätigung zu bekommen, dass wir richtig sind. Egal ob es um Erfolg im Job, um Bildung, um Status oder sportliche Leistungen geht. Ich möchte ein Gefühl haben von »ich bin okay«. Die intensivste Form, dieses Gefühl von Angenommensein und von Richtigsein zu spüren, ist die sexuelle Körperkommunikation. Solange wir nicht mehr über diese Sprache wissen, werden wir uns immer wieder selbst missverstehen und unnötig unsere Beziehungen belasten.

Nur ein Beispiel: Das Kind ist da, der Sex verschwindet. Mann und Frau – jetzt Vater und Mutter – zweifeln an sich und an der Beziehung. Viele belassen es nicht beim Zweifeln. Die Geburt des ersten Kindes ist laut Statistik einer der Haupttrennungsgründe und noch öfter der Beginn eines leise schleichenden, inneren Zerfalls der Partnerschaft. Zwei Menschen verlieren den Sex und damit den Kontakt zueinander. Sie machen sich selbst Vorwürfe, fühlen sich abgewiesen, zweifeln an der Liebe des anderen, glauben an eine körperliche Störung, leiden unter Schamgefühlen, ziehen sich zurück, »heiraten« das Kind oder gehen fremd.

Ich könnte aus meiner persönlichen Praxis schon fast ein eigenes Buch über die Belastungsprobe schreiben, die Schwangerschaft und Geburt für den Sex darstellen. Niemand hat uns beigebracht, wie tief eine Frau durch die Geburt eines Kindes mit bisher noch unberührten Bereichen ihrer Weiblichkeit in Kontakt kommt und daher plötzlich viel verletzlicher wird als vorher.

Erst kürzlich saß mir Albertina, eine völlig verstörte junge Mutter gegenüber, die sagte:»Ich möchte wieder die Alte sein. Ich wollte nie Kinder haben. Ich war selbstständig und tough, hatte einen Topjob, eigenes Geld, vierzig Leute unter mir. Und jetzt fällt es mir schwer, meine Tochter auch nur für ein paar Stunden zu meinen Schwiegereltern zu geben.« Ihr Mann war genervt.»Albertina ist eine extrem fürsorgliche Mutter, das grenzt schon an Zwanghaftigkeit. Jeder Atemzug unserer Tochter, jede kleinste Bewegung, alles wird von ihr kontrolliert. Nichts ist gut genug, schon gar nicht, wenn ich mich mal um die Kleine kümmern will. Wir haben überhaupt keine Ehe mehr. Das kann so nicht mehr weitergehen.«

Im Laufe des Gespräches gingen die beiden immer wieder aufeinander los. Sie warf ihm alles Mögliche vor und er ihr genauso. Für sie war ihre Karriere immer das Wichtigste gewesen. Eigentlich hatte sie nie Kinder gewollt, aber irgendwann ihm zuliebe nachgegeben. Und als dann die gemeinsame Tochter auf der Welt war, war sie plötzlich zu einem Muttertier mutiert. Im Verlauf des Gesprächs kam heraus, dass Albertina seit dem vierten Lebensjahr bei ihrer Oma aufgewachsen war, nachdem ihre Mutter früh den Vater verlassen hatte, weil dieser trank. Mutter und Oma hatten ihr immer eingetrichtert, dass das Wichtigste für eine Frau ihre finanzielle Unabhängigkeit und Selbstständigkeit sei. Das hatte sie sich zu eigen gemacht und dafür in ihrem Leben dann auch gesorgt. Was sie allerdings bis zur Geburt ihrer Tochter verdrängt hatte, war der Schmerz über den Verlust ihres Vaters und bald darauf auch über den Verlust der Mutter, die seit der Trennung lange arbeiten musste und abends zu erschöpft war, um sich um ihre Tochter wirklich zu kümmern.

Während unserer Arbeit erkannte Albertina, dass sie gar nicht so eine unabhängige Karrierefrau war, wie sie immer geglaubt hatte, sondern dass es auch eine anlehnungsbedürftige Seite in ihr gab und sie als Kind extrem unter dem Mangel an Nähe und Bindung gelitten hatte. Sie verstand, wie sehr sie unbewusst versuchte, ihrer Tochter all die Liebe und Bindung zu geben, die sie als Kind vermisst hatte. Durch diesen Bewusstwerdungsprozess konnte sie auch ihren Mann wieder mit anderen Augen sehen und er sie. Sie konnte lernen, ein Stück weit von der ängstlichen Nähe zu ihrer Tochter abzulassen, und verstand, dass sie ihr gar nicht guttat. Und er konnte einen neuen Platz bei Frau und Tochter einnehmen.

Niemand hat uns erzählt, wie sehr die Geburt eines Kindes in unserem Unterbewusstsein Verknüpfungen in unsere eigene Kindheit und unsere einstige Bedürftigkeit aktiviert. Und niemand hat uns erklärt, wie anders die tieferliegenden, eher archaischen sexuellen Kräfte von Männern und Frauen rund um die Geburt eines Kindes funktionieren – ein Wissensmangel, der ebenfalls zu einer extremen Belastungsprobe für ein Paar werden kann.

Der Sexualwissenschaftler Ahlers ist der Auffassung, dass Frauen und Männer bei ihrer sexuellen Kommunikation unterschiedliche Motive verfolgen. Männer haben zwar genauso wie Frauen das Bedürfnis, sich zu binden, aber daneben ist Sex für viele Männer einer der wichtigsten Gründe überhaupt, eine Beziehung einzugehen. Wenn sich die Partnerschaft dann erst einmal gefestigt hat und der Sex nachlässt, fühlen sie sich oft hintergangen.

Frauen hingegen gehen meist unbewusst einen Tauschhandel ein, der lautet: Sex gegen Bindung. Laut Ahlers erleben Frauen Sexualität besonders dann intensiv, wenn die Beziehung noch nicht sicher oder wieder in Gefahr ist. Das ist übrigens auch die weibliche Motivation für Versöhnungssex und die Erklärung, warum Frauen oft nach einem Seitensprung ihres Mannes auf einmal wieder Lust auf Sex haben: Sie wollen unbedingt die Bindung wiederherstellen.

Einen weiteren Sexkick gibt es für Frauen, wenn sie einen Kinderwunsch hegen. Dann geht, laut Ahlers, die Kurve bei der Lust auf Sex nochmals deutlich in die Höhe. Auch hier geht es wieder um Bindung, allerdings diesmal komplexer: die Frau braucht die Bindung zum Mann, um die zum Kind ins Leben zu bringen. Das sorgt für erhöhte sexuelle Aktivität bei ihr. Wenn das Kind dann da ist, hat der Sex und damit auch der Mann in Sachen Bindung vorerst seine Schuldigkeit getan. Für die meisten Frauen wechselt jetzt ihre primäre Bindung erst einmal vom Mann zum Kind. Aller körperlicher Austausch von Liebe fließt jetzt vor allem zwischen Mutter und Kind.

Die Folge: Genauso extrem, wie sie die Welle von Lust und Leidenschaft vor der Schwangerschaft erlebten, genauso abrupt ebbt sie bei vielen Frauen auch wieder ab, wenn das Kind auf der Welt ist. Gar nicht so selten leben die Frauen dann ihre körperlichen Bedürfnisse nach Liebe in der unschuldigen und zarten Beziehung zum Kind aus und kehren nicht automatisch zurück in die Sexualität mit ihrem Mann, mit dem die Herzensbindung oft schwieriger und belasteter ist als mit dem Kind.

Ein Mann, der mal zu mir kam, weil seine Ehe schon lange sexlos war und er und seine Frau sich weitgehend auseinandergelebt hatten, beschrieb die sexuellen Phasen seiner Frau so: »In den ersten paar Jahren war ich tatsächlich ihr Mann und durchaus begehrenswert für sie, dann habe ich mich gefühlt wie ein Deckhengst, und als unsere drei Kinder auf der Welt waren, wie ein Neutrum.«

Mir begegnen in meiner Arbeit unzählige Menschen, Männer wie Frauen gleichermaßen, die verunsichert darüber sind, dass sie in der Phase des Zusammenkommens großes Verlangen nach einander verspürt haben, dass ihnen aber mit jedem Schritt der Etablierung ihrer Bindung – Kinder kriegen, Haus bauen, Karriereziele erreichen – Lust und Leidenschaft immer weiter abhandengekommen sind.

Verständlicher wird das, wenn wir wissen, dass die beiden Hauptquellen für unser Verlangen tatsächlich unser Bindungs- und Fortpflanzungsbedürfnis sind. Wenn wir wissen, welche unbewussten Kräfte um ein so existenzielles Ereignis wie die Geburt eines Kindes am Werk sind und dass mit unserem erfüllten Fortpflanzungsbedürfnis auch eine zentrale Quelle des Verlangens ihr Ende nimmt, sind wir weniger beunruhigt und können uns etwas entspannen. Wenn wir dann noch unsere persönlichen Verstrickungen ins Bewusstsein holen und spüren, dass der andere nicht gegen uns, sondern aus einer unbewussten Prägung heraus gehandelt hat, können wir auch wieder aufeinander zugehen.

Das wahre Geheimnis von Sex und seine Alterslosigkeit aber entdecken wir, wenn wir uns als Paar bewusst für die regelmäßige Praxis der körperlichen Liebe entscheiden, um uns aus unseren unbewussten Prägungen, Ängsten und Widerständen hinauszubewegen und uns endlich jenseits von ihnen mit einem anderen Menschen zu verbinden. Und wenn wir lernen, beieinanderzubleiben, ganz egal welche Ängste und Widerstände auftauchen.

Wir alle haben alte Wunden. Die meisten von uns kriegen Kinder, erleben Beziehungskrisen, haben Stress und Druck und irgendwann keine Lust mehr. Aber unter all diesen Wellen des Lebens ist und bleibt unser aller Urbedürfnis die körperliche

Liebe, und zwar vom ersten bis zum letzten Atemzug. Gestehen Sie sich dieses Urbedürfnis wieder ein und wenden Sie sich ihm erneut zu, egal wie versperrt der Zugang dazu Ihnen auch scheint.

Irmgard war 69 und Karl 74. Beide schliefen seit vielen Jahren in getrennten Schlafzimmern. Karl hatte seit Ewigkeiten ein Verhältnis mit einer anderen Frau und Irmgard die Gicht in den Knochen. Als sie zu uns kamen, war Irmgard völlig verbittert und Karl wie imprägniert gegen sie. Irmgard hatte ihm ein Ultimatum gestellt: Schluss mit der anderen oder sie würde sein Verhältnis an die Öffentlichkeit bringen. Karl war in der süddeutschen Kleinstadt, in der sie wohnten, ein angesehener Bürger und Mitglied in allen möglichen Vereinen. »Und dann?«, fragte er bitter: »Dann bin ich wieder bei dir und habe keinen Sex, so wie all die Jahre.«

Ich will die Geschichte abkürzen: Ich habe selten zwei Menschen gesehen, die sich so sehr aus den Augen verloren hatten und so sehr im Korsett einer kleinstädtischen Gesellschaft lebten wie Karl und Irmgard. Aber genau diese Zange sollte für ein Wunder sorgen. Die beiden hatten nämlich solche Angst vor einer Trennung und einem Öffentlichwerden ihrer leeren Ehehülle, dass sie sich auf den neuen Sex einließen.

Beiden war jegliche Leidenschaft füreinander abhandengekommen, beide hatten keine Lust aufeinander, Karl litt beim Sex mit seiner Frau unter Erektionsstörungen und Irmgard unter den Schmerzen ihrer Gicht. Trotzdem verbanden sie sich von nun an behutsam fast jeden Tag vor dem Aufstehen körperlich miteinander. (Wie das unter anderem auch mit Erektionsstörungen geht, beschreibe ich im zweiten Teil dieses Buches.) Das Ergebnis war erstaunlich: Karl schrieb uns eine E-Mail vom dritten

Frühling, dem wiederentdeckten gemeinsamen Schlafzimmer und dem wundersamen Verschwinden der Schmerzen seiner Frau. Sein letzter Satz lautete: »Bitte sagen Sie allen Menschen, die zu Ihnen kommen, dass Sex gut gegen Zipperlein ist und kein Alter kennt.«

Ich liebe dich nicht mehr
oder: Der Körper vergisst nichts

Oft kommen Leute zu mir in die Praxis und sagen: »Ich liebe sie einfach nicht mehr.« Oder: »Ich habe keine Gefühle mehr für ihn.« Und dann glauben sie, dass das ein eindeutiges Indiz dafür sei, dass der andere nicht mehr der Richtige ist und dass mit diesem Schwinden von Liebe und Gefühlen das Ende einer Beziehung eingeläutet wird. So einfach ist es allerdings selten.

Wenn die Liebe erkaltet, dann projizieren die meisten von uns ihren inneren Mangel an Gefühlen automatisch auf den Partner an ihrer Seite oder die Beziehung mit ihm. Viel hilfreicher wäre es, den Blick zuerst auf sich selbst zu richten. Dann würde die viel treffendere Feststellung lauten: »ICH fühle nichts mehr.« Oder: »Ich kann MEINE Gefühle nicht mehr fühlen.« Und das kann viele Gründe haben.

Wenn die Leidenschaft nachlässt, die Gefühle zurückgehen und die Liebe erkaltet, kann es daran liegen, dass zwischen uns und unserem Partner etwas nicht stimmt. Es kann aber auch sein, dass unser Partner durch ein unter Umständen unschuldiges oder harmloses Verhalten etwas Altes in uns aktiviert hat – eine alte Angst, eine alte Verletzung –, und schon gehen bei uns innerlich die Türen zu, und wir fühlen nichts mehr. Das läuft ganz automatisch ab, oft ohne jedes bewusste Zutun. Dieses automatisierte Dichtmachen wird besonders leicht und sehr tiefgreifend beim Sex aktiviert.

Das Schöne am Sex ist, dass er uns ins Fühlen und in den Körper bringt und im Idealfall in all die Wonnen, die dabei auf uns
warten. Deswegen lieben wir den Sex so sehr. Es gibt allerdings
einen Teil in uns, der will eins unbedingt und auf jeden Fall vermeiden: nämlich dass wir wieder intensiv fühlen. Dieser Teil sitzt
in unserem Unterbewusstsein. Er hat uns unser Leben lang geholfen, alles, was uns zu wehtun oder zu sehr ängstigen könnte,
wegzupacken und mit Dauerbetäubung zu belegen. Sein Programm lautet: Bloß nichts mehr fühlen, sonst könnte der alte
Schmerz wieder hochkommen. Genau entgegengesetzt kommt
allerdings der Sex daher. Er sagt: Jippiiie! Unbedingt wieder was
fühlen! Das könnte herrlich, ekstatisch und wonnevoll werden.

Wenn beide Programme aufeinandertreffen, gibt es einen
Kurzschluss im System, der extrem belastend für unsere Beziehung und unser Sexleben werden kann – und zwar ohne dass
wir den Kurzschluss überhaupt mitkriegen.

Angefangen hatte das ganze Dilemma zwischen Ute und Tobias
in ihrem ersten gemeinsamen Urlaub. Die beiden kannten sich
noch nicht so lange. Sie hatten eine Radtour gemacht und saßen
am Ende eines lauschigen Sommertages auf einer Lichtung im
Gras. Tobias nahm Ute in die Arme und gab ihr einen zärtlichen
Kuss. Beide ließen sich umschlungen, erschöpft und glücklich
ins Gras fallen, als Ute plötzlich wie aus dem Nichts erstarrte
und Tobias wegstieß. »Hör auf. Ich will das nicht.« Sie entzog
sich seiner Umarmung und setzte sich auf. Ihr Herz raste. »Was
ist denn?«, wollte Tobias wissen. »Ich weiß nicht. Lass mich.«
Ute konnte den Geruch des Grases auf einmal nicht ertragen.
Und von Tobias fühlte sie sich wie abgeschnitten. Die beiden
radelten verstört weiter, ohne zu verstehen, was da gerade geschehen war.

Von diesem Tag an gab es immer öfter Spannungen zwischen ihnen. Ute konnte sich auf einmal für Zärtlichkeiten nicht mehr richtig öffnen, und Tobias fühlte sich abgelehnt. Ihre Beziehung wurde distanzierter. Ute begann unter Schlafstörungen zu leiden und erwischte sich dabei, dass sie an der Beziehung zweifelte und sich zunehmend beklemmt fühlte, wenn Tobias zeigte, dass er Lust auf Sex hatte. Sie verstand sich selbst nicht mehr, wusste aber auch nicht, was sie ihm hätte sagen sollen. Beide wurden sprachlos und wichen einander aus.

Irgendwann saß Ute in der vollen U-Bahn und hatte eine Panikattacke. Sie saß inmitten einer Gruppe junger Männer, die miteinander Scherze machten. Beim nächsten Halt musste sie nach Luft ringend die Bahn verlassen. Erst als sie im Freien war, ging es ihr ein bisschen besser. Ute ging zu einem Arzt, und der schickte sie zu einem Therapeuten.

»Ich weiß noch, wie in einer Sitzung plötzlich meine Erinnerung zurückkam. Ich war sechzehn und in einen etwas älteren Jungen aus unserer Nachbarschaft verliebt. Wir waren im gleichen Tennisclub. Eines Tages beim Sommerfest ging er mit mir hinter das Clubhaus auf eine kleine Wiese und nahm mich in die Arme. Ich wusste, dass er etwas getrunken hatte, aber ich war überglücklich, dass endlich all meine Gebete erhört worden waren. Er küsste mich. Dann zog er mich runter auf den Boden, knöpfte meine Bluse auf und schob meinen BH hoch. Und genau in dem Moment ging ein grässliches Gelächter los. Mehrere Jungs aus dem Club hatten uns aus einem Versteck in den Büschen zugeschaut. Sie hatten gewettet, dass er es nicht hinkriegen würde, dass die anderen meinen nackten Busen sehen könnten. Nun hatte er die Wette gewonnen, ließ mich im Gras liegen und lief mit den anderen zurück zum Fest.«

Ute hatte nie mit jemandem über dieses Erlebnis gesprochen.

Sie hatte sich viel zu sehr geschämt und Angst gehabt, dass die Jungs alles abstreiten und ihr niemand glauben würde. Auch der Junge aus der Nachbarschaft und sie hatten danach so getan, als ob nichts gewesen wäre. Für Ute war es eine ganze Zeit lang zwar ein peinlicher Alptraum gewesen, wenn sie mit ihm und seinen flüsternden und kichernden Freunden zufällig im gleichen Bus saß, aber irgendwann hatte sie ihren Schock, ihre Scham, die Ohnmacht und ihr gebrochenes Herz leise und unmerklich aus ihrer Erinnerung verbannt.

Ute wurde älter, hatte hier und da mal eine Begegnung mit einem Mann, doch nie etwas Ernsthaftes. Meist trennte sie sich früh, weil sie das Gefühl hatte, es sei nicht der Richtige. Bis sie Tobias kennenlernte: »Tobias hat einfach sofort mein Herz erobert. Er war geradeheraus, ihm konnte ich vertrauen. Und ich merkte, dass er wirklich mich meint.« Umso trauriger war Ute, als ihre Gefühle nachließen und ihre Beziehung mit Tobias plötzlich aus unerklärlichen Gründen so schwierig wurde.

Bis eben eines Tages in der Therapie die Erinnerung zurückkam: »Es war das Gras. Der Geruch von Gras, der Kuss, die Umarmung. Da hat sich mein Körper wieder an damals auf der Wiese hinter dem Clubhaus erinnert. An meine Angst, an die Demütigung und daran, wie schrecklich ich mich geschämt habe. Auch in der U-Bahn mit den Jugendlichen waren alte Verknüpfungen an die Verunsicherung und die Scham damals im Bus reaktiviert worden.«

Wie hat Ute das alles so komplett aus ihrer Erinnerung verbannen können? Sie hat damals mitten in ihre erste Verliebtheit hinein einen regelrechten Schock erfahren. Gerade als sie voller Hingabe, freudigem Herzklopfen und erster Lust war, wurde sie enttäuscht, bloßgestellt, ausgelacht und verlassen. Das erzeugte so viel Gefühlschaos, Extremstress und Ohnmacht gleichzeitig, dass es einfach zu viel für sie war. Utes Nervensystem schaltete ab, fror all die schmerzlichen Regungen ein und trennte sie so von ihrem Bewusstsein.

Wenn wir einen zu großen Schmerz, zu starke akute Angst oder Ohnmacht erleben, dann ist das eine so starke Reizüberflutung für unser Nervensystem, dass quasi alle Sicherungen durchbrennen und der Strom ausfällt. Daher können wir uns oft weder bewegen noch klar denken, wenn wir im Schock sind. Aber wir müssen dann eben auch nichts fühlen. Diese Abspaltung einer traumatischen Erfahrung kann uns im ersten Moment schützen, weil sie die bedrohliche, überwältigende Gefühlslawine von uns fernhält.

Wenn wir unmittelbar danach oder in der darauffolgenden Zeit die Möglichkeit haben, uns jemandem anzuvertrauen und das schreckliche Erlebnis zu verarbeiten, kann sich diese Erstarrung, dieses Gefühl des »Eingefrorenseins« langsam wieder lösen. Dazu gehört dann allerdings auch, dass ausgeblendete Ängste und Schmerzen oder beängstigende Erinnerungsbilder wieder zu uns zurückkommen. Das wirkt zwar erst mal bedrohlich, ist aber heilsam, weil Körper und Psyche alles wieder loslassen können, das Trauma verarbeitet werden kann und die seelischen Wunden verheilen.

Ute hatte diese Möglichkeit allerdings nicht. Für sie gab es nach dem Schock im Tennisclub weder Hilfe noch Entlastung, weshalb ihr nichts anderes übrig blieb, als die traumatische Erfahrung innerlich einzukapseln, festzuhalten und vor der Welt zu verbergen.

Vielleicht haben ja auch Sie schon einmal – vielleicht aber auch schon viele Male – schockartige Erfahrungen in Ihrem Leben gemacht. Vielleicht sind Sie mit dem Tod eines geliebten

Menschen, mit körperlichem oder seelischem Missbrauch, mit einem Unfall, einem sexuellen Übergriff, einer Abtreibung, einer Fehlgeburt, einer überraschenden oder sehr schmerzlichen Trennung, einem Betrug oder einem anderen bedrohlichen, emotional überwältigenden Erlebnis in einen Ausnahmezustand geraten und konnten Ihren emotionalen Overload nicht teilen, durchleben, betrauern und befreien. Dann sollten Sie wissen, dass weggepackt, ausgeblendet, verdrängt oder vergessen nicht befreit bedeutet. Der Schmerz, die Angst, die Ohnmacht und die ganze Ladung der unbewältigten Erfahrung bleiben in Ihnen eingekapselt und in Ihrem Körpergedächtnis gespeichert und warten auf Erlösung.

Viele Menschen fühlen sich in Situationen, die eigentlich Gefühle in ihnen hervorrufen sollten, wie hinter Glas und wissen nicht, warum. Andere können keine Nähe aufbauen und aushalten, obwohl sie eigentlich Sehnsucht danach haben. Die Ursache sind oft Schockerfahrungen, die jeder von uns mehr oder minder stark ausgeprägt in sich trägt. Menschen mit extremen Schockerfahrungen haben oft das Gefühl, nicht mehr richtig lieben, nicht mehr intensiv fühlen zu können. Das kann zu dauerhaft erhöhter Spannung, zu unerklärlichen körperlichen und seelischen Funktionsstörungen und Angst- oder Panikattacken führen. Und manchmal kommt es dann durch bestimmte äußere Reize, die an die einstige Situation anknüpfen, plötzlich zum Ausbruch. So wie in Utes Fall.

Auch wenn es jahrelang so schien, als ob es das Trauma von damals gar nicht gegeben hätte, wartete es doch beharrlich auf Erlösung. In ihrer Therapie begriff Ute: Unser Bewusstsein kann vergessen, aber unser Körper vergisst nichts. Sie lernte, dass ihr Körpergedächtnis alle Erfahrungen in den Zellen aufbewahrt. Dass diese Erfahrungen, die Monate, Jahre und sogar ein Leben lang eingefroren bleiben, uns zwar schützen, aber auch extrem einschränken können, wenn wir sie nicht in unser Bewusstsein zurückholen. Ute hatte Glück. Irgendwann kam – wenn auch erst mal gezwungenermaßen – ihre Erinnerung zurück.

Genau in dem Moment, als sie sich öffnen und Tobias körperlich hingeben wollte, kam Ute über die intensiven Gefühle in Kontakt mit einem versteckten Teil ihres Bewusstseins, der angefüllt mit Schock und Scham war. Gerade in der Sexualität, wenn wir uns fallenlassen und fühlen wollen, gelangen wir automatisch in Regionen, die wir normalerweise gerne von uns fernhalten. Wir kommen uns und anderen so nah, dass wir, so wie Ute hier, »gefährliche« und extrem belastete Gefilde in uns berühren. Und auf einmal erleben wir nicht Lust und Sinnlichkeit, sondern werden aus heiterem Himmel von Panik und Taubheit oder Aggression und emotionalen Überreaktionen übermannt.

Irgendwann ist die Zeit reif, da gibt unser Unterbewusstsein alte Erinnerungen, die dringend der Heilung bedürfen, wieder frei. Meist ist es bei der Wahl des Zeitpunktes äußerst präzise. Es wartet, bis unsere Lebensumstände so sind, dass wir eine erneute Erinnerung verkraften können und wir auch in der Lage sind, sie zu heilen. So war es auch bei Ute. Sie war jetzt endlich in einer vertrauensvollen Beziehung, die es erlaubte, mit der schockierenden und schamhaften Erfahrung von damals umzugehen. In ihrer Therapie bekam sie die Wurzeln dieses Alptraums wieder zu fassen, und in der Arbeit mit mir lernte sie, sich wieder mit ihrer ganzen Geschichte auf einen Mann einzulassen, auch wenn Angst und Verunsicherung auftauchten. Sie lernte, sich Tobias mit ihren Schamgefühlen und auch mit ihrem Hass auf die Männer zu zeigen, mit Starre und Taubheit umzugehen und sich in winzigen Schritten wieder zu öffnen. Und auch Tobias musste erst langsam lernen, sich auf eine verletzte Frau einzulassen und sich dadurch gezwungenermaßen mit seinen eigenen Wunden und seinen Ängsten vor Ablehnung zu konfrontieren.

Diese Wiederannäherung zwischen Ute und Tobias war aus meiner Sicht der Beginn ihrer wahren Liebesbeziehung. Sie lebten nun nicht mehr mit Idealbildern voneinander, sondern sie waren von nun an zwei Menschen, die einander liebevoll dienten, um zu wachsen, zu heilen und sich von alter Angst zu befreien.

Ich glaube nicht immer gleich an ein Ende der Partnerschaft, wenn Menschen zu mir kommen, denen die Gefühle oder die Leidenschaft abhandengekommen sind; die verunsichert vor einer offenen Wunde stehen; bei denen der Sex auf einmal mit Angst und Scham verbunden ist; die im Laufe ihrer Beziehung den Zugang zu ihrer Sinnlichkeit verloren haben; bei denen plötzlich Hemmungen auftreten, wo vorher keine waren; die auf einmal Abwehr erleben, wo vorher Lust war. Ich vermittle diesen Menschen, dass es jetzt an der Zeit ist, sich selbst genauer anzuschauen und auch die Umstände, unter denen die Veränderung eingetreten ist.

Manchmal gab es offensichtliche Einschnitte – eine Schwangerschaft, eine Geburt, Fremdgehen, Stress im Job, ein heftiger Streit, eine Beziehungskrise, eine Abtreibung –, und auf einmal ist das Sexleben gestört. Aber bei vielen Schilderungen können sich die Betroffenen nicht erklären, warum dieses Gefühl von Abgeschnittenheit, Taubheit, Ferne, Scham oder gar Angst wie aus dem Nichts in ihr Beziehungs- oder Sexleben getreten ist.

Nicht jeder Mensch hat wie Ute ein so offensichtlich einschneidendes und traumatisches Erlebnis gehabt, aber fast jeder von uns hat sich schon mal wegen seines Körpers geschämt oder in seiner Liebe zurückgewiesen gefühlt. Und wir alle waren schon viele Male gezwungen, unsere Gefühle zu unterdrücken, unsere Leidenschaft zu drosseln oder unsere Verliebtheit zu verstecken. Jeder hat sich beim Sex schon mal unsicher oder abgelehnt gefühlt und immer wieder Erfahrungen mit Sex, Liebe und dem Bedürfnis, angenommen zu sein, gemacht, die so schmerzhaft waren, dass er sie lieber ausgeblendet hat.

Oft reicht eine kleine Überforderung oder Belastung heute aus, um das berühmte Fass zum Überlaufen zu bringen. Manchmal braucht es eine feine Erinnerungssequenz, die mit dem einstigen Erleben in Resonanz geht, und auf einmal bricht der Damm, und die alten Ängste bahnen sich den Weg zurück in unser Bewusstsein. Oder wir wollen fühlen, Lust und Sinnlichkeit erleben und werden stattdessen taub, übererregt, aggressiv, traurig, abweisend, verschreckt, bedürftig oder abgeschnitten. Auch wenn es sehr verstörend oder bedrohlich wirken kann, wenn solche Gefühle reaktiviert werden und Erinnerungen zurückkommen – dieses Auftauen ist der Beginn der Heilung.

Ute und Tobias waren jung, aber trotzdem mutig genug, nicht vor dieser Geschichte wegzulaufen, sondern miteinander zu wachsen und zu heilen. Sie lernten die Art von wacher und sanfter körperlicher Begegnung, die ich Ihnen hier später noch vorstellen möchte und die es einem Paar ermöglicht, mitten in der Liebe auch die Angst zu erlauben und sie damit aufzulösen.

Im Bett bin ich wie ferngesteuert
Wie Familiengeheimnisse
unseren Sex belasten

Utes Geschichte zeigt, wie belastend unverarbeitete traumatische Erlebnisse aus unserer Kindheit und Jugend für unser heutiges Sexleben sein können. Aber im Sex wirkt nicht nur unsere persönliche Vergangenheit, sondern auch die unserer Familien. So unvorstellbar das klingen mag – viele von uns tragen unbewusst Schmerz, Angst, Scham und Schuldgefühle von Eltern, Großeltern und sogar noch Urgroßeltern in sich, und diese »Altlasten« hindern uns heute daran, frei und ungehemmt unsere Sexualität zu leben und uns einem anderen Menschen anzuvertrauen.

»Plötzlich fühle ich mich erstarrt und eingefroren, wie vom Sex abgeschnitten … Nur wenn ich weit weg von zuhause bin, kann ich Sex genießen … Manchmal habe ich im Bett das Gefühl, wie ferngesteuert zu sein … Auf einmal bin ich gehemmt, stehe wie vor einer Wand … Ich kann nicht anders, beim Sex brauche ich Schmerz, sonst spür ich nix. Aber danach bin ich wie angewidert von mir selbst … Es ist, als ob ich von einer unsichtbaren Kraft getrieben würde – dann muss ich einfach mit jeder neuen Frau fremdgehen …«

Nicht wenige Menschen haben das Gefühl, dass ihr sexueller Ausdruck überlagert und auf unerklärliche Weise blockiert ist, dass sie wiederholt und zwanghaft eine sexuelle Geschichte leben, die nicht ihre ist. Eine Ursache für diese »Fernsteuerung« sind nicht selten Verstrickungen im Familiensystem. Die Betroffenen haben, meist ohne es zu wissen, Traumata rund um Sex, Geburt, Trennung und Gewalt aus ihrer Herkunftsfamilie übernommen.

Was haben unsere Eltern und die Eltern unserer Eltern und deren Erfahrungen in Sachen Sex, Liebe und Verbindung mit uns zu tun? Was tragen wir durch sie immer noch in uns und bringen es unbewusst in unsere Sexualität mit ein? Vergewaltigung und Gewalt in der Ehe, Missbrauch, Ausgrenzungen und Verurteilungen wegen Sex, ungewollte Schwangerschaften, untergeschobene Kinder – all diese Dinge haben in vielen Familien Leid verursacht. Je schmerzlicher, schockierender, beschämender und beängstigender die Erfahrungen waren, desto radikaler wurden sie allerdings oft totgeschwiegen, ausgeblendet, unterdrückt und verheimlicht.

Dass niemand über Schmerzen spricht, zu ihnen steht oder sie betrauert, heißt aber nicht, dass sie im Familiensystem keine Wirkung hinterlassen würden. Traumatische Ereignisse hinterlassen immer tiefe Verletzungen, nicht nur in der Psyche der Menschen, die sie akut erlebt haben, sondern oft auch bei Angehörigen und sogar bei Nachfahren. In seinem Buch *Trauma, Angst und Liebe* erklärt Professor Franz Ruppert, psychologischer Psychotherapeut und Dozent an der katholischen Stiftungsfachhochschule München: *»Traumata sind die Hauptursache für psychische und körperliche Gesundheitsprobleme von uns Menschen. Sie werden oft über Generationen innerhalb der Familie weitergetragen.«*

In diesem Kapitel führe ich Sie sehr tief in die menschliche Psyche. Vielleicht fragen Sie sich im weiteren Verlauf, wozu das Verstehen dieser Zusammenhänge wichtig ist, wenn Sie doch eigentlich etwas über Sex erfahren wollen. Es braucht diesen ersten Teil des Buches, damit Sie bereit sind, sich auf den zweiten Teil wirklich einzulassen, bei dem es ums Eintauchen in eine neue Welt der Sexualität und dabei vor allem ums Loslassen geht. Sie werden beim Sex nur dann wirklich loslassen können, wenn Sie Ihre oft massiven, unbewussten Widerstände dagegen kennen. Und vor allem, wenn Sie verstehen, welche Kräfte in Ihrem Inneren Sie immer wieder zum Dichtmachen, Weglaufen, Fremdgehen, Taubwerden oder Schmerzsuchen bringen. Sex kann Sie in die Tiefen Ihrer Lust bringen, aber er bringt Sie immer auch in die Tiefen Ihrer Angst.

Wenn Sie die Lust genießen wollen, müssen Sie Ihre Angst kennen und in der Lage sein, mit ihr umzugehen. Es ist wichtig zu wissen, dass Sie nicht nur Teil einer genetischen Kette, sondern immer auch Empfänger eines emotionalen Erbes sind. Wenn Schmerz und Angst nicht offengelegt, bewältigt und integriert werden, wenn bedrohliche Erfahrungen in einer Generation emotional abgespalten und mental ausgeblendet werden, wirken sie wie unsichtbare Störfelder im Familiensystem weiter.

Eine Familie, die ein schmerzliches Geheimnis hütet, lebt dauerhaft mit starker Kontrolle und einem Gefühl von Scham, weil sie Familienmitglieder und deren Taten oder Schicksal verleugnen muss. Meist leben alle Wissenden latent auf der Hut, in einem Gefühl von Ohnmacht, Angst oder Minderwertigkeit und in tendenzieller Abschottung vor der Außenwelt. Und meist tun alle alles, um diese dunkle Grundstimmung und die Angst wegzudrücken und eine besonders strahlende Schicht von Perfektionismus, Erfolg oder heiler Welt darüberzulegen. Unterschwellig bleiben die negativen Gefühle aber bestehen und sorgen dafür, dass das schmerzliche Geheimnis weiter die ganze

Familie schwächt – auch die Mitglieder, die es bewusst gar nicht kennen.

Helga kam aufgeregt zu mir und wirkte, als ob sie einen Sieg errungen hätte: »Oh mein Gott, ich habe mit ihr gesprochen. Erst hat sie, wie immer, alles abgewehrt, hat mich beschimpft und ist aus dem Zimmer gestürmt. Aber dann ist sie auf einmal in sich zusammengebrochen und hat mir gestanden, dass meine Schwester die Tochter ihres Vaters ist. Mein Großvater hat meine Mutter jahrelang missbraucht. Irgendwann ist meine Mutter von ihm schwanger geworden. Sie hat mit niemandem drüber geredet, hat auf einem Dorffest einen Mann verführt und ihm dann das Kind angehängt. ›Es war die kleinere Schande. Und ich wusste, ich würde das Dorf verlassen und mich von ihm wieder trennen. Den eigenen Vater hätte ich umbringen müssen, um ihn loszuwerden‹, hat meine Mutter mit toter Stimme gesagt.«

Helga war fast euphorisch, als sie mir vom Geständnis ihrer Mutter erzählte. Das dunkle Familiengeheimnis war in einem Streit zutage gekommen, in dem Helga ihrer Mutter nahebringen wollte, wie unglücklich sie mit ihrem Singleleben sei und wie sehr sie ihren Vater vermisse, von dem die Mutter sich früh getrennt hatte. Außerdem litt sie darunter, dass es ihrer Schwester so schlecht ging. Erst hat die Mutter von Helgas Schmerz nichts wissen wollen, hatte aber dann ihren eigenen Schmerz und ihr Geheimnis nicht mehr länger zurückhalten können. »Seit meine Mutter mir diese Horrorgeschichte erzählt hat, ist es, als ob ich auf einmal mein ganzes Leben verstehe. Als ob ich frei bin. Als ob ich jetzt selber leben darf.«

Helgas Liebesleben war bis dahin ein einziges Desaster gewesen. Sie hatte oft irgendwelche Männergeschichten, sagte über sich selbst, sie sei die perfekte Verführerin. Aber in Wahrheit war sie unfähig, eine längere Beziehung zu einem Mann aufzubauen. Jedes Mal, wenn sie länger als ein paar Monate mit einem Mann zusammen war, bekam sie Hautekzeme und schwere Blasenentzündungen, die jeden Sex unmöglich machten. Das Schlimmste war, wenn Männer zu ihr nachhause kommen wollten.

»Ich habe nie begriffen, was da mit mir passierte. Ich hatte mit einem Mann irgendwo tollen Sex gehabt, aber bei mir zuhause saß ich verschüchtert in der Ecke und tat alles, damit mich der Kerl ja nicht anfasste. Irgendwann, als mich ein Mann, den ich im Urlaub kennengelernt hatte, zuhause besuchen kam, wurde es so schlimm, dass ich zitterte und richtige Angst hatte. Es war schrecklich. Ich hatte mich wirklich auf ihn gefreut und gehofft, dass es mit ihm endlich mal was werden könnte. Aber dann, als seine Ankunft näher rückte, bin ich komplett durchgedreht und habe ihn mit irgendwelchen Lügengeschichten ins Hotel geschickt. Dabei war er ein lustiger und super aufmerksamer Mensch.« Mit den Jahren hatte Helga niemanden mehr mit nachhause genommen und sich nur noch über Sexportale mit fremden Männern an entlegenen Orten getroffen oder sich bei einem Urlaubsflirt entspannt. Bis bei ihr Brustkrebs diagnostiziert wurde. Da begab Helga sich in eine Therapie und landete später auch bei mir.

Ihre Mutter hatte ihr Leben lang den Alptraum ihrer Kindheit verdrängt. Sie hatte über ihren ersten Mann, den angeblichen Vater von Helgas Schwester, nie gesprochen und sich auch von Helgas Vater früh getrennt. Wenn sie nicht im Kreis ihrer freikirchlichen Gemeinde beschäftigt war, zog sie sich als Orchester-Cellistin in die Welt der Musik zurück. »Sie hat uns nie in den Arm nehmen können, sondern immer musiziert, wenn wir Probleme gemacht haben oder etwas von ihr wollten.« Ihre Töchter mussten von klein auf stundenlang auf ihren Instrumenten üben und bekamen von ihrer Mutter zu hören, Musik sei »das Einzige, was wirklich glücklich macht«, und »unser Vater ist Gott«.

Helga hatte ihr Leben lang versucht, es der Mutter recht zu machen, alle emotionalen Lücken selbst zu stopfen und sie mit ihren Ängsten nicht zu behelligen, wohingegen ihre Schwester immer wieder vergeblich rebelliert hatte. Die Mutter schloss sie dann im Zimmer ein, damit sie sich mit »unserem Vater« im Gebet aussöhnen könne. Helgas Schwester war sofort, als sie achtzehn wurde, ausgezogen, hatte zwei Scheidungen, mehrere Fehlgeburten, einen gewalttätigen Mann und zwei gescheiterte Aufenthalte in einer Alkoholentzugsklinik hinter sich.

Es brauchte eine ganze Zeit, bis sich Helgas Seele nach dem Geständnis ihrer Mutter neu sortierte und sie immer besser fühlen konnte, was in ihrem Leben zu ihr und was zu ihrer Mutter gehörte. Sie verstand nicht nur ihr gestörtes Verhältnis zu Männern, ihre körperlichen Symptome, ihre belastete Sexualität und ihre Angst vor Nähe viel besser, sie verstand jetzt auch, warum ihre Mutter all die Jahre so zwiegespalten mit ihrer Schwester umgegangen war. Sie hatte sie als junges Mädchen kaum vor die Tür und später nie ausgehen lassen, sie wegen Nichtigkeiten als »elende Missgeburt« beschimpft, um sie dann wieder mit Geschenken zu überhäufen.

Die selbst durch Missbrauch, Inzest und ungewollte Schwangerschaft traumatisierte Mutter hatte ihren Töchtern eine heile Kindheit bereiten und ihnen statt Traumata und Männern einen festen Glauben an Gott und das Glück der Musik mitgeben wollen. Trotzdem war alles, was sie von ihnen fernzuhalten versuchte, bei ihnen gelandet und hatte ihr Leben massiv belastet, weil die Verletzungen der Mutter zwar verdeckt waren, aber nicht minder aktiv ihr Denken und Handeln bestimmten.

Wegen ihrer intensiven Nähe zum Kind ist die Mutter oft die Schlüsselfigur bei der Weitergabe traumatischer Erfahrungen. »Die Traumata der Vorgeneration werden von der Psyche von Kindern geradezu aufgesogen«, sagt Professor Ruppert. Als heranwachsende Wesen haben wir keine starken Ich-Grenzen und keine emotionalen Abwehrschilder. Im Gegenteil, wir sind wie kleine Radioempfänger, die alles aufnehmen, was Eltern emotional aussenden. Gefühle, so unsichtbar sie sind, sind trotzdem voller Informationen und können starken Einfluss auf unser gesamtes Erleben nehmen. Ängste und Depressionen können Menschen in den Selbstmord treiben, Glücksgefühle können uns über uns hinauswachsen lassen.

Wir alle wachsen bereits im Mutterleib in einem unsichtbaren familiären Informationsfeld heran, das uns prägt und über das uns quasi per Download alle Familien-Programme und Dateien aufgespielt werden – auch die Trauma-Schmerz-und-Angst-Dateien, die in versteckten Unterordnern abgelegt sind.

Auch auf der psychischen Festplatte von Helgas Mutter waren alle verdrängten und abgespaltenen Informationen vorhanden. Egal, wie bemüht sie war, ihren Töchtern Glück und Leichtigkeit zu geben, gab sie auch all die Ängste und psychischen Abspaltungen, die durch ihr eigenes Kindheitstrauma in ihr hervorgerufen wurden, unbewusst an sie weiter. Professor Ruppert spricht vom Symbiosetrauma, bei dem das Kind sozusagen ein Co-Trauma erleidet, weil seine naturbedingten, kindlichen Bindungsbedürfnisse von der selbst traumatisierten Mutter nicht befriedigt werden können. Rupperts Studien zufolge wirkt diese unheilvolle Kette so tiefgreifend, dass traumatisierte Mütter häufig die Ursache von emotionaler Instabilität, Essstörungen, Hyperaktivität, Identitätsproblemen, Alkohol- und Drogensucht bei Kindern und Jugendlichen und später auch bei Erwachsenen sind.

Helgas Mutter konnte nach ihrer traumatischen Kindheitserfahrung selbst keinen Körperkontakt mehr aushalten und war unfähig, ihren Töchtern Nähe, Wärme und mütterliche Geborgenheit zu geben. Vor allem war sie nicht in der Lage, auf die Not ihrer Kinder und deren Schrei nach emotionaler und körperlicher Nähe einzugehen und sich in deren Bedürfnisse einzufühlen. Sie bemühte sich zwar nach Kräften, ihre Töchter äußerlich zu beruhigen, verschloss sich aber innerlich, sobald sie ihr zu nahe kamen. Je mehr sie weinten, unruhig oder fordernd wurden, desto stärker baute die Mutter eine Wand auf, durch die keinerlei Gefühle mehr hin und her fließen konnten. Helga und ihre Schwester verhungerten emotional regelrecht.

Da kein Kind den Zustand von emotionaler und körperlicher Bindungslosigkeit und die damit einhergehenden seelischen Schmerzen lange ertragen kann, beginnt es das tun, was schon die Mutter seinerzeit getan hat: Es spaltet seine Ängste, seine Wut, seinen Schmerz, seine Verzweiflung und seine ganze innere Not ab. So war Helga so lange dazu verdammt, in ihrer Beziehung vor der gleichen Herausforderung zu stehen wie ihre Mutter, bis sie ihre Verstrickung aufdecken und sich langsam von ihr lösen konnte. Erst dann wurde es ihr möglich, sich einem anderen Menschen gegenüber wieder zu öffnen und einen nahen und intimen Kontakt aufzubauen, ohne von unerklärlichen Ängsten überschwemmt und bedroht zu werden.

Ich kann nicht bleiben
Von Trennung, Tod und Fremdgehen

Oft sind Familiengeheimnisse vordergründig nicht so drama-
tisch und schwerwiegend wie das, was auf Helgas Leben lastete.
Und natürlich geben auch Väter verdrängten Schmerz weiter.
So erlebe ich immer wieder, dass der frühe Tod oder der frühe
Verlust durch Trennung von einem Elternteil gleichermaßen
belastend für Männer und Frauen auf deren Beziehung und
Sexualität wirken kann. Bei Menschen, die zwanghaft und
dauerhaft fremdgehen, treffe ich zum Beispiel überaus häufig in
deren früher Lebensgeschichte auf Trennung und Tod.

Auch wenn Tod und Trennung gesellschaftlich viel weniger
tabuisiert sind als Missbrauch oder Inzest, können sie, wenn sie
in einer Familie nicht verarbeitet und betrauert werden, erheb-
liche Belastungen für die kindliche Entwicklung und unsere
spätere Sexualität sein.

Harry war mit dreizehn aus der Schule nachhause gekommen
und hatte seine Mutter in Tränen aufgelöst neben einem leeren
Tablettenröhrchen vorgefunden. »Ich werde mich umbringen.
Ich werde mich umbringen«, hatte sie geschluchzt. »Dein Vater
hat die Koffer gepackt und ist mit einer anderen Frau weg.«
Harry holte den Notarzt, und seine Mutter wurde ins Kranken-
haus gebracht. Als sie wieder nachhause kam, war der Vater
immer noch weg, und Harrys unter Psychopharmaka stehende

Mutter eine andere. Ein Satz sollte sein Leben nachhaltig verändern: »Wir werden ab jetzt nie wieder über deinen Vater
sprechen. Hast du mich verstanden?« Ab da hatte Harry keinen
Vater mehr; es gab nur noch einen Schuldigen, der die Familie
zerstört hat. Seine Mutter heiratete einen anderen Mann, den
Harry bis heute »Papa« nennt.

Harry kannte sein Leben lang eigentlich nur die Welt von
Parallelbeziehungen. Schon früh hatte er »ziemlich geile, heim-
liche Geschichten« und viel Erfahrung im Rotlichtmilieu mit
seiner Vorliebe, Frauen sexuell zu dominieren. Aber schließlich
hatte er geheiratet und eine Familie gegründet. »Erst war ich
glücklich, aber dann ging's wieder los, und ich habe angefangen,
regelmäßig fremdzugehen und meine Neigungen auszuleben,
anders konnte ich es gar nicht aushalten. Als ich versetzt wurde
und die Woche über in einer anderen Stadt lebte, war ich froh,
dass ich jetzt weit genug von meiner Frau weg war.« Doch
irgendwann machten sich Depressionen in seinem Leben breit.
»Ich hatte Angst zu sterben; Angst vor dem Alleinsein; Angst,
nachhause zu kommen. Es war schrecklich. Ich konnte nur noch
mit Medikamenten leben.«

Als Harry von seiner Frau gewissermaßen zu mir geschleppt
wurde, hatte er mit »Psychokram« nichts am Hut, und Gespräche
über seinen Vater waren ein absolutes Tabu. Erst langsam fasste
er Vertrauen, und es dauerte eine gute Weile, bis er über den Tag
reden konnte, an dem sein Vater gegangen war. Es fiel ihm
schwer, war aber wie eine Offenbarung für ihn. Harry spürte
zum ersten Mal, von welch übermächtiger Angst er erfüllt gewesen war, als er seinen Vater verloren und seine Mutter dem
Tod nah vorgefunden hatte. Ihm wurde bewusst, wie eingesperrt
und abgeschnitten er seitdem lebte, wie viel Last auf seiner Seele
lag, weil er nie mit jemandem über sein Leid und seine Angst

hatte reden dürfen. Und er merkte auch, wie groß in Wahrheit seine Sehnsucht nach Nähe war.

Harry hatte eine Tür geöffnet, die er nicht mehr schließen wollte. Er spürte, dass sein »Papa« ein liebenswerter Mann, aber eben nicht sein Vater war. Und er erkannte, dass er vorerst seine Beziehung zu seiner Frau beenden und erst einmal für sich selbst sorgen musste. »Ich muss mich selbst wieder einsammeln«, sagte er und war damit sehr nah an seiner inneren Wahrheit, denn im Moment einer traumatischen Erfahrung spaltet sich die Psyche in unterschiedliche Persönlichkeitsanteile auf. Professor Ruppert spricht von »Überlebensanteilen«, »Trauma-anteilen« und »gesunden Anteilen«.

Der Überlebensanteil rettet uns durch einen völligen »Shutdown«. Wenn eine Erfahrung zu überwältigend für uns ist, friert er die Angst und alle Schmerzen ein, so dass es nicht mehr wehtut. Das hilft uns erst mal dabei zu überleben. Später steht diese Rettungsstrategie allerdings unserem Wunsch nach Nähe, Lebendigkeit, unmittelbaren Erfahrungen und der Auflösung der Verletzungen, vor denen sie uns einstmals geschützt hat, massiv im Wege. Von dem Moment der Abspaltung an führt der Überlebensanteil nämlich ein Eigenleben. Er nimmt an unserer gesunden Weiterentwicklung nicht mehr teil, sondern bleibt in der Welt des einstigen Schocks gefangen. Während wir älter werden, eine gesunde Beziehung führen und wirklich intimen Sex haben wollen, ist er noch immer auf der Hut, hält die vergangene Bedrohung weiterhin für real und wehrt immer noch alles ab, was in die Nähe der einstigen Erfahrung und damit in unseren Kern kommen könnte. Im Lauf unseres Lebens sorgt so ein Überlebensanteil für Abstand statt für Nähe, für Verleugnung und Sucht statt für Öffnung und Loslassen. Er zwingt uns immer wieder zu Kontrolle oder Flucht und bringt uns dazu, fremdzugehen, wegzudriften, zu fantasieren – zu allem möglichen, nur nicht in Kontakt.

Der Traumaanteil trägt die Verletzung. In ihm sind all die Gefühle von Ohnmacht, Hilflosigkeit, Angst und Schmerz verkapselt, die in der bedrohlichen Situation nicht zu bewältigen waren und daher abgespalten wurden. Traumaanteile pfuschen uns oft ins Handwerk. Wir fühlen uns tough und cool, wenn es um Beziehungen geht, wir sind zielstrebig und planen generalstabsmäßig unsere Karriere. Doch plötzlich werden wir schwach, bekommen es mit der Angst zu tun und können unsere Gefühle nicht mehr im Zaum halten. Im späteren Leben entladen sich frühe Traumaanteile oft unvorhergesehen. Wir wollen Nähe, Sex, Intimität, Verbindung und werden stattdessen von Panikattacken, Wutausbrüchen, Angstzuständen, Ohnmachtsanfällen und Taubheitsgefühlen übermannt. Auch der Traumaanteil lebt noch in seiner alten Erfahrungswelt und sorgt unbewusst immer wieder für die gleichen schmerzlichen Konflikte.

Gott sei Dank haben wir alle jedoch auch die gesunden Anteile in uns, die ich hier in diesem Buch wieder aktivieren möchte: unsere Präsenz und Willensstärke, unseren Wunsch nach Wahrheit und Klarheit und nach gesunden Beziehungen, unsere Hingabe und Eigenverantwortlichkeit. Aber auch unsere Geduld und unser Mitgefühl mit uns selbst helfen uns gerade in der Sexualität, wieder ganz in der unmittelbaren Realität zu landen und uns nicht in Fantasiewelten oder sexuelle Abenteuer zu verdrücken oder unser einstiges Trauma durch Schmerz-Lust-Spiele immer wieder unbewusst am Leben zu halten.

Jahre später, nachdem Harry eine Therapie gemacht hatte, kam er noch mal zu mir. Diesmal mit einer neuen Frau. »Mittlerweile ist mir klar, dass meine erste Frau zum Opfer meiner verborgenen Angst wurde. Ich hatte Angst, ihr zu nahe zu kommen, und ich hatte gleichzeitig Angst, sie zu verlieren. Außerdem war ich unterschwellig voller Wut auf die Frauen und auf meine Mutter, das habe ich erst in den letzten Jahren begriffen. Diese Wut macht alles kaputt. Ich glaube, wegen ihr steht nun auch meine nächste Beziehung auf dem Spiel, weil ich wieder mit meinen aggressiven Sex-Spielchen angefangen habe und meine Frau nicht mehr mitmachen will.« Harry war mutig genug, die nächste Schicht seiner Altlasten anzugucken und sich von ihr zu befreien, um eine Beziehung zu leben, in der er nah und leidenschaftlich er selbst sein konnte.

Unser Sex ist wie ein Fingerabdruck unserer Seele, das habe ich hier ja schon mehrfach gesagt. Er bildet unsere natürliche Lebendigkeit und unser echtes Wesen ab. Unsere sexuelle Realität zeigt mit größter Präzision, wo wir in Sachen Nähe, Kontrolle, Vertrauen und Verbindung wirklich stehen. Sie kann uns aber auch zeigen, was auf unserer Seele und damit auf unserem Sex lastet. Sex wirkt tief und mehrdimensional in unserem ganzen Sein – nicht nur körperlich, sondern auch emotional und seelisch.

So würde ich heute meiner Tochter raten, nur mit dem Mann zu schlafen, dem sie sich emotional wirklich nah und seelisch verbunden fühlt. Nicht weil ich moralisieren will, sondern weil ich erkannt habe, dass sich in jeder sexuellen Begegnung auf vielen Ebenen etwas zwischen zwei Menschen überträgt. Sie sollte sich immer darüber im Klaren sein, dass sie beim Sex eine mächtige und tief wirkende Verbindung eingeht – egal ob bei einem One-Night-Stand oder in einer langjährigen Beziehung. Daher sollte sie sich bewusst entscheiden, mit wem sie eine so tiefe Verbindung und unter welchen Umständen will und wer zu einer solchen Bindung tatsächlich in der Lage ist. Sonst überträgt sich einfach alles Unbewusste, alles Weggepackte, und der Schmerz breitet sich aus wie ein Virus.

»Es ist jetzt meine dritte Ehe, die ich ruiniere. Und meine Kinder mit.« Johannes hatte es weit gebracht und war im Job viel unterwegs. Jede seiner Frauen hatte er nach kurzer Zeit betrogen. »Ich bin nicht der Typ, der immer zuhause ist, daraus habe ich nie einen Hehl gemacht.« Was er seinen Frauen allerdings nie erzählen konnte: »Ich kann auf Reisen einfach nicht allein sein. Ich brauche eine Frau bei mir.« So hatte Johannes ein unvorstellbares Adressbuch voller Frauen, mit denen er sich überall, wo er gerade war, traf. Zwar hatte keine seiner Ehefrauen sein akribisch geplantes Doppelleben je entdeckt, doch irgendwann musste er trotzdem jede von ihnen verlassen. »Sie waren fürsorgliche Frauen, aber sie verloren alle ihren Reiz. Ich hatte das Gefühl, ich zerstöre ihr Leben. Deshalb musste ich weg.«

Johannes zahlte brav für alle Exfrauen und kümmerte sich formal um sie und seine Kinder. Bis seine Söhne ihm durch Zufall auf die Schliche kamen. Einer hatte in seinem Handy die Adressen entdeckt und dann den anderen informiert. Gemeinsam hatten sie ihren Vater eine Zeit lang detektivisch verfolgt und ihn anschließend mit ihren »Beweismitteln« konfrontiert. Dann standen sie vor ihm und sagten: »Das haben wir für Lukas getan.« Lukas, der mittlere seiner Söhne, war hyperaktiv und aggressiv, hatte Probleme mit dem Lernen und ging regelmäßig auf seine Mitschüler los. Seine Mutter, die er ebenfalls tyrannisierte, anlog und nie ernst nahm, schleppte ihn von Arzt zu Arzt. Johannes, sein Vater, vermied jeden näheren Kontakt mit ihm und beruhigte sein schlechtes Gewissen mit großzügigen Geschenken, die er von seinen Reisen mitbrachte.

Wahrscheinlich war es ihnen gar nicht bewusst gewesen, aber Johannes' Söhne hatten instinktiv gespürt, dass ihr Bruder wohl auch den verdrängten Schmerz ihres Vaters auslebte. Sie drohten ihrem Vater, dass sie alles ihren Müttern erzählen würden, wenn er sich nicht von nun an richtig um Lukas kümmere. Johannes begann, sich in »geheimen« Meetings mit seinen Söhnen zu treffen. Eines Tages brach er bei einem solchen Meeting in Tränen aus. »Ich habe meine Mutter verloren, und keiner hat es mir gesagt. Das war das Schrecklichste, was ich je erlebt habe.« Als Johannes fünf Jahre alt gewesen war, wurde seine Mutter sehr krank. Niemand hatte ihm davon erzählt. Er wusste nur, dass »Mama viel Ruhe braucht und alle lieb zu ihr sein müssen«. So verging ein Jahr, bis er eines Tages aus der Schule nachhause kam und sein Vater ihn beiseitenahm: »Deine Mama ist weg. Sie kommt nicht mehr wieder.« Da hatten sie seine gerade verstorbene Mutter bereits abgeholt.

Johannes hatte sich weder von ihr verabschieden können noch je mit jemandem zusammen Tränen der Trauer geweint. Sein Vater hatte nie mit ihm über den Tod gesprochen und bald eine andere Frau geheiratet. Johannes hatte die Frau, die er mehr als alles andere liebte und brauchte, von einem Moment auf den anderen verloren und nie die Möglichkeit gehabt, diesen Verlust von seiner Seele zu lösen. Er kannte in Bezug auf Frauen nur ein traumatisches Gefühlsknäuel aus Sehnsucht, Verlust, Angst und Schweigen, das er zwar im Moment der Traumatisierung von seinem Bewusstsein abgespalten hatte, aber von nun an fest in seiner Seele und unbewusst in seine Beziehungen trug.

Irgendwann begriff Johannes, dass es keinen Sinn hatte, länger vor seiner Vergangenheit wegzulaufen. Sie klebte ihm ja sowieso in jeder Beziehung an den Fersen. Dank seiner Söhne fasste er sich ein Herz und redete mit seiner aktuellen Ehefrau, die ihn dann zu mir brachte. Es war keine leichte Zeit, sich den inneren Wunden, seiner Frau, seinen Kindern und vor allem sich selbst zu stellen. Er musste seine Identität noch mal von den Wurzeln her klären, lernen, Nähe auszuhalten und sie mit Sex in Verbindung zu bringen.

Wenn Johannes, Harry, Helga oder Ute sich wieder lebendig fühlen und zu ihren Wurzeln zurückfinden wollen, geht das nur, wenn sie den Mut finden, sich mit ihrem Körper UND ihrer Seele auf eine Beziehung einzulassen. Dabei werden der alte Schmerz und die Angst vor Verletzung wieder auftauchen, vielleicht Panik und Not und immer wieder ein unbändiges Verlangen, wegzulaufen oder sich komplett zu verschließen. In solchen Momenten ist es wichtig, sich von diesen Gefühlen nicht wegzerren zu lassen, sondern zu wissen, dass sie nur eine Wiederholung der Vergangenheit sind und dass wir heute als Erwachsene ganz andere Ressourcen zur Bewältigung haben und nicht mehr abhängig von den Ängsten und Entscheidungen anderer sind. Heute haben wir alle auch Zugang zu unseren gesunden Persönlichkeitsanteilen, die uns die Kraft geben, neue Entscheidungen zu treffen, uns helfen, Nein zu weiterer Verletzung zu sagen und uns stattdessen für die Liebe zu entscheiden.

Wenn die Angst kommt und der Fluchtimpuls an uns zerrt, braucht es Bewusstheit und eine beharrliche Neuausrichtung. Dabei ist es wichtig, sich mit der Kraft der gesunden Persönlichkeitsanteile zu verbinden und mit dem Partner darüber zu reden, dass man jetzt gerade am liebsten wieder flüchten würde und von Angst und Abwehr überschwemmt wird. Die verletzten Anteile brauchen eine Zeit lang unsere ganze Aufmerksamkeit, unser Mitgefühl und unsere Geduld, aber auch unseren klaren

Willen, aus alten Mustern auszusteigen. Um frei für einen neuen Weg zu werden, benötigen wir den Mut, uns neu zu entdecken, und zwar durch die wiederholte Klärung der Fragen: »Was ist nur eine angstvolle Gewohnheit?« und »Was braucht es jetzt und heute für Nähe und Intimität?«

Schauen Sie sich Ihre Blockaden in Sachen Sex und Beziehung an und fragen Sie sich: Gehört das wirklich zu mir? Wo fühle ich mich blockiert, fremdbestimmt und wie ferngesteuert und finde trotz aller Bemühungen keinen Ausweg, keine Linderung und Heilung? Wo habe ich manchmal das Gefühl, gar nicht mein Leben zu leben und weglaufen zu müssen, oder werde plötzlich ganz verspannt und verschließe mich, weil wie aus dem Nichts Ängste in mir hochkommen? In welchen Situationen bin ich von einem Moment auf den anderen wie gelähmt, habe das Gefühl, neben mir zu stehen und bei etwas zuzuschauen, das ich so eigentlich gar nicht will? Ist das hier und heute meine Geschichte, mein Gefühl, meine Blockade, oder lebe ich symbiotisch die Geschichten und Verletzungen weiter, die in meiner Familie nie thematisiert, aber auf eine seltsame Weise doch immer irgendwie spürbar waren? Wenn Sie feststellen, dass dies der Fall ist, können Sie weiterfragen: Bin ich jetzt bereit, meine eigenen Persönlichkeitsanteile, die Gefangene solcher unbewusst weitergegebenen Lasten geworden sind, wieder zu befreien und auf eine gesunde Art und Weise in mein Leben zu integrieren, so dass ich wieder selbstverantwortlich und gesund in Kontakt zu anderen Menschen treten kann?

In diesem Klärungsprozess geht es auch um eine ganz konkrete praktische und psychische Ablösung von traumatisierten Eltern und ein Herauswachsen aus den ungesunden Strukturen in unseren Herkunftsfamilien. Manchmal braucht es dafür mutige und offene Gespräche. Manchmal muss man jemanden vom Sockel stürzen oder ein Tabu durchbrechen. Worum es nicht geht, ist, dass Sie alle missionieren oder von nun an der V-Mann in der eigenen Familie werden. Manchmal müssen Sie vor allem eins: Menschen voll und ganz loslassen – egal wie nah und vertraut sie Ihnen sind und wie abhängig oder in der Schuld Sie sich von ihnen fühlen.

So schwer es auch ist, aber manchmal besteht der wichtigste Schritt zur Heilung darin zu akzeptieren, dass die anderen lieber weiter abgetrennt, aber sicher im schützenden Vergessen leben wollen. Aus Erfahrung kann ich Ihnen sagen: Hoffen Sie nicht auf jubelnden Zuspruch aus Ihrer Herkunftsfamilie, wenn Sie Licht ins Dunkel bringen wollen. In den meisten Fällen macht es gerade älteren Familienmitgliedern zu viel Angst, sich den verdeckten Wunden zuzuwenden.

Akzeptieren Sie, dass vielleicht niemand mit Ihnen da durchgehen will. Dass die anderen wütend werden, sich zurückziehen, Sie beschimpfen, für verrückt erklären, alles abstreiten, drohen, ja Ihnen lieber die Freundschaft kündigen, als dass sie sich dem Schmerz, der Scham und den Schuldgefühlen stellen. Es kann sein, dass Sie keinen anderen Begleiter als Ihr Herz haben werden und Ihnen nichts anderes übrig bleibt, als Ihren Instinkten zu vertrauen und allein voranzugehen.

Auch wenn Sie sich noch mal einsam und erneut ausgeschlossen fühlen – es geht vorbei. Und alles, was dann kommt, ist besser, als in der Vergangenheit steckenzubleiben und unbewussten Abwehrmechanismen und alten Ängsten die Führung über Ihr Leben zu überlassen. Sie sind vielleicht ein Pionier in Ihrer Familie, vielleicht die oder der Erste, der sich wieder den gesunden Kräften und seinem ureigenen Wesenskern zuwendet. Vielleicht die oder der Erste, dessen Leben nicht einfach nur die

Fortführung der Verdrängung von Generationen vor Ihnen ist. Vielleicht die oder der Erste, der wieder berührbar und frei wird, in seinem Inneren Platz für die Liebe schafft und Sex wieder entspannt genießen kann.

Der Schoß gebiert alle Dinge
Von Geburt, Tod und Sex

Noch einen weiteren großen Themenbereich möchte ich an dieser Stelle nicht unerwähnt lassen: Schwangerschaft, Fehlgeburten und Abtreibung. Sie alle haben ihren Ursprung im Sex, und sie alle beeinflussen ihrerseits den Sex wiederum grundlegend. Wenn Paare mit Fehlgeburten und Abtreibungen nicht richtig umgehen, sorgt das häufig dafür, dass sich leise schleichend unsichtbare Mauern zwischen ihnen aufbauen. Ehen zerbrechen, wenn es Abtreibungen gab, die nur einer wollte, oder wenn eine Abtreibung verschwiegen oder nicht betrauert wurde. Manche Frauen werden jahrelang von diffusen Ängsten geplagt, die sie oft erst mal gar nicht mit der Abtreibung in Verbindung bringen. Andere wollen nach einem Schwangerschaftsabbruch nie wieder schwanger werden, weil sie glauben, sich das ihrem abgetriebenen Kind gegenüber nicht verzeihen zu können.

Abtreibungen sollten nicht mit Moral belegt werden. Frau und Mann sollten einfach nur wissen, dass sie Wirkungen in der Psyche und in der Partnerschaft hinterlassen. Oft zeigen sich ihre Auswirkungen – verdrängte Trauer, Gefühle der Ausweglosigkeit oder des Alleingelassenseins – erst viel später, in Momenten, in denen wir schon lange nicht mehr bewusst an sie denken und uns eigentlich hingeben wollen. Bei keinem anderen Thema in meiner Arbeit habe ich so viele Tränen gesehen und so viel zurückgehaltene Traurigkeit erlebt.

Auf einem meiner Frauenseminare, als wir in der Gruppe der Frage nachgingen, wann Gefühle von Distanz, Leere oder Getrenntheit im Leben der Frauen oder in ihrer Partnerschaft ihren Ursprung genommen haben, begann eine Frau zu weinen. »Es war die Abtreibung. Ich habe unser zweites Kind abgetrieben, weil ich noch so jung war und mich damals überfordert fühlte.« Die Frau kam sich damals im Stich gelassen vor: »Mein Mann hat nichts dagegen getan. Warum hat er nicht um das Kind gekämpft?« Ich fragte, ob es noch andere Abtreibungserfahrungen in der Runde gebe. Nicken von allen Seiten, und ein leises Wimmern hob an. Ich habe selten etwas Traurigeres gehört als Frauen, die gemeinsam ihre toten Kinder beweinen.

Es gab viele Erkenntnisse an diesem Tag unter den Frauen. Die drei wichtigsten: Abtreibungen sind keine Blinddarm-OPs, sie brauchen seelische Verarbeitung und wollen betrauert werden. Abtreibungen, die nicht betrauert werden, können die Beziehung und Sexualität noch lange danach extrem belasten. Und schließlich: Wenn ein Paar sich den einstigen Ängsten und stillen Vorwürfen zuwendet und sich gemeinsam vom verlorenen Kind verabschiedet, können sich unsichtbare Barrieren lösen und eine ganz neue Nähe entstehen lassen. Selbst wenn dies Jahre später geschieht.

»Wir schlafen wieder zusammen!«, hieß es gleich zu Beginn einer E-Mail, die mir Doris einige Wochen nach einem Paarcoaching schickte. Sie war ziemlich frustriert gewesen, weil ihr Mann sich schon vor Jahren vom Sex zurückgezogen hatte, nachdem er eine ganze Zeit lang unter Erektionsproblemen gelitten hatte. Für die überaus lebendige Doris war das immer belastender geworden. Sie fühlte sich von ihrem Mann abgelehnt und hatte das Gefühl, so nicht mehr in ihrer Ehe weiterleben zu können.

Als ich während des gemeinsamen Coachings mit ihr und ihrem Mann über das Problem redete, fragte ich instinktiv, ob es etwas gebe, was ihr Mann ihr nicht verzeihen könne. Beide schwiegen und schauten zu Boden. Dann sagte sie leise: »Meine Abtreibung.« Wieder schwiegen beide. Dann nickte er, und Tränen liefen ihm die Wangen herunter. Doris hatte vor einigen Jahren ein Kind abgetrieben, weil sie ihren Beruf als Pilotin nicht hatte aufgeben wollen. »Wir hatten uns beide darauf geeinigt, dass wir keine Kinder wollen. Aber dann wurde ich schwanger. Für mich war klar, ich würde das Kind nicht haben wollen, aber mein Mann sah auf einmal alles anders und war gegen die Abtreibung.« Er schaute regungslos an ihr vorbei: »Du hast nicht mit mir gesprochen. Alles drehte sich um DEINEN Job, und ich konnte nichts tun für UNSER Kind.«

Doris fühlte sich damals in einem ausweglosen Konflikt zwischen ihrem Bedürfnis nach Selbstständigkeit und dem Kinderwunsch ihres Mannes, weshalb sie, ohne mit ihm zu sprechen, eine Abtreibung vornehmen ließ und ihn erst einige Wochen später darüber informierte. Die beiden hatten das Thema dann nie wieder berührt. Erst im gemeinsamen Coaching bei mir kamen die vielen Gefühle wieder hoch, die damals keinen Raum gehabt hatten.

Doris' Mann fühlte sich ausgeschlossen und hegte einen versteckten Groll gegen seine Frau. Er war voller Ohnmachtsgefühle und immer noch voll der Trauer um sein Kind. Doris kam langsam in Kontakt mit einem Gefühl, das sie nie zuvor zugelassen hatte. Nämlich dass es damals tatsächlich nicht um ihre OP, sondern um das gemeinsame Kind gegangen war. »Hast du dich je gefragt, was es war?«, wollte ihr Mann wissen. Sie zögerte und sagte dann leise und verschämt: »Ein Mädchen, glaube ich.« Er schaute sie zum ersten Mal in diesem Gespräch an: »Ja, das habe ich auch immer geglaubt.«

Jetzt in der E-Mail schrieb sie mir, dass sie nach dem Coaching mit ihrem Mann gemeinsam »die Tochter beerdigt« habe. Beide hätten ein gemeinsames Ritual gefunden, um sich zu verabschieden und die Abtreibung wirklich hinter sich zu lassen. Danach seien Gespräche möglich gewesen, die vorher nie denkbar waren, und auch im Bett komme die Nähe langsam zurück.

Nach all den Jahren, in denen ich in meiner Arbeit Erfahrungen mit vielen unterschiedlichen Menschen machen durfte, weise ich immer wieder darauf hin, wie stark und wie lang anhaltend die unsichtbaren Dinge in uns allen wirken. Und ich weise ebenfalls darauf hin, wie ernst man die mächtige Kraft von Verschwiegenem und Unausgesprochenem nehmen muss. Schmerzen sind oft aus Schweigen und aus ungeweinten Tränen gemacht. Wenn Sie Heilung wollen, müssen Sie irgendwann den Mut zur Wahrheit und zum Fühlen von alter Traurigkeit und Angst aufbringen.

Marlen und Johann liebten sich. Das sagten beide, und das konnte ich auch sehen, als sie vor mir saßen. Marlen hatte sich nach der Geburt ihres Sohnes vom Sex zurückgezogen, von dem es einst reichlich gegeben hatte. Wenn wir jetzt im Coaching über Sex reden wollten, wurde sie schnell unruhig, fast panisch. Johann wurde jedes Mal ganz hilflos. »Ich will doch keinen Druck machen, aber so kann das nicht mehr weitergehen. Sie hängt nur noch bei unserem Sohn. Sie schläft mit ihm ein, wacht mit ihm auf, und alles dreht sich nur um ihn. Sie springt bei jedem noch so kleinen Piepsen auf. Niemand ist gut genug zum

Babysitten. Das ist nicht einfach mütterliche Fürsorge, das ist krank, wenn Sie mich fragen.« Johann war sichtlich gefrustet und fühlte sich wie Luft, seit der Sohn da war.

Fast zufällig erfuhr ich, dass Marlen fünf Fehlgeburten gehabt hatte, bevor sie endlich ihren Sohn zur Welt brachte. Marlen und Johann waren zwar jedes Mal traurig gewesen, doch dann hatte Johann seine Frau schnell getröstet und gemeint: »Komm, ist doch nicht so schlimm. Beim nächsten Mal klappt's schon.« Und anschließend hatten sie nicht mehr darüber geredet. Fünf Mal! Jetzt im Gespräch kam plötzlich eine ziemliche Wut aus Marlen heraus: »Eigentlich war ihm alles zu viel. Er hat überhaupt nicht kapiert, dass da jedes Mal etwas in mir gestorben ist.« Sie beschrieb, dass sie meist noch eine ganze Zeit nach einer Fehlgeburt das Gefühl gehabt habe, etwas Totes wäre in ihrem Bauch. »Es war schrecklich. Es hat mich immer so runtergezogen. Manchmal dachte ich, ich werde depressiv. Mit Johann konnte ich darüber nie reden, er hat immer gleich auf heile Welt umgeschaltet.«

Als wir dann konkret über Sex sprechen wollten, erstarrte Marlen wieder. Als ich sie fragte, was sie gerade fühle, begann sie am ganzen Körper zu zittern. Sie schluchzte so, dass man ihre Worte kaum verstehen konnte. »Ich habe Angst … dass mein Kind … stirbt … wenn ich … wenn ich … mit Johann schlafe«. Ihr Mann saß hilflos neben ihr. Erst nach einer Weile konnte Marlen sich selbst und ihm langsam verständlich machen, was da in ihr vorging. Über die Jahre hatte es in ihr eine fatale, unbewusste Koppelung gegeben, die lautete: Immer wenn sie wieder Sex mit ihrem Mann hatte, war vorher ein Kind gestorben. Sex und Kindstod waren in ihrem Bewusstsein eine unheilige Allianz eingegangen.

Als Marlen sich diesen Gefühlen vorsichtig zuwandte, kam

viel Schmerz, Wut und Hilflosigkeit hoch, dass sie und ihr Mann die Fehlgeburten nicht hatten verhindern können. Trauer um die toten Kinder und Angst um ihren Sohn. Je mehr sie sich wieder fühlen konnte, desto klarer konnte sie formulieren, dass sie sich dem Sex von nun an nur sehr behutsam wieder würde nähern können, weil es so viel Durcheinander in ihr um Leben und Tod, Sex und Kindsverlust gab. Sie verstand, dass es wichtig war, ihren Sohn mehr loszulassen und darauf zu vertrauen, dass er die Kraft zum Leben hatte, und sie sah ein, dass sie gleichzeitig auf ihren Mann wieder mehr zugehen musste mit all ihrem inneren Durcheinander, den diffusen Ängsten und der alten Wut.

Johann wiederum verstand, warum seine Versuche, seine Frau aufzumuntern und abzulenken, eher kontraproduktiv gewesen waren und dass er lernen musste, seinen eigenen Schmerz zu zeigen und mit ihr zu teilen. Er sah, es war jetzt an der Zeit, sich seiner Frau auf eine völlig neue Weise zu nähern und nicht länger darauf zu hoffen, endlich den alten Sex von früher wiederzubekommen, so als ob nichts geschehen wäre. Johann war aufgefordert, sich mehr auf die verwirrenden und beängstigenden Gefühle einzulassen, die eine Frau oft viel unmittelbarer als ein Mann in ihrem Körper erleben muss und die sie bis in den Kern erschüttern können, wenn es um Schwangerschaft, Geburt und womöglich Todes- und Verlustängste in Bezug auf ihr Kind geht.

Schwangerschaft und Geburt führen eine Frau ungewöhnlich tief in den eigenen Körper und auch in die unbewusste psychische Disposition hinein. Oft haben Frauen, die ein Kind zur Welt gebracht haben, das Gefühl, nach der Schwangerschaft eine andere geworden zu sein und dass ihr früheres Ich von ihrer jetzigen Kraft, aber auch von ihrer Verletzlichkeit nicht die geringste Ahnung hatte. In Zeiten von Schwangerschaft und Geburt entwickeln viele Frauen ganz neue Sensoren und erleben sich deutlich verwundbarer und gleichzeitig intuitiver. Das verändert ihre Sexualität und ihre körperliche und emotionale Wahrnehmung. Und das wiederum kann auf Männer sehr verstörend wirken, da sie ihre Frauen nicht wirklich nachvollziehen können, weil sie die Dinge ja nicht so real körperlich erfahren. Häufig werden sie hinterher von den äußeren Umständen kalt erwischt, und die Veränderungen in ihrer Partnerschaft zwingen sie dann zum Wachsen und Verstehen.

An dieser Stelle möchte ich Sie ermutigen, sich Ihren Wunden und Ängsten zu stellen, damit Sie in eine Tiefe in Ihrer Partnerschaft und in Ihrer Sexualität kommen können, die Sie wieder erfüllt. Dafür ist es wichtig zu verstehen, dass Sex Vertrauen braucht. Nur mit echtem Vertrauen können Sie sich wirklich fallenlassen. Erstarrte Verletzungen, verdrängte Schuldzuweisungen und festgehaltene Ängste hindern Sie daran, zu vertrauen und loszulassen. Deshalb sollten Sie sich, gerade wenn es um Schwangerschaft und Geburt geht, immer sehr ehrlich fragen: Habe ich das alles verarbeitet? Steht seitdem etwas zwischen uns? Habe ich Ängste und Trauer aus den Erfahrungen mitgenommen? Kann ich etwas nicht verzeihen?

Reden Sie unbedingt mit Ihrem Partner, auch wenn schon Jahre seit der Schwangerschaft, der Fehlgeburt oder der Abtreibung vergangen sind. Überlegen Sie sich ein Ritual, wie Sie ein traumatisches Erlebnis während der Schwangerschaft oder Geburt gemeinsam verarbeiten und endgültig hinter sich lassen können. Geben Sie Ihrem Partner Raum, um alten Groll oder das Gefühl, im Stich gelassen worden zu sein, endlich loszuwerden. Im Falle einer Fehlgeburt oder einer Abtreibung erlauben Sie sich, gemeinsam Abschied zu nehmen.

Sehr empfehlenswert ist es auch, dem oder den toten Kindern einen Platz in der Familie einzuräumen. Wahrscheinlich dachten Sie bisher, Sie hätten nur zwei Kinder, doch vielleicht finden Sie ja eine neue Einstellung dazu, reihen das abgetriebene oder tote Kind mit ein und blicken nun auf eine größere Kinderschar. Oft ist es hilfreich, auch den lebenden Kindern davon zu erzählen, ihnen ihren »richtigen« Platz zu geben und zu erklären, dass es da noch ein Geschwister vor oder nach ihnen gegeben hat. Verschwiegene Abtreibungen führen nicht selten zu einem unbewussten Identitätsdurcheinander bei den lebenden Kindern. Die Wahrheit gibt Kindern dagegen meist Klarheit und neues Selbstvertrauen.

Am Ende ist es wichtig, auch den Sex wieder vom Tod zu befreien. Gehen Sie wieder bewusst auf Ihren Partner zu, machen Sie sich klar, dass die Vergangenheit jetzt ruhen darf, Sie beide frei und unschuldig sind und Ihren Sex und Ihre Intimität genießen dürfen.

Angst fressen Seele und Sex auf
Von vorgespielten Orgasmen und körperlichen Notlügen

Sex und Angst, vor allem alte, verdrängte Angst, liegen also ganz offensichtlich näher beieinander, als wir es wahrhaben wollen. Sex bringt uns in den Körper. Im Körper zu sein heißt, wirklich da zu sein, nicht zu denken, sondern unmittelbar zu fühlen. Im Körper zu sein und im Herzen mit einem anderen Menschen verbunden zu sein wirkt deshalb oft so bedrohlich. Wenn wir jemandem im Körper UND im Herzen näherkommen, zeigen wir uns ihm nackt und sind dadurch extrem verletzlich. Verletzlichkeit bringt immer auch Angst mit sich: Verlustangst, Angst vor Zurückweisung, Angst vor Liebesentzug. Beim Sex treten diese Ängste und Unsicherheiten ganz unmittelbar zutage. Und besonders diejenigen Ängste, derer wir uns bisher noch gar nicht bewusst waren, die wir noch gar nicht verstanden, noch gar nicht angenommen hatten.

Doch wenn wir miteinander wirklich intim werden wollen, dürfen wir keine Angst voreinander haben – weder bewusst noch unbewusst –, sonst verschließt sich alles in uns. Angst dämpft unser Gefühlsleben, sorgt für einen Panzer im Körper und wirkt wie Gift auf den Sex. Deshalb ist es nicht nur wichtig, dass Sie lernen, mit den verdrängten und vererbten Ängsten, die wir alle in uns tragen, umzugehen, sondern auch, dass Sie in einer Beziehung nicht wieder neue Ängste aufbauen. Denn das blockiert den Sex aufs Neue. Angst baut sich im Alltag einer Partnerschaft leicht auf. Oft ist es nichts Großes, sie entsteht meist eher unterschwellig, etwa wenn wir das Gefühl haben, nicht selbst bestimmen zu können … vom anderen nicht richtig wahrgenommen zu werden … etwas tun müssen, was wir nicht wollen … etwas nicht sagen, das uns auf dem Herzen liegt … uns kein klares Nein trauen, kein mutiges Ja wagen …

Angst in der Beziehung entsteht durch Schweigen, wenn wir uns, unsere Gefühle, unsere Wahrheit wegdrängen oder nicht ausdrücken, die Realität verleugnen, einer unangenehmen Tatsache aus dem Weg gehen oder die Kommunikation unterbrochen wird. Wenn die Angst kommt und nicht ausgedrückt wird, bleibt sie in uns stecken und baut sich zu einer unsichtbaren Wand in unserem Inneren auf. Und dann kommt es nicht selten zu körperlichen Notlügen.

Irgendwann war es das erste Mal. Corinna hatte ihrem Mann einen Orgasmus vorgetäuscht. Eigentlich hatte sie keine Lust auf Sex gehabt. Eigentlich war die Stimmung seit Tagen nicht wirklich gut gewesen. Aber dann wollte ihr Mann abends mit ihr schlafen, und Corinna wollte weiteren Stress und Streit vermeiden. So hatte sie einfach mitgemacht, obwohl es sich nicht gut angefühlt hatte und ihr Körper überhaupt nicht bereit gewesen war für Sex. Da ihr Mann schnell erregt war und zum Höhepunkt kommen wollte, hatte Corinna einfach einen Orgasmus vorgetäuscht und damit den Sex schnell beendet. Tatsächlich hatte Corinna so vermieden, ihren Mann mit ihren wahren Gefühlen, ihrer Unzufriedenheit und ihrer mangelnden Lust zu konfrontieren. Die kleine Täuschung war eine Art körperlicher Notlüge gewesen.

In den Wochen danach wurde es wieder leichter zwischen

den beiden, und Corinna fand auch wieder mehr Spaß am Sex. Doch dann kam eine Zeit, in der sie sich sehr verunsichert fühlte. Ihr Mann kam immer später von der Arbeit und war viel abwesend. Sie ertappte sich dabei, wie sie in seinem Handy rumschnüffelte und sich fragte, ob es vielleicht eine andere gebe. Und sie ertappte auch sich dabei, wie sie sich beim Sex unter Druck setzte, eine gute Figur machen wollte. Immer öfter täuschte sie jetzt einen Orgasmus vor, wenn ihr Körper sich nicht entspannen und sie dem Tempo ihres Mannes nicht schnell genug folgen konnte.

Von außen sah es so aus, als liefe es bombig im Bett, aber unterschwellig wuchs Corinnas Angst. Ihr Körper verschloss sich immer mehr, und ihre Ehe verlor kontinuierlich an Nähe. Corinna realisierte später, als ihre Ehe in einer tiefen Krise steckte, dass sie damals den Mut gebraucht hätte, Stopp zu sagen und mit ihrem Mann über ihre Ängste und die tatsächliche Distanz zwischen den beiden zu sprechen, statt ihm beim Sex etwas vorzumachen und so Steinchen um Steinchen eine Mauer aus Lügen im Bett zu errichten.

Angst entsteht zum Beispiel auch, wenn wir mit Sex dealen. In vielen Ehen gehen Sex und Geld leider eine angstvolle Allianz ein. Immer wieder sitzen Frauen in meiner Praxis, die mit ihren Männern regelmäßig schlafen, weil diese Männer das Geld verdienen und die Frauen sich finanziell abhängig fühlen. »Ab und zu, wenn wir im Urlaub sind, der Stress weg ist und wir Zeit haben, macht mir der Sex auch mal Spaß. Aber im normalen Leben ist es fad bis schrecklich.« Die Frau, die das sagt, geht trotzdem regelmäßig auf die Wünsche ihres Mannes ein: »Mein Mann wird krank ohne Sex. Er will fast jede Nacht mit mir schlafen. Dann weckt er mich um zwei oder um drei Uhr morgens. Oft muss ich ihm dabei irgendeine geile Geschichte erzählen, bis er in mir kommt, dann darf ich weiterschlafen«, erzählt sie kraftlos. »Ich hab ein paar Mal im Lauf der Jahre gesagt, dass ich gehe, aber dann hat er mir vorgerechnet, dass ich in meinem Alter keinen Job mehr kriege und mit nichts dastehe.«

Ich möchte an dieser Stelle nicht versäumen, eine Erfahrung aus meiner Praxis mit Ihnen zu teilen: In all den Jahren, in denen ich mit Paaren arbeite, habe ich noch nie erlebt, dass ein Mann wirklich bei einer Frau geblieben wäre, die mit ihm nur wegen finanzieller Abhängigkeiten, aus Angst vor dem Alleinsein oder vor einem gesellschaftlichen Absturz schlief. Der Mann mag vielleicht noch körperlich anwesend gewesen sein, aber auch er war nicht in Liebe mit der Frau verbunden.

Wenn die Frau aus Angst bleibt, muss sie damit rechnen, dass der Mann sie benutzt. Meine Erfahrung ist, dass die Männer in solch einem unausgesprochenen Deal entweder den Druck auf den Sex erhöhen, ihre Frau verlassen oder zumindest fremdgehen. Frauen müssen sich klarmachen, dass ein Mann unterschwellig natürlich spürt, ob eine Frau mit ihm wegen seiner selbst oder wegen ihrer Angst schläft.

Männerkörper sprechen übrigens eine genauso feine Sprache wie die der Frauen. Auch sie sind ehrlich, und der Mann sollte den Mut haben, seinem Körper zuzuhören, statt ihn mit Doping ans Ziel zu bringen.

Für Thomas gehörte Viagra zum Leben wie Zähne putzen. Er hatte eine neue Frau und wollte von seinem Körper beim Sex nicht gestört werden. Schon in seiner ersten Ehe und dann vor ein paar Jahren, als er ziemlichen Stress im Job hatte, musste er erleben, wie auf einmal nichts mehr ging im Bett. Da kam ihm Viagra gerade recht. Nachdem er schon eine Ehe mit Sexproblemen und einer Frau, die ihn betrog, hinter sich hatte, wollte er diesmal alles anders machen. Seine neue Partnerin war jünger als er und eine anspruchsvolle Frau. Sie wollte nicht nur guten Sex, sie hatte auch sonst klare Vorstellungen. Wenn es Streit gab, drohte sie mit Trennung. Thomas hatte oft das Gefühl, ihr nicht gerecht werden zu können. In der Phase einer vorübergehenden Trennung kam Thomas zu mir. Seine Partnerin hatte ihm verkündet, dass sie nichts mehr für ihn empfinde.

Als wir über Sex redeten, hatte er auf einmal ein Aha-Erlebnis: »Wenn ich auf Viagra verzichte, geht da nichts. Aber dann kommt wenigstens die Wahrheit zutage«, wurde ihm klar. »Eigentlich will ich gar nicht mehr mit ihr schlafen. Eigentlich fühle ich mich bei ihr nicht sicher und nie wirklich angenommen. Bei meiner ersten Frau war es genauso. Mit ihr war ich schon seit Jahren nicht mehr glücklich. Warum sollte der Sex da klappen?« Thomas war wie befreit durch die Wahrheit. Ich schlug ihm vor zu schauen, wer er eigentlich ohne Viagra war, und auf diesen verletzlichen Mann ab jetzt besser aufzupassen. Er nahm sich vor, sich zukünftig bei den Frauen klarer abzugrenzen und zu gucken, was er selbst braucht und was ihm Spaß macht.

Angst ist übrigens nicht einfach negativ. Angst kann ein Signal sein, auf das wir unbedingt hören sollten. So gibt es Angst, die wie ein innerer Daueralarm an uns rüttelt, wenn wir unserer Intuition nicht vertrauen. Melanie musste das schmerzvoll erleben: »In den letzten Jahren fühlte ich mich nach dem Sex ganz verschüchtert und manchmal wie vergiftet, wenn ich mit meinem Mann geschlafen hatte, aber ich habe mich nie getraut, mit ihm darüber zu reden. Er hatte ja Lust auf mich, und ich wusste nicht, was da in mir los war.« Eines Tages bekam sie dann einen Anruf von einer Frau, die ihr erklärte, dass sie seit drei Jahren die Freundin ihres Mannes sei und jetzt herausgefunden habe, dass er nicht nur mit ihr, sondern auch mit seiner Sekretärin ein Verhältnis habe. »Es war ein Schock, aber es fühlte sich irgendwie auch richtig an. Thomas war beim Sex gefühlt nie mein Mann gewesen, doch ich hatte Angst gehabt, ihn zu verlieren, wenn ich nicht mit ihm schlief.« Im Sex sollte man immer seiner Intuition, nie seinem Kopf und den Beschwichtigungen anderer vertrauen.

Es gibt Sex, bei dem wir unsere Seele verkaufen. Der sorgt für Angst, die krank machen kann, wenn wir ihr keinen Ausdruck verleihen und sie aus unserem Bewusstsein in unseren Körper verdrängen. Einmal war eine Frau bei mir, die bereits unter Asthma, allen möglichen Allergien und Hautausschlägen, einer chronischen Blasenentzündung, Depressionen etc. litt und sich trotzdem von ihrem Mann immer wieder zu Swingerclub-Besuchen und Sexurlauben mit fremden Partnern überreden ließ. Sie hatte beide Eltern verloren und Angst, dass er ihr die Kinder wegnehmen könnte, wenn sie gehen würde. »Ich blieb wegen der Kinder und machte mit.«

So wie Angst beim Sex auf Dauer krank machen kann, kann Vertrauen beim Sex den Körper sofort wieder heilen. Gerti schlief schon seit Jahrzehnten nicht mehr mit ihrem Mann. Nachdem sie mehrere schwere Unterleibsoperationen gehabt hatte, verursachte Sex ihr Schmerzen. Gerti und ihr Mann hatten sich in einem Leben auf Distanz eingerichtet. Ihr Mann war beruflich viel unterwegs, hatte zuhause sein eigenes Schlafzimmer und seit Ewigkeiten Geliebte. »Um ehrlich zu sein, hatte er schon eine Geliebte, kurz nachdem ich vor 22 Jahren unseren Sohn bekommen habe. Sex mit mir war nie wirklich seine Sache gewesen.«

Gerti saß bei mir, weil sie das Wunder gar nicht fassen konnte. Sie hatte seit einiger Zeit Spaß am Sex, und es tat auch überhaupt nicht weh. Der Grund war ihr Liebhaber. All die Jahre hatte sie versucht, mit ihrem Mann mehr Nähe zu finden und irgendwas zu ändern, aber in Gefühlsdingen war er wortlos, und wenn es um Sex oder seine Geliebten ging, entzog er sich jedem Gespräch. Jetzt, nach fast dreißig Jahren, hatte Gerti gewagt, auszubrechen. Sie fand einen Verehrer in ihrem Spanischkurs. »Ich kann es einfach nicht fassen. Er geht auf mich ein. Wir reden. Er ist so einfühlsam und zärtlich, dass ich mich nicht verspanne. Mein Körper funktioniert wieder. Es ist ein Wunder.«

Gerti war all die Jahre nur aus Angst bei ihrem Mann geblieben. In unseren Gesprächen wurde ihr klar, dass sie nicht noch mehr für diese alte, leere Ehehülle tun und weiter ängstlich an der sprachlosen Wohngemeinschaft festhalten musste, sondern besser endlich auf ihren Körper hören und wieder lebendig werden sollte. Sie schaffte es tatsächlich, sich ein kleines eigenes Apartment zu suchen, blieb weiter in Verbindung mit ihrem Geliebten und genoss das Wunder. Aber sie kam in dieser Zeit auch nicht richtig von ihrem Mann los.

Ich legte ihr nahe, ihr Wunder nicht nur zu genießen, sondern auch ihrem Mann von dem Wunder zu erzählen, egal wie unangenehm das sein würde. Auf Dauer würde es ihr nicht helfen, einfach nur zu einem anderen Mann zu flüchten, sondern jetzt im zweiten Schritt ging es darum, dieses Leben in Offenheit und Verbundenheit auch in den Alltag zu bringen.

Man kann mit einem anderen Menschen dieses »Wunder« erfahren, aber letztendlich geht es darum, mit viel Übung und Mut im täglichen Leben in der Offenheit, Zartheit und Verletzlichkeit zu bleiben. Für Gerti hieß das, immer wieder im

Moment mitzukriegen, was sie brauchte, was ihr nicht guttat, was ihr Wohlgefühl bereitete und was sie verschlossen werden ließ. Das ist ein Prozess, der nicht von heute auf morgen Früchte trägt, sondern Beharrlichkeit und Geduld braucht. Ich schlug Gerti vor, auch ihre Familie zuhause mit ihrer Wahrheit zu konfrontieren. Jetzt war es wichtig, dass Gerti lernte, ihren Körper mit all seinen Signalen ernst zu nehmen, konsequent für eine Veränderung in ihrem Leben einzustehen und sich zu sich und ihren Bedürfnissen zu bekennen, auch wenn das Konflikte und stressige Begegnungen bedeuten würde.

Gerti hatte mit ihrem Geliebten entdeckt, was ihr Körper brauchte, aber sie war bis zum Schluss nicht in der Lage, die Verbindung mit ihrem Mann zu kappen. Es war jetzt sicher eine der wichtigsten Herausforderungen für sie, mit ihrem Mann in Verbindung zu sein, aber nicht wieder in alte Abhängigkeiten zu geraten, sondern klare Grenzen zu ziehen und ihm ehrlich zu zeigen, wie weit entfernt sie sich im Moment von ihm fühlte.

Endlich konnte sie wütend sein und erkennen, dass ihr Mann vor jeder gemeinsamen Entwicklung und vor jeder Konfrontation mit der unangenehmen Wahrheit geflüchtet war – aber Gerti eben auch! Ihr Mann war einfach abgehauen, als es schwierig wurde, und hatte seine Sexualität woanders ausgelebt, wo er nicht mit seinen Wunden konfrontiert wurde. Und Gerti hatte zwar all die Hilfeschreie ihres Körpers zur Kenntnis genommen, aber sich nicht in Bewegung gesetzt und für sich gesorgt.

Keiner von beiden ist schuld, denn keiner von beiden wusste es besser. Aber jetzt gibt es die wundersamen Erfahrungen mit dem neuen Mann. Sie sind nicht die Lösung für Gertis Probleme, sie zeigen nur den Weg. Diese Erfahrungen können entweder die Basis dafür bilden, dass Gerti und der neue Mann lernen, sich tiefer aufeinander und einen gemeinsamen Alltag einzulassen. Oder sie führen dazu, dass Gerti klarer und eindeutiger mit ihrem Mann wird und beide sich dann an diesen neuen Erfahrungen orientieren können. Dazu müsste Gerti die Spielregeln vorgeben, die sie braucht, um sich wieder in ihrem Körper zu spüren und zu öffnen. Aber sie müsste auch den Mut haben, auf ihren Mann zuzugehen, und sich auf Körperlichkeit mit ihm einlassen. Beide könnten sich mit dem zweiten Teil dieses Buches beschäftigen und mit Hilfe von Soulsex ausprobieren, wie sie diese Erfahrung mitten in der Angst und zwischen den alten Verletzungen machen können. Am Ende wird es für Gerti auch mit dem neuen Mann um diesen Weg gehen – nämlich dann, wenn beide die ersten Verletzungen miteinander erleben. Dann beginnt auch in der neuen Beziehung wieder das alte Spiel von Rückzug und Dichtmachen, damit es nicht wieder wehtut. Und dann wird auch hier das Wunder wieder verblassen.

Wenn der Sex nicht mehr so funktioniert, wie wir es gewohnt waren, haben wir schnell das Gefühl, es wäre etwas mit uns oder unserem Körper nicht in Ordnung. Niemand hat uns beigebracht, unserem Körper zu vertrauen und ihm zuzuhören. Weil uns aber gar nicht richtig klar ist, warum jetzt plötzlich diese Unsicherheit da ist, warum die Lust weggeht oder warum wir auf einmal zu früh kommen oder gar nicht mehr kommen können, werden wir verlockt, solche unangenehmen Gefühle oder gar funktionellen Störungen schnell wegzudrängen und etwas darüberzulegen, so dass es keiner merkt.

Das ist aber genau der Weg, der uns in der Angst und der Unsicherheit festhält. Wir zeigen sie nicht, und so wird sie unterschwellig größer und bewirkt, dass wir uns von unserem Partner immer weiter entfernen. Wenn ich meinem Partner einen

Orgasmus vorspiele, dann ist das das Gegenteil von mich ihm anvertrauen. Und wenn ein Mann immer zu früh kommt, heißt das, dass er unter einer wahnsinnigen Anspannung und großem Druck steht. Aber für die körperliche Liebe, für echte Nähe, ist es absolut entscheidend, dass wir uns bei dem anderen sicher fühlen. Das ist ganz anders als beim Sex in der Phase der Verliebtheit oder beim Fremdsex, da werden beide schnell erregt, und Ängste werden gar nicht erst berührt. Da gibt es eine oberflächliche Druckwelle, die aufregend und mitreißend wirkt und sich schließlich entlädt – die aber eben nichts Tieferes in uns berührt. Wenn allerdings die Vertrautheit wächst, dann verschwindet diese druckwellenartige Erregung, und aus den tieferen Schichten tauchen unsere Verschlossenheit, unsere Verunsicherung, unsere Hemmungen, unsere alten Traumata, unsere Ängste und unsere Zerrissenheit auf.

Das kann sich dann so äußern, dass wir mit einem Mal eifersüchtig, mit der Zeit vielleicht sogar krankhaft eifersüchtig werden. Wir kontrollieren, halten fest, können nicht mehr vertrauen, fürchten uns vor dem Alleinsein. Angst kann sich aber auch auf körperlicher Ebene zeigen, indem wir nervös, verspannt oder hart werden, indem wir zittern, schwitzen oder unser Herz klopft. Wenn die Angst zu stark wird, neigen die einen dazu, zu kämpfen und abzuwehren. Die anderen lassen die Jalousien runter. Wir alle haben einen Schutzmechanismus, der uns nichts mehr spüren lässt, wenn alles andere zu viel und nicht zu ertragen wäre.

Wenn sich die Angst über den Körper ausdrückt, kommt es leicht zu sexuellen Funktionsstörungen. Wenn wir Druck machen, weil wir wieder etwas spüren wollen oder weil der Körper funktionieren soll, dann verstärken wir damit unbewusst die Angst. Wenn wir ihre Signale nicht verstehen, die Angst bewusst nicht mehr fühlen wollen oder uns nicht mehr trauen, sie zu zeigen, dann rutscht die Angst in den Körper und sorgt dafür, dass sich dort alles zusammenzieht. Länger angesammelte und aufgestaute Angst zeigt sich im Körper als Spannung – auch wenn wir diese Spannung vielleicht nicht immer gleich erkennen. Taubheit ist ein Zeichen von Überspannung (Angst). Wenn Frauen keinen Orgasmus bekommen, dann, weil sie voller Anspannung (Angst) sind und nicht mehr wissen, wie sie loslassen sollen. Wenn Männer zu früh kommen, hängt das mit ihrer inneren Anspannung zusammen (Angst). Wenn Männer keine Erektion bekommen, dann steht meist eine Hyperüberspannung dahinter (Angst).

Sicher werden Ärzte jede Menge medizinische Erklärungen für die vielen körperlichen Einschränkungen beim Sex haben, aber all diese Phänomene sind Ausdruck einer tiefer liegenden Verunsicherung. Die wenigsten trauen sich, gleich mit ihrem Partner über ihre Verunsicherung zu sprechen, die meisten schämen sich und ziehen sich zurück. Dieser Rückzug geschieht oft nicht einmal bewusst. Und so fangen viele Paare verstört an, auf die eine oder andere Art um die einstige Erregung zu kämpfen und sie künstlich am Leben zu halten. Während sie parallel dazu alles tun, um unterschwellige Ängste und Unsicherheiten und die damit einhergehenden Schamgefühle zu überspielen und vom Partner fernzuhalten.

Das ist nicht nur extrem anstrengend, sondern oft auch der Anfang vom Ende der Intimität. Einst haben wir davon geträumt, uns genau bei diesem Menschen sicher zu fühlen, und jetzt müssen wir uns vor genau diesem Menschen verschließen, müssen uns womöglich sogar vor ihm schämen.

Und dann fängt die Sehnsucht an: »Es war doch alles so

schön.« Nach der Sehnsucht kommt das Infragestellen: »Vielleicht ist das hier alles nicht mehr richtig«, »wahrscheinlich passen wir doch gar nicht so gut zusammen.« All das spielt sich meist im Stillen in uns ab, weil wir solche Fragen und Zweifel nicht gerne wahrhaben wollen und uns nicht trauen, in der Beziehung über sie zu sprechen.

Wenn wir uns aber nicht mitteilen und der andere nicht präsent genug ist, um zu spüren, dass etwas mit uns los ist, dass emotionale Distanz da ist, dann wird der Sex immer kontraproduktiver. Statt uns auszudrücken, machen wir weiter mit etwas, das uns innerlich nicht erreicht. Da ist etwas in uns, was sich nicht öffnet, doch wir gehen einfach darüber hinweg und lassen geschehen, dass der andere genau da ranwill – mit auffordernden Berührungen, mit Eindringen, mit Bewegung, mit Reibung. Das führt dazu, dass wir uns immer schrecklicher fühlen und entweder Sex zu vermeiden versuchen, über uns selbst im Sex komplett hinweggehen oder irgendwann ins Fremdgehen flüchten.

Mit jemandem, den wir noch nicht so lange kennen, können wir dann endlich wieder entspannen. Die ganze Altlast ist weg, der Sex und die Lust kommen wieder hervor, wir fühlen uns wieder frei und ganz. Aber dann … eines Tages … irgendwann … funken uns unsere unerledigten Geschichten dazwischen. Wir können die Nähe nicht mehr aushalten … fühlen uns nicht angenommen … nicht verstanden … Und schon gehen die Türen wieder zu. Auf einmal können wir uns nicht mehr gehenlassen … sind wieder getrieben von Rastlosigkeit und Suche … haben wieder Verlustängste … können uns nicht mehr richtig spüren und brauchen wieder eine stärkere Dosis … verleugnen uns wieder … schweigen wieder … sind wieder auf der Flucht …

Irgendwann bleibt uns mit diesem oder jedem anderen Partner nichts anderes übrig, als uns unserer Angst und unserer Abwehr zu stellen und in unserem Herzen aufzuräumen, damit der Körper wieder seine Ruhe findet. Um uns von der Angst zu befreien, müssen wir nicht genau wissen, woher sie kommt, sondern nur bereit sein, sie zu fühlen, wenn sie wieder hochkommt und anfängt, uns zu blockieren.

Wenn wir sie tatsächlich fühlen, dürfen wir uns nicht dazu hinreißen lassen, vor dem unangenehmen Gefühl in den Kopf zu flüchten und uns dann auch noch zu verurteilen, wenn wir den Kontakt, die Lust und die Kraft verlieren. »Ich bin ein Versager!«, verurteilen sich die einen. Die anderen zweifeln an sich: »Bin ich vielleicht frigide?« Stattdessen geht es darum, einfach bei der Angst zu bleiben wie eine liebevolle Mutter bei einem verängstigten Kind. Wenn wir das wieder und wieder tun, wird die Angst sich langsam beruhigen.

Wenn wir nicht mehr ausblenden, nicht rumeiern, uns konsequent treu bleiben und wieder beginnen, unsere Wahrheit ehrlich auszusprechen, dann kommen die alten Symptome, die alten Schmerzen, Nöte, Schuld- und Schamgefühle wieder an die Oberfläche. Dieses Nachlassen der Betäubung kann uns ziemlich umhauen und uns noch mal erneut Angst machen. Das emotionale Aufräumen ist unangenehm für uns selbst und für unsere Beziehung, aber heilsam.

Das Wichtigste ist, dass wir das alltägliche Verletzlichsein nicht bekämpfen, sondern lernen, es auszudrücken. Erst wenn wir uns das trauen, kann wieder Nähe zum Partner entstehen. Keine romantische Nähe, aber eine wahrhaftige Nähe, weil wir jetzt gemeinsam die Hosen runterlassen.

Wenn wir mit unserem Partner da hingehen, wo es sich taub

anfühlt, wo es nicht mehr klappt, wenn wir nicht mit irgendwelchen Hilfsmitteln darüber hinweggehen – Männer Viagra
nehmen und Frauen schauspielern oder innerlich auf Durchzug
stellen –, sondern wenn zwei Menschen bei voller Präsenz in die
Angst, zu versagen oder verletzt zu werden, hineingehen, dann
öffnet sich die alte Wunde, kann heilen, und wir können uns
näherkommen denn je.

Wer nicht fühlen will, wird süchtig
Wenn Sex zur Droge wird

Wenn Angst tief genug verdrängt wird, kann sie sich auch in Sexsucht verwandeln. Stefan kam zu mir, weil seine Frau ihm die Telefonnummer unseres Büros gegeben hatte, bevor sie ihn rausschmiss. Stefan ist ein erfolgreicher Mann. Ein attraktiver Mann, der als Manager ständig durch die Welt reist. Er ist seit Jahren verheiratet, aber bis vor Kurzem hat er sich fast überall, wo er gerade war, auf leidenschaftliche Affären eingelassen. Trotzdem stand er unter permanentem Sexdruck, so dass er sich zwischen den Begegnungen zwanghaft selbst befriedigen musste und, wenn er zuhause war, auch von seiner Frau häufig Sex einforderte.

Seine Frau wusste, dass er nicht treu war. Immer wieder gab es Streit, Drohungen von ihr und Versprechen von ihm, dass er aufhören würde. Aber dann wurde er wieder rückfällig und sprach im Flieger, in einer Bar, nach einem Meeting Frauen an und brachte sie dazu, mit ihm ins Bett zu gehen. Egal, wie viele Frauen er hatte, es schien nie zu reichen. Er konnte sexuell nicht zur Ruhe kommen. Nachdem seine Frau ihn schließlich verzweifelt vor die Tür gesetzt und alle Schlösser ausgewechselt hatte, landete er ähnlich verzweifelt bei mir, um mit seiner Beziehung einen neuen Weg zu finden. Parallel hatte er eine Therapie begonnen, während der ihm klar wurde, dass er sexsüchtig war.

Sexsucht ist genauso ernst zu nehmen wie Alkohol- oder Drogensucht. Viele Frauen, die zu mir kommen, erzählen, dass ihre Männer seit Jahren oder sogar Jahrzehnten immer wieder fremdgehen oder sich permanent mit Pornos selbst befriedigen müssen. Wenn es um Sexsucht geht, nützt kein Reden, sondern nur ein absolut konsequentes Nein vom Partner und therapeutische Unterstützung, die dem Betroffenen auszusteigen und zu erkennen hilft, was hinter seiner Sexsucht steckt.

Sex wird immer dann zur Sucht, wenn wir ihn benutzen, um unsere Angst und unsere Unsicherheit nicht spüren zu müssen. Hinter einer Sucht steckt immer auch Angst.

Stefan konnte sich selbst kaum aushalten, wenn er keinen Sex bekam. »Ich habe das Gefühl, ich werde verrückt. Mein ganzer Körper dreht durch. Und dann noch dieses schreckliche Gefühl von Alleinsein.« Stefan ging in seiner Therapie nochmals in Kontakt mit vielen schmerzlichen Erlebnissen in seiner Kindheit. Schon bevor er in der Schule war, hatte sein Vater ihn mehrfach ausgesperrt und nachts draußen schlafen lassen, wenn Stefan etwas gemacht hatte, was sich in den Augen des Vaters nicht gehörte. Stefan hatte jedes Mal schreckliche Angst alleine gehabt.

Nach seinem Rausschmiss ging er für zwei Wochen in ein Kloster und lernte in der Einsamkeit, dass er sich sein ganzes Leben lang eigentlich nach Geborgenheit und einem sicheren Zuhause gesehnt hatte und dass sein Bedürfnis nach Intimität und Nähe sich irgendwann immer in ein scheinbar unersättliches sexuelles Verlangen verwandelt hatte. Er hatte die Spannung in seinem Körper immer wieder neu in der sexuellen Begegnung ausagiert, was dann zumindest für den Moment zur Entspannung führte.

Viele Männer behaupten von sich: »Ich brauche Freiheit und nicht dieses Gefühlsgedusel ... Ich bin nicht so eng ... bin eben nun mal nicht monogam ... bin sexuell total befreit ...« Oder: »Ich brauche keine feste Beziehung, sondern Abwechslung.« Manche plädieren auch bei ihren Frauen für eine offene Partnerschaft: »Ich brauche das einfach ... entweder öffnen wir die Beziehung, oder ich gehe ... das Modell Ehe ist doch längst überholt ... Ich brauche mein Singleleben und muss neue Erfahrungen machen ...« Hinter all diesen Freiheitsbekundungen steckt häufig einfach nur Sucht.

Oft kommen Männer zu mir, die große Angst vor Nähe und jede Menge emotionale Verletzungen in sich tragen. Männer, die überhaupt nicht wissen, wie sie sich ihrer Frau wahrhaftig zeigen oder sich auf echte Intimität einlassen können. In der Sexsucht steckt im Kern immer eine Sehnsucht nach mehr Intimität und Nähe. Wenn wir es schaffen, aus der Sucht auszusteigen, und lernen, die dahinterliegende Bedürftigkeit, die Spannungen und die Angst vor dem Alleinsein zuzulassen, können wir irgendwann ehrlich sagen: »Ich möchte Nähe.« Und dann geht es darum, sich Schritt für Schritt auf die damit verbundene Wahrhaftigkeit und Verletzlichkeit einzulassen.

Wenn es um Sexsucht geht, brauchen Frauen mindestens ebenso viel Klarheit wie bei jeder anderen Sucht oder wie bei Gewalt in der Beziehung. Sie sollten sich bei diesem Thema nichts vormachen. Jemand, der süchtig ist, kann nicht über seine Handlungen entscheiden. Die Sucht entscheidet über ihn. Das führt oft zu einer verwirrenden Spaltung. Süchtige neigen zu Heimlichkeit und zur Verdrängung ihrer Abhängigkeit. Wenn sie entdeckt und zur Rede gestellt werden, versprechen sie gern leidenschaftlich und vollmundig Veränderung und Besserung. Dabei blenden sie aus, dass ihnen die Kraft und die Kontrolle über sich selbst fehlen, um für diese Veränderung zum jetzigen Zeitpunkt wirklich konsequent sorgen zu können.

Wenn Sie einen sexsüchtigen Partner haben, nützt deshalb kein Hoffen und endloses Diskutieren. Es braucht absolute Klarheit und Konsequenz. Fragen Sie sich daher vor allem, was Ihnen wirklich guttut und was für Sie stimmig ist. Ihr Bauchgefühl und nicht irgendwelche Versprechungen von Ihrem Partner sollte Ihr Maßstab sein. Wollen Sie wirklich nachts um zwei geile Geschichten erzählen? Wollen Sie eine offene Partnerschaft führen? Wollen Sie die pinkfarbenen Lackdessous tragen, nachdem Sie die Kinder ins Bett gebracht haben? Partner von Süchtigen trauen sich oft nicht, klare Grenzen zu ziehen, weil sie Angst haben, den anderen zu verlieren. Und dann nicken sie zu Dingen, die sie eigentlich nicht wollen.

Mir ist bislang noch keine Frau begegnet, die wirklich authentisch gesagt hat: »Klar, kein Problem. Offene Ehe. Alle möglichen anderen Frauen. Kein Problem, ist doch total easy.« Manche Frauen versuchen zwar, für kurze Zeit mitzuhalten, und lassen sich dann auch mit anderen Männern ein, damit es nicht so verletzt. Aber irgendwann fängt es bei den meisten an, wehzutun.

Frauen, die mit sexsüchtigen Männern zusammen sind und merken, dass sie nicht rauskommen, sollten sich dringend Hilfe in Form einer Therapie suchen, die sie dabei unterstützt zu erkennen, dass sie einen Mann verdient haben, der sich auf sie einlässt und sie nicht wie ein Objekt benutzt. Als Frau eines sexsüchtigen Mannes ist es Ihr wichtigster Job zu lernen, dass Sie es verdienen, einen Mann zu haben, dem Sie genügen. Zu lernen, dass Sie das Recht haben, Stopp zu sagen.

Aber auch Frauen und Männer, die besonders verführerisch daherkommen, die immer überall gleich anbaggern und rumschäkern, sind oft sehr unsicher. Sie gehen in die Offensive und täuschen mit Sex über ihre Unsicherheit und Hilflosigkeit hinweg. In »Verführen« steckt eben auch das Wort »führen«. Verführer tun so, als ob sie große männliche oder weibliche Kraft besitzen und über besondere Erotik verfügen. Aber häufig ist das aktive Verführen vor allem ein Schutz vor zu viel Nähe oder eine Wiederholung von selbst erlebtem Übergriff. Frauen, die sexuell missbraucht wurden, gehen häufig entweder in den totalen sexuellen Rückzug oder in ein immer wiederkehrendes, mädchenhaftes Verführen und wiederholen dabei unbewusst das, was sie erlebt haben.

Manchmal ist es aber auch ganz offensichtlich, dass wir nicht für die eigenen Grenzen sorgen können. Kürzlich war ich dabei, als eine Frau zum ersten Mal in ihrem Leben realisierte, wie oft sie eigentlich von Beginn an bei etwas mitgemacht hatte, das ihr gar nicht wirklich gefallen hatte. »Beim ersten Kuss war ich zwar aufgeregt, aber so richtig toll fand ich ihn nicht. Manchmal fand ich die Berührungen grob, und oft hatte ich ein Gefühl von fehlender Nähe. Aber ich hab das alles trotzdem zugelassen. Eigentlich hatte ich als junge Frau oft sexuelle Begegnungen, die sich für mich nicht richtig anfühlten. Obwohl es jedes Mal dieses Unwohlsein in mir gab, machte ich trotzdem mit, weil ich nicht in der Lage war, besser für mich zu sorgen.« Die Frau war gekommen, weil sie unglücklich in ihrer Ehe und in ihrem Sexleben war, aber Angst hatte, mit ihrem Mann darüber zu sprechen.

Immer wieder sitzen Frauen vor mir, die keine Lust mehr auf den alten Sex haben, aber nicht wissen, wie sie den Ausstieg finden sollen. »Ich weiß nicht, warum ich immer wieder mitmache.

Mir geht es danach jedes Mal nicht gut. Ich hasse mich dafür …«
Das höre ich oft. Wenn wir tun, was wir nicht tun wollen, dann
regieren unterschwellig Gefühle, die wir nicht gerne fühlen:
Angst, Wertlosigkeit, Scham, Schuld …

Wenn Sie merken, dass Sie immer wieder wie ferngesteuert in
ein Verführerinnenspiel einsteigen oder ein Sexleben weiter-
führen, das Ihnen nicht guttut, dann hilft es nicht, wenn Sie sich
dafür verurteilen und gegen sich kämpfen. Das schwächt Sie nur
immer weiter. Dann ist es wichtig, dass Sie sich an diesem Punkt
genauer kennenlernen. Stellen Sie sich Fragen: Was erhoffe ich
mir davon? Welchen Vorteil verspreche ich mir, wenn ich weiter
mitmache? Was für ein Gefühl taucht auf, wenn ich es diesmal
nicht tue oder wenn ich mir auch nur vorstelle, es nicht zu tun?

Wenn ich ehrlich zu mir bin, werde ich in den allermeisten
Fällen als Motor Angst vor Ablehnung oder Angst vor Alleinsein und Gefühle von Wertlosigkeit und Scham finden. Je weniger ich mich wert fühle, geliebt und begehrt zu werden, je weniger ich darauf vertraue, mein Leben auch alleine leben zu
können, je größer meine Angst vor dem Alleinsein und vor Ablehnung ist, je mehr mein Körper und mein Wesen mit Scham
belegt sind, desto leichter bin ich bereit, mich auf etwas einzulassen, das mir nicht guttut.

Um aus einem ungesunden Kreislauf im Sex auszusteigen, ist
es sehr wichtig, dass Sie sich immer wieder ermutigen, Ihrem
eigenen Instinkt zu folgen. Etwas mag für die ganze Welt richtig
sein, wenn es sich für Sie nicht richtig anfühlt, dann ist es für Sie
nicht richtig. Punkt! Wenn Sie sich selbst nicht wertschätzen
und zu klaren Grenzen ermutigen, dann lassen Sie sich zu leicht
auf etwas ein, das Sie verletzen kann. Je öfter das passiert, desto
mehr verlieren Sie Ihr Selbstwertgefühl und werden in der

Begegnung im Sex immer unsicherer, schämen sich für vermeintliche Mängel und Makel. Sie verlieren immer weiter den Kontakt zu sich selbst und öffnen damit Tür und Tor, dass Sie den Halt in sich verlieren und der andere den ganzen Raum einnimmt.

Der Therapeut Krish Trobe schreibt in seinem Buch über Sex und Intimität:

»*Scham entsteht aus dem Gefühl des Getrenntseins von uns selbst. Ein Zustand, in dem wir nicht in Kontakt mit unseren lebenswichtigen Kräften und unserer Einzigartigkeit sind, und wir ruhen nicht in dem Wissen, wer wir sind.*«

Angst führt zu diesem Gefühl von Getrenntsein. Bei Frauen macht sich die Angst oft durch ein Getrenntsein vom Körper bemerkbar. Ich erlebe so viele Frauen, die nicht wirklich in ihrem Körper zuhause sind. Sie beobachten und kontrollieren ihn zwar die ganze Zeit argwöhnisch, fühlen ihn aber nicht wirklich und wohnen nicht in ihm. Sie sind stattdessen ständig darauf fixiert, was die anderen über ihren Körper denken, und glauben, immer mehr Leistung und Perfektion bringen zu müssen, um gesehen und wahrgenommen zu werden.

Wenn wir unseren Körper nicht fühlen, können wir nicht unmittelbar einschätzen, ob etwas stimmig für uns ist oder nicht. Und dann wird es für uns schwierig, zu fühlen und zu sagen, was wir brauchen, und daraus unsere gesunden Ich-Grenzen abzuleiten. Im Sex führt das dazu, dass wir nicht nur unser Wohlgefühl, sondern auch unseren Instinkt verlieren, anfangen getrieben oder gierig zu werden oder Spiele zu spielen und Kompromisse einzugehen. Und schließlich gewöhnen wir uns an technischen Kompromisssex, der uns nicht erfüllt.

Sex kann aber auch zur Waffe werden. Rebecca kam zu mir und war fassungslos. Sie hatte herausgefunden, dass ihr Mann schon seit geraumer Zeit regelmäßig in Bordellen verkehrte. »Dabei lief es im Bett immer gut zwischen uns«, schüttelte sie verständnislos den Kopf. Warum ging ihr Mann zu Prostituierten? Sie konnte es einfach nicht verstehen. Im Laufe unserer Gespräche kam heraus, dass Sex in ihrer Ehe die schärfste Waffe war, die im gegenseitigen Machtkampf ins Gefecht geführt wurde.

Rebecca spielte mit ihrem Körper und mit ihrem Mann. Manchmal verführte sie ihn, wenn er sonst kaum zu erreichen war. Häufig ließ sie sich auf seine Wünsche ein, um ihn dann zu bezwingen. Manchmal »durfte er«, dann ließ sie es geschehen, wenn sie sich mehr Zeit und Nähe mit ihm wünschte. Manchmal half sie seinem Begehren mit Zurückweisung nach, um die eigene Macht über ihn wieder fühlen zu können. Auf Festen gingen die beiden schnell getrennte Wege, flirteten hemmungslos herum und testeten unter den Augen des anderen dessen Schmerzgrenze.

Einmal, Rebecca redete während einer Sitzung sehr offen und detailliert über den Sex mit ihrem Mann, habe es »klick gemacht« bei ihr: »Ich ruckte gegen das Bett, weil mein Mann so fest in mich eindrang. Von diesem Schmerz wurde ich endlich wach. Abrupt holte er mich aus einer Fantasiewelt in meinen Körper zurück, und ich merkte, dass mein Körper all das nicht wollte, was wir da gerade taten. Für einen Moment hätte ich heulen können. Aber dieses Gefühl hielt nur ganz kurz an, dann war ich wieder weg und machte weiter mit wie getrieben.«

Rebecca entdeckte, dass es kaum echte Nähe in ihrer Ehe gab, dass sie sich ihrem Mann nie wirklich anvertraut hatte. In ihrer beider Leben war viel los – eben auch im Bett. Doch echte Gemeinsamkeit und Verbundenheit erlebten sie selten. Vor allem wurde ihr bewusst, dass sie eigentlich vom ersten Tag an Angst gehabt hatte, ihren Mann zu verlieren. Er war, als sie sich kennengelernt hatten, noch in einer Beziehung mit einer anderen Frau gewesen, hatte sich aber dann für Rebecca entschieden. Seitdem nagte eine latente Unsicherheit an ihr: »Wenn ich ehrlich gewesen wäre, hätte ich mir eingestehen müssen, dass ich nie das Gefühl hatte, er hätte sich wirklich ganz für mich entschieden.« Wenn sie Angst hatte, er könnte gehen oder eine andere haben, dann verschaffte sie sich einen Kick, indem sie ihn für sich eroberte. Nie kam ihr Herz in dieser Beziehung zur Ruhe, nie fühlte sie sich wirklich geliebt. Später kam auch Rebeccas Mann mit zu den Sitzungen. Ihm war es nicht besser ergangen; er war ausgehungert nach Wärme. »Meine Frau hatte immer Ansprüche an mich, nie habe ich gereicht, oft hat sie rumgenörgelt. Eigentlich war unsere Ehe vor allem anstrengend«, resümierte er. »Wir hatten mit der Zeit immer mehr Sex, aber ich habe mich danach oft unruhig gefühlt.« Er gestand Rebecca, dass er sich nicht nur mit Prostituierten getroffen habe, sondern ein paar Mal auch mit einer alten Freundin, mit der »ich einfach nur erzählen konnte, und sie hielt mich im Arm.«

Ich kann Männern und Frauen nur gleichermaßen raten: Knicken Sie ein. Werden Sie demütig und verletzlich. Gestehen Sie sich ein, wie sehr Sie in den Arm genommen werden wollen, wie sehr Sie sich nach Liebe sehnen. Nach Liebe, die Sie wirklich körperlich spüren und real erleben können.

Eigentlich sehnen wir uns im Sex immer nach Verbundenheit. Wir möchten mit einem anderen Menschen verschmelzen, möchten von unseren Schutzschichten und Abwehrpanzern befreit werden, möchten die Liebe nackt und grenzenlos erleben, aber wir fürchten nichts mehr als die Verletzlichkeit, die dabei zum Vorschein kommt. Nichts ist erlösender, als sich wirklich fallenlassen zu können.

Jeder von uns findet in seiner persönlichen Geschichte genügend Gründe, sich vom anderen fernzuhalten und zu schützen. Früher hatten wir Eltern, die sich gestritten oder getrennt haben, später wurden wir selbst zurückgewiesen, betrogen oder verlassen. Heute haben wir einen Partner, der wenig einfühlsam, verschlossen, emotional eingefroren oder nie wirklich präsent und bei der Sache ist.

Jeder von uns lebt mehr oder minder emotional verschlossen. Jeder von uns hält im Alltag große Teile seiner Gefühlswelt unter Kontrolle. Jeder von uns präsentiert seiner Umwelt ein wohldosiertes, gesellschaftsfähiges Abwehrsystem, hinter dem er seine seelischen und emotionalen Weichteile sicher verbergen kann. Es braucht keine therapeutische Vorbildung, um zu erkennen, dass Hingabe, sich fallenlassen und ineinander auflösen nicht gerade zu den Kernkompetenzen der meisten Menschen gehören. Sie sind lieber im Kopf. Da ist es sicherer als im Körper. Aber der Kopf kann die Liebe nicht fühlen, *erleben* können wir sie nur in unserem Körper. Wenn wir aber Angst haben, emotional verschlossen sind, wenn wir uns nicht mehr trauen, unser Herz zu öffnen, dann fühlen sich auch unsere Körper taub und leer an. Unser Herz liebt es, offen zu sein. Unser tiefstes Wesen ist die Liebe, sie liebt es, zu strömen und sich zu verbinden.

Unser Körper ist der Ort, an dem Sexualität sich bewegen kann, er ist das Spielfeld. Aber der Kraftstoff für unsere Sexualität kommt aus unserem Herzen. Das Herz ist der verbundene Teil in uns – verbunden sowohl mit der Welt um uns herum als auch mit unserer Seele über uns hinaus. Da gibt es tatsächlich eine spirituelle Dimension. Das hat aber nichts mit Überhöhung oder Heiligkeit zu tun. Unser Herz ist einfach der Ort, von dem aus wir tatsächlich in Verbindung mit anderen Menschen und der Tiefe unserer selbst treten können.

Wenn das Herz sich öffnet, dann beginnt Liebe zu fließen. Das ist etwas sehr Lebendiges, real Spürbares, wenn die Liebe durch unseren Körper fließt. Das geschieht ohne unser Zutun und aktives Machen. Um diese lebendige Liebe zu fühlen, müssen wir tief verankert in unserem Körper sein. Mehr nicht. Die Liebe fließt dann, wenn wir von Herzen lieben. Und wenn wir uns von der Angst nicht davon abhalten lassen.

Teil II

Der neue Sex

Wie Frauen Sex lieben
und Paare wieder zusammenfinden

Wenn Frauen sich selbst verstehen ...
werden Männer zu Frauenverstehern

Wenn Sie Ihrem Partner einen neuen Weg zeigen wollen, ist es am besten, ihn zuerst selbst auszukundschaften. Je tiefer ich in das Thema Sex eingestiegen bin, desto mehr habe ich begriffen, wie irregeführt und desorientiert wir Frauen im Hinblick auf unseren Körper, die Sensibilität für unseren Körper und unsere Empfindsamkeit geworden sind. Wir sind vielleicht emanzipierter und freier in unserem Denken rund um Sex als unsere Mütter, doch wir sind längst nicht unbedingt besser im Kontakt mit uns und unserem Körper. Wir haben das Tempo beschleunigt, sind dabei aber häufig Wegweisern in die falsche Richtung gefolgt. Das Ergebnis ist, dass wir eigentlich wenig über das Frausein wissen; wir kennen das große, jahrtausendealte Mysterium des Weiblichen nicht.

Dabei gibt es so unendlich viel Spannendes über uns zu lernen und so viel Kostbares zu entdecken. Damit Sie wieder verinnerlichen, dass in sexueller Hinsicht alles bei Ihnen im Lot ist, sollten Sie sich klarmachen, dass wir Frauen in einer Realität und medialen Welt leben, die schon seit jeher im Wesentlichen von Männern und männlichen Fantasien geprägt ist. Der weibliche Orgasmus ist offiziell erst eine Entdeckung des letzten Jahrhunderts und war lange von Männern nicht erwünscht, weil er Frauen innere Unabhängigkeit hätte bescheren können. Wir modernen Frauen in der westlichen Welt sind mit unserem

Bedürfnis nach einer erfüllenden Sexualität, Respekt und vertrauensvoller Nähe in der Geschichte der Menschheit so jung
wie die Raumfahrt. Aber wir sind auch so unerfahren mit der
ungestörten Entdeckung unseres Körpers und seiner Sexualität
wie die Astronauten mit der Schwerelosigkeit.

Zwar gibt es heute Frauen, die sich aus der Abhängigkeit und
angepassten Einöde befreit haben und sich erlauben, Sex genauso unabhängig zu konsumieren wie Männer, doch damit geraten
sie irgendwann meist auch auf die Irrwege der Männer, werden
genauso von Gier und der endlosen Suche nach neuen Kicks
getrieben wie sie. Meine Erfahrung ist: Mit der Devise »fremder,
unabhängiger und geiler« finden wir Frauen nicht zu unserem
weiblichen Weg in den Sex. Sie beschert uns vielleicht ein paar
aufregende Highs, doch mit ihr entdecken wir nicht in der Tiefe,
was wir brauchen und wie wir es bekommen können.

Erfüllung im Sex und in uns selbst finden wir aber natürlich
ebenso wenig, wenn wir einfach in der Routine der konventionellen Ehe verharren, unterschwellig frustriert sind vom Sex
und uns mit Selbstvorwürfen quälen, dass unser Körper nicht so
aussieht und funktioniert, wie er sollte. Das Einzige, was uns
hilft, ist, eine Forschungsexpedition in unseren eigenen Körper
zu starten, um zu entdecken, wie unglaublich kommunikativ,
fein getunt, weise und hingabefähig er ist. Und um zu entdecken,
was wir wirklich fühlen.

Wenn unser Körper sich nicht mehr so recht für Sex begeistern
will, liegt das nicht daran, dass er eine Fehlkonstruktion wäre,
sondern dass ihm fehlt, was er braucht: Liebe und Vertrauen.
Der weibliche Körper öffnet sich nur unter einer Bedingung:
Wenn wir lieben und geliebt werden. Wenn sich unser Körper
verschließt, dann weil er ausdrückt, was wir unterbewusst füh-

len, uns aber vielleicht nicht eingestehen wollen: Angst, Scham, Abwehr, Groll und Resignation oder Misstrauen. Solche Kräfte lassen unseren Körper dichtmachen und krank werden.

Unser Körper ist immer auch das Abbild unserer Gefühle, und unser Sex ist immer auch das Abbild unserer Gesamtbeziehung. John Gottman, der berühmte amerikanische Paartherapeut, hat 130 neu verheiratete Paare in einer umfangreichen Studie begleitet. Er konnte zeigen, dass alle Paare, die kein wirkliches Vertrauen zueinander aufbauen konnten, sich innerhalb der ersten sechs Jahre wieder trennten. Sämtliche Studien Gottmans haben ergeben, dass das wichtigste Kriterium bei der Partnerwahl Vertrauen ist. Und der Hauptgrund, nicht zu heiraten, ist ebenfalls mangelndes Vertrauen.

Paare trennen sich, wenn sie die existentiellen Vertrauensfragen – »Bist du für mich da? Bist du sexuell treu? Teilst du deine Gefühle mit mir? Sprichst du mit mir, wenn ich traurig bin? Wirst du nicht ärgerlich auf meine Stimmungen reagieren? Stellst du mich über deine Mutter und deine Freunde?« – nicht dauerhaft mit Ja beantworten können. Gottman sagt, dass Untreue ein schleichender Prozess ist, der damit beginnt, dass einer von beiden sich zurückzieht, weil er das Gefühl hat, sich dem anderen nicht mehr anvertrauen zu können.

Sie können jahrelang Oberflächensex mit einem Mann haben, dem Sie schon damals nicht zugetraut haben, Ihrem gemeinsamen Baby ein Wochenende lang alleine die Windeln zu wechseln und den Brei auf die richtige Temperatur zu bringen. Sie können Dealsex haben mit einem Mann, der Sie einen Ehevertrag hat unterschreiben lassen und Ihnen seitdem Haushaltsgeld von seinem Konto überweist. Sie können aufregenden Angstsex haben mit einem Mann, der Sie immer wieder betrügt. Sie können hypererregenden Drama-Sex mit wechselnden Männern haben, weil Sie sich immer wieder in einem Nähe-und-Distanz-Spiel verlieren, statt eine echte Beziehung zu wagen. Aber Sie können sich nur dem Mann bei vollem Bewusstsein hingeben, dem Sie wirklich vertrauen – einem, der sich emotional öffnen und mit seinen und Ihren Gefühlen umgehen kann.

Viele Männer haben sich von ihrem Gefühlsleben abgespalten und ihr Leben in den Kopf verlagert. Sie leben emotional verengt oder erstarrt und sind nicht in der Lage, spontane Gefühlsäußerungen jenseits eines sicheren Mittelmaßes zu zeigen. Sie verdrängen Unsicherheit und Schwäche und kompensieren sie lieber mit Erfolgsgeschichten. Sie wagen sich nicht an ihre Verletzlichkeit und bleiben lieber auf Distanz. Sie trauen sich nicht, ihr Bedürfnis nach Nähe und Angenommensein zu zeigen, und suchen lieber nach Bestätigung von außen.

Ein Mann ist erst dann wirklich ein souveräner und vertrauenswürdiger Sexpartner, wenn er Zugang zu seinen Gefühlen hat. Ganz gleich, wie ein Mann gebaut ist, wie groß sein Penis oder das Repertoire seiner Fantasien und Praktiken ist, das alles spielt nur eine marginale Rolle für die Erfülltheit und das Vertrauen seiner Frau. Wenn sie ihrem Mann und seiner Herrschaft über seine Gefühle nicht traut, wird sie unbewusst selbst die Kontrolle übernehmen, ihn bemuttern oder belehren wollen oder sogar verachten – und dabei ihre Offenheit verlieren.

Die meisten Frauen werden ganz unruhig, wenn Männer zum Beispiel keine Kontrolle über ihren Alkoholkonsum haben und sich immer erst durch den entsprechenden Pegel enthemmen müssen, um sich zu entspannen, locker, lustig oder leidenschaftlich zu werden. Frauen werden verspannt und nervös, wenn Männer sich bei Stress oder in Gesellschaft regelmäßig betrinken oder mit Drogen vernebeln, wenn sie ständig rumflirten, nicht allein sein und im Job oder bei ihren Kumpels keine Grenzen setzen können.

Frauen spüren instinktiv, dass sie sich bei diesen Männern nicht wirklich fallenlassen und keine emotionale Sicherheit finden können. Sexualität findet im Körper statt, aber über ihre Qualität entscheiden einzig unsere Gefühle und Haltungen zueinander. Für Mann und Frau gilt gleichermaßen: Die Gefühle sind der Fahrer, und der Körper ist das Fahrzeug. Wenn eine Frau ihrem Mann bewusst oder unbewusst nicht zutraut, sie beim Sex im freien Fall zu halten, wird sie ihre natürliche Weiblichkeit, ihre Sinnlichkeit und die ihr innewohnende Fähigkeit zur Ekstase zurückhalten und ihr Herz schützen. Das schafft dann allerdings einen Panzer, der sie von sich selbst abschneidet und sie im Ausdruck ihrer eigenen Lust und Hingabe hemmt. Sie wird vertrocknen, wie ein See, dessen Zufluss versiegt ist.

Der spirituelle Lehrer Barry Long hat dafür ein wunderbares Bild geschaffen. Er sagt: Die Frau ist wie ein See, und der Mann ist wie ein Fluss. Der Fluss fließt in den See. Ohne Fluss vertrocknet jeder See. Wenn der Fluss versiegt oder verschmutzt ist, nützt weder Dauermeckern noch stille Resignation. Auch Träumen von der perfekten Liebe hinterherzuhängen bringt nichts. Dann bleibt einer Frau nur, sich von der Opferrolle zu lösen, das Ruder ihres Lebens wieder selbst in die Hand zu nehmen und sich um den See zu kümmern, statt sich über den Fluss aufzuregen. Denn der Fluss lebt vom Regen, und der steigt aus dem See auf.

Damit Männer endlich zu Frauenverstehern werden, braucht es Frauen, die sich selbst verstehen. Wenn Sie als Frau Veränderung im Sex wollen, ist es wie gesagt wichtig, dass Sie sich selbst besser kennen und Ihrem Körper wieder vertrauen. Wie soll ein

Mann das Weibliche wieder achten und in seiner Art unterstützen, wenn Sie selbst nicht gut auf sich aufpassen? Wenn Sie nicht wissen, was Ihr Körper braucht, um sich zu öffnen und hinzugeben, wie soll Ihr Mann es dann wissen?

>*Obwohl wir Männer nicht die geringste Anleitung dazu haben, die Saiten der Frauen anzuschlagen, tun wir so, als würden wir genau wissen, wie wir sie zum Klingen bringen können … Weiblichkeit ist doch nicht gleich Schönheit, Sensibilität oder Kreativität. Sie ist kein Klischee. Sie hat eher mit ›Vollständigsein‹ zu tun. Aber sind sich Frauen dessen bewusst?*«

Der Mann, der das sagt, hat sich an die weibliche »Vollständigkeit« radikal herangewagt. Christian Seidel lebte zwei Jahre lang in Frauenkleidern mit Perücke, falschen Brüsten und einer neuen Identität als Christiane das Leben einer Frau und schrieb darüber das Buch *Die Frau in mir – Ein Mann wagt ein Experiment.* Seidel erzählt darin von seinen Alltagserfahrungen als Frau:

>*Oft wirkten Männer wie degenerierte Wesen auf mich. Empathielose Einzelkämpfer. Gemeinsam waren sie alleine. Das Mannsein wirkte auf mich wie ein kollektives Zusammenreißen, emsig bestrebt, alles richtig zu machen, aber schnell kollabierend. Als fehlte ihnen ein wichtiges Seelenvitamin: Weiblichkeit. Eine Dosis davon täte Männern gut.*«

Seidel sagt: Weiblichkeit ist ein Männertabu.

>*Das männliche Rollenbild definiert sich wie folgt: Seine Identität scheint eine Minusrechnung: Menschsein minus*

Weiblichsein ist Mannsein ... Unter Frauen fühlte ich mich wie unter Menschen. Ihr Zusammenleben erschien mir ausgereifter. Plötzlich konnte ich mich fallen lassen, traurig, heiter und sensibel sein ... In meiner Frauenrolle war ich ein entspannterer, vollständigerer Mensch. Als wäre ein Stück Torte in meinen Lebenskuchen zurückgeschoben worden. War das diese Weiblichkeit, die ich als Mann immer vermieden hatte?«

Es braucht offensichtlich Frauen, um Männern das Weibliche zu zeigen. Und Männer, die dessen Kostbarkeit erkennen. In Paargesprächen erlebe ich oft enttäuschte Frauen, die sich über die Jahre in eine stille Resignation zurückgezogen haben. Sie sind ausgehungert nach einer Nähe, die es mit ihren Männern nicht zu geben scheint. Neulich sagte eine Frau zu mir, die in einer durchaus nahen Partnerschaft lebt: »Wenn ich ehrlich bin, ist es für eine Frau einfach anstrengend, mit einem Mann zusammenzuleben. Manchmal ist das Männliche kaum auszuhalten.«

Es fiel ihr nicht leicht zu formulieren, was genau sie damit meinte, aber es ging ihr wohl um so etwas wie das Fehlen eines selbstverständlichen, alltäglichen Feintunings zwischen den beiden. Sie sehnte sich nach mehr emotionaler Beweglichkeit bei ihrem Partner und fühlte sich in einer gezwungenen Distanz zu ihm, wenn er über seine unmittelbaren Gefühle in einem latenten Tun-Modus hinwegging. Eine andere Frau sagte mal zu mir: »Ob ich will oder nicht, je mehr er sich verstecken will, desto mehr sehe ich ihn wie durch eine Lupe. Da gibt es dann jedes Mal Krach, wenn ich anzusprechen versuche, was ich sehe, er es aber nicht wahrhaben will.«

Es geht hier nicht darum, ein weibliches Klagelied anzustimmen, sondern darum zu erkennen, warum es mit dem Sex hakt, und dann neue Prioritäten zu setzen. Das Männliche an sich ist nichts Negatives. Männer wie Frauen benötigen männliche Kraft, wenn es darum geht, Entscheidungen zu treffen, etwas zu bewegen, für Veränderung zu sorgen, sich klar abzugrenzen, Gefahr abzuwenden und Neues in die Welt zu bringen. Aber im Sex braucht das Männliche zur Balance ebenso viel Weibliches: Öffnung, Hingabe, Selbstwahrnehmung und Mitgefühl, die Fähigkeit, sich entspannen zu können, das Herz zu öffnen und sich in Achtsamkeit und im Loslassen zu üben.

Damit die männlich-weibliche Balance zurück in die Beziehung und ins Bett kommt, braucht es Frauen, die beim Sex den Signalen ihres Körpers wieder zuhören und mit ihrer männlichen Kraft dafür einstehen, dass diese Signale auch respektiert werden. Frauen, die ihrem Partner sagen: »Bitte mache es so … oder so … Sei bitte langsamer … noch viel vorsichtiger … jetzt tiefer … Das fühlt sich nach nix an … Das ist, als ob du einen Hund klopfst … Lass uns damit endlich aufhören«, Frauen, die sich irgendwann vor ihren Partner hinsetzen und sagen: »Ich muss dir etwas gestehen: Mich berührt unser Sex nicht mehr. Deine Art, mit meinem Körper umzugehen, läuft fast entgegengesetzt zu dem, was er eigentlich braucht.«

So etwas auszusprechen braucht Mut, denn viele Frauen haben Angst, dass es dann Stress gibt, sie nicht mehr so attraktiv für ihren Partner sind oder dass er geht und sich eine andere sucht, die ihm gibt, was er will. Daher ignorieren sie häufig ihre inneren Signale, bis sie verstummen, ihr Körper unsensibler und härter wird und sie frustriert vom Sex sind.

Diana Richardson, die große Sexlehrerin, sagt:

»Ich selbst habe festgestellt, dass bei fast allem, was die Leute über Sex denken und reden, genau das Gegenteil für mich

zutrifft. In der Summe haben all diese irrigen Vorstellungen über Sex zur Folge, dass Frauen generell mit ihrem Sexualleben alles andere als glücklich sind und es aus den unterschiedlichsten Gründen für ziemlich unbefriedigend halten.«

Das entspricht auch den Erfahrungen meiner Klienten. »Irgendetwas fehlt mir im Sex« – das habe ich schon von sehr vielen Frauen gehört. Aber nur wenige haben dieses Gefühl des Mangels zum Anlass genommen, um sich auf eine Forschungsreise zu begeben und nach Fülle zu suchen. Die meisten leben in einem diffusen, über die Jahre wachsenden Unbehagen, das sie irgendwann nicht mehr konkret benennen können. Dafür spricht ihr Körper meist eine klare Sprache: Er beginnt sich zu verschließen, Spannungen tauchen auf, hier und da fühlt er sich wie taub an und reagiert nicht mehr so wie früher.

All diese Regungen sind keine Defekte, sondern Signale. Wenn ein Hund seinen Schwanz einzieht, ist das kein Defekt, sondern ein Ausdruck seiner momentanen Stimmungslage oder der schlechten Erfahrungen, die er in der Vergangenheit gemacht hat. Genauso, wenn er mit dem Schwanz wedelt. Wenn ein Körper sich verschließt, verspannt oder gefühlstaub wird, dann, weil er unsere innere Stimmungslage und unsere angesammelten Verletzungen widerspiegelt. Das Gleiche gilt natürlich auch, wenn er wohlig strömt, sich entspannt und Berührung gerne empfängt – dann fühlt er sich wohl und vertraut.

Für viele Frauen ist es eine große Erleichterung, wenn sie diesen Zusammenhang verstehen. Erst recht, wenn sie selbst wieder leibhaftig fühlen können, dass auch für sie, genauso wie für Diana Richardson oder mich, das Gegenteil von dem zutrifft, was andere denken und sagen. Dass ihr Körper auf die feinsten Berührungen und die kleinsten Regungen umso mehr reagiert, je mehr ihr Mann wirklich präsent in sich und bei ihr ist. Dass die Grundformel für guten Sex lautet: Je wacher der Mann, je süßer die Wonnen der Frau.

Ich kann nur jeder Frau raten, den Sex und auch ihren Mann aus der Welt der Bilder und Fantasien zu befreien und zurück zu ihrem Körper zu bringen. Vor diesem Körper kann man sich nur verneigen. Er ist dazu geschaffen, im Inneren neues Leben und im Äußeren den Mann zu empfangen. Unser Körper ist dazu in der Lage, ein Kind aus sich selbst heraus zu nähren, es in sich wachsen zu lassen, sich mit ihm auszudehnen und es schließlich in diese Welt hineinzugebären. Das ist ein urweiblicher Akt des Reifens und Gedeihens und der vollkommenen Hingabe und Öffnung, und nicht einer des Machens und Erreichens im männlichen Sinn.

Frauen können ihren Körper nicht öffnen wie eine Tür. Der weibliche Körper öffnet sich nur durch Liebe. Empfänglich wird eine Frau nur, wenn sie ihrem Mann vertraut und weiß, dass er mit der Liebe umgehen kann. Das klingt für manch einen vielleicht antiquiert, aber es ist so. Der weibliche Körper öffnet sich nur dann hingebungsvoll, wenn ein Mann lernt, in seiner männlichen Kraft zu ruhen, und die Frau ihm deshalb ganz natürlich ihre weibliche Kraft und ihr Herz anvertrauen kann. Wenn wir frisch verliebt sind, gelingt uns diese vollkommene Öffnung – manchmal zumindest. Da erhaschen wir vielleicht die Glückseligkeit des vollständigen und mühelosen Loslassens. Über Jahre und Jahrzehnte auch weiterhin so offen für den Mann zu bleiben ist allerdings eine große Herausforderung.

Wie sieht es bei Ihnen aus, wenn Sie sich ehrlich die Alltagsdynamik Ihrer Beziehung anschauen: Können Sie sich Ihrem Mann wirklich anvertrauen? Ist Ihr Mann der Mann, der in emotionalen Dingen Herr seiner selbst ist? Ist er der Mann, dem man sich in Ihren Augen bedingungslos hingeben kann? Finden Sie es spannend, was Ihr Mann macht, sagt und denkt? Haben Sie das Gefühl, dass er weiß, was in Ihnen los ist? Haben Sie im Alltäglichen das Gefühl, ihm von Herzen folgen zu wollen, ihm für die wichtigen Dinge das Steuer in die Hand zu geben? Würden Sie ihm Ihr Baby anvertrauen? Was wäre, wenn Sie krank sind, könnte er unmittelbar für Sie sorgen? Kann er Sie beim Tanzen führen? Kennt er Ihre Herzenswünsche?

Das alles schien vielleicht bisher für Sie nichts mit Sex zu tun zu haben, aber in Wahrheit ist es elementar wichtig in diesem Zusammenhang. Damit eine Frau eine Frau bei einem Mann sein kann, muss er weder Vorstandsvorsitzender vom Universum oder Marathonmann sein noch braucht er einen IQ von 200 oder enzyklopädisches Wissen. Damit eine Frau eine Frau bei einem Mann sein kann, muss er sich selbst so gut kennen, dass er sich emotional nicht nur in seine Kraft, sondern auch in seine Verletzlichkeit öffnen kann. Nur wenn er vor seinen Ängsten, seiner Scham, seinen Schwächen und seinen Verletzungen nicht zurückschreckt, muss er auch vor ihren Gefühlen nicht zurückschrecken. Und erst dann kann sie ihm all ihre Süße, all ihr Ekstatisches, Wildes, aber eben auch Ängstliches, Schamvolles und Bedrohliches schenken, was damit einhergeht. Erst wenn der Mann bereit ist, sein Herz und seine Seele zu teilen, kann eine Frau sich ihm voll und ganz körperlich hingeben.

Die feine Lust der Frauen und wie Männer in ihren Genuss kommen können

Wie kann ein Mann die feine, weibliche Lust wirklich erwecken? Wie kann er ihren Körper zum Erwachen bringen und dabei ihr Herz erreichen? Vor Jahren fielen mir die Bücher von David Deida in die Hände. Deida ist der junge Wilde unter den Sexlehrern. Er schreibt so plastisch und so radikal, dass ich mich anfangs überrollt davon fühlte. So legte ich seine Bücher wieder in die Ecke und machte einen Bogen darum. Sie schienen mir zu viel Zündstoff zu haben.

Heute ist David Deida für meinen Geschmack immer noch provokativ, aber ich kann von ihm nehmen, was ich brauche, und den Rest für eines Tages oder nie lassen. Genau wie Barry Long beschäftigt sich Deida intensiv mit der Erforschung der Sexualität auch in ihrer emotionalen und spirituellen Dimension. Beide Männer richten den Fokus auf die exquisiten Kräfte und Geheimnisse des Weiblichen, die es für den Mann wieder zu berühren und zu erforschen gilt und in deren Genuss zu kommen seine wahre Befriedigung ist.

Ich möchte an dieser Stelle einige Textauszüge aus Deidas Buch *Erleuchteter Sex* mit Ihnen teilen, in denen er von seinen ersten Aha-Erlebnissen im Umgang mit der weiblichen Sexualität erzählt:

»Als pickeliger Teenager fand ich Frauen verwirrend. Ich hatte keine Ahnung, warum sie taten, was sie taten. (...) Ich war völlig verwirrt. Selbstbefriedigung war um Klassen einfacher. Da konnte ich abends allein im Bett liegen, masturbieren und dabei an eine Frau denken, die mir genau das gab, was ich wollte. (...)

Eines Abends, als meine Familie schon schlief, wählte ich aus meinem geliebten Vorrat ein Pornoheft, legte mich aufs Bett und fing an zu masturbieren. Doch statt von den Frauen in dem Heft zu träumen, wurde mir plötzlich klar, wie die Energie durch meinen inneren Kreislauf floss. Das kam recht unerwartet (...) Während ich masturbierte, schossen Energieströme durch mich hindurch. Wenn ich die Augen schloss, konnte ich in meinem Inneren einen wunderschönen Kreislauf erkennen, durch den die Energie strömte wie ein Fluss aus Licht.

Ich konnte vor meinem inneren Auge sehen und körperlich spüren, wie die Stimulation meines Penis diesen Energiefluss erhöhte. (...) Ich warf einen Blick in mein Heftchen und dachte an das kesse blonde Playmate aus Wisconsin. Ich rubbelte fester und schneller und ejakulierte. Es war, als habe jemand das Licht im Raum gedämpft. Auch mein inneres Leuchten ließ nach. Meine Atemzüge wurden schwächer und flacher. Obwohl ich im Bett lag, vermittelte mir der Energieverlust das Gefühl, in mich zusammengesunken zu sein.

Ich war verblüfft. Bislang hatten sich meine Orgasmen immer gut angefühlt. Wirklich gut. Ich konnte sexuellen Druck abbauen und fühlte mich hinterher immer entspannt. Nun aber wurde mir klar, dass diese Entspannung in Wirklichkeit Erschöpfung war. (...)

Schließlich fand ich eine neue Freundin. Ich hatte nicht damit gerechnet, doch als wir uns zum ersten Mal umarmten, konnte ich spüren, wie die Energie durch ihren Körper floss. Es war, als hätte ich den Röntgenblick. Ich konnte den Kreislauf in ihrem Körper erfühlen. Ich konnte spüren, wo ihre Energie kraftvoll strömte und wo sie blockiert war. Als ich sie in den Arm nahm, veränderte ich meine Haltung und meine Atmung so, dass ihre Energie besser fließen konnte. Ich spürte, dass unsere emotionale Verschlossenheit auch unsere Energie zum Versiegen brachte und wie liebevolles Öffnen half, den Energiefluss anzuregen.

Nach unserer Umarmung trat sie einen Schritt zurück, und ich merkte, dass ihre Augen feucht waren. Wir sahen uns in die Augen und spürten einander – verletzlich, offen und erstaunt.

Etwas, das mich zuvor verwirrt hatte, war nun so offensichtlich, dass ich nicht glauben konnte, es nie zuvor bemerkt zu haben. Meine Freundinnen hatten stets sehr empfindlich auf den inneren Energiefluss, den körperlichen Fluss der Liebe, reagiert. Auf energetischer Ebene war es so, als sei ich blind gewesen, während sie sehen konnten. (...)

Ein paar Tage nach unserer ersten Umarmung stand ich abends mit meiner neuen Freundin in meinem Zimmer. Sie stand ein wenig abseits, hatte die Augen niedergeschlagen. Statt wie üblich den Tölpel zu spielen und zu fragen, was denn nicht in Ordnung sei, näherte ich mich langsam. Ganz allmählich spürte ich ihre Energie. Einen Augenblick lang geriet ihr Fluss ins Stocken und blieb stehen. Ich passte mich ihrer Atmung an, atmete im selben Rhythmus und spürte mich ganz durch ihre Stimmung hindurch bis hin zu ihrem Herzen. Ich fühlte, was sie fühlte. Ihre tiefsten Bedürfnisse –

die mir zuvor ein solches Rätsel gewesen waren – waren mir nun ebenso vertraut wie meine eigenen. Sie entspannte sich, und ich ging weiter langsam auf sie zu.

Schritt für Schritt fühlte ich mich durch ihre ständig wechselnden Stimmungen in ihr Herz hinein, atmete ihren Atem, spürte ihre Energie, umarmte und küsste sie. Nichts von ihrer Essenz entging mir. Ich wusste, was es hieß, mit dem ganzen Körper zu lieben. Ich konnte die hintersten Winkel ihres Herzens, ich konnte ihre Zehen, ihre Ohren fühlen. Ich konnte die ständig wechselnden Ströme fühlen, die kribbelnd durch ihren Körper glitten und ihn wärmten. Bald liebten wir uns.

Als ich mich auf sie legte, verzog sie das Gesicht und wandte sich ab. Statt zu überlegen, was ich nun tun sollte, spürte ich in sie hinein. Ich atmete ihre Energie. Ich öffnete mein Herz weiter, ließ meine Liebe noch tiefer in ihren Körper einsinken, spürte sie ganz und gar.

Sie war unglaublich empfindsam, reagierte auf jedes Zucken, jede Nuance der Absicht von mir, was meine volle Konzentration verlangte. Wenn ich mich auch nur für einen kurzen Augenblick in meinen eigenen Empfindungen verlor, wich ihr Herz vor mir zurück, als hätte ich es verletzt, und ich musste ihr Vertrauen vorsichtig zurückgewinnen, sie lieben und ihren Kraftstrom erneut hervorlocken.

Wenn ich auch nur für einen kurzen Augenblick den Blick abwandte oder zu abrupt den Atem anhielt, ließ ihr Energiefluss nach und geriet ins Stocken. Was mir unerheblich schien – ob ich ihre Brüste mit den Fingern oder den Handflächen berührte, ob ich durch Mund oder Nase atmete, ob ich mit dem vollen Körpergewicht auf ihr lag oder mich auf die Ellbogen stützte –, hatte unmittelbare und tiefgreifende

Auswirkungen auf ihren Energiefluss und den Grad der Offenheit ihres Herzens.

Kein Wunder, dass es mir solche Probleme bereitet hatte, die Wünsche meiner Exfreundin in Erfahrung zu bringen. Was sie wollte – was sie auf energetischer Ebene brauchte –, änderte sich von Augenblick zu Augenblick. Manchmal half ihr ein zarter Kuss auf den Hals, sich zu öffnen. Im nächsten Augenblick konnte ein kräftiger Stoß ihre Hingabe vertiefen – oder sie ganz und gar verschließen. Alles hing davon ab, dass ich mir jeden Augenblick von Neuem ihres Energieflusses und der Offenheit ihres Herzens bewusst wurde – und früher hatte ich diese Dinge noch nicht einmal geahnt. Ich wusste nicht, wie ich mein Inneres in Liebe öffnen und es mir gestatten konnte, mit meiner Geliebten zu verschmelzen.

Jetzt, da ich mich nicht mehr in meinen eigenen Empfindungen verlor und auf eine Ejakulation hinarbeitete, konnte ich mich im Einklang mit meiner Freundin bewegen und atmen. Unsere Energien verbanden sich in vertrauensvoller Harmonie. Sie konnte spüren, wie meine Gegenwart jedes Fleckchen ihres Körpers durchdrang. Sie konnte die liebevolle Absicht, die Beständigkeit und Fülle fühlen. Sie öffnete ihr Herz noch weiter, lehrte mich eine Liebe jenseits von allem, was ich mir je erlaubt hatte. Ihr hingegebener Körper wurde zur einladenden Geste ihres offenen Herzens. Ich war von Ehrfurcht erfüllt. Und von Demut.«

Ich weiß nicht, ob Sie mit Deidas Erfahrungen etwas anfangen können oder ob sie vielleicht sogar Ihre innersten Sehnsüchte berühren. Ich kann nur sagen: David Deida bestätigt hier vieles, was ich im Laufe der Jahre gelernt habe. Die Verbindung zwischen Mann und Frau beim Sex ist unvorstellbar fein. Jede Nuance wirkt sich aus. Der Körper reagiert auf jede Feinheit. Im Sex ist es nicht die Kraft, sondern die Energie, die die Wunder bewirkt. Es geht um feine elektromagnetische Energien, die dabei in Fluss kommen und gegenseitig aufeinander einwirken. Vielleicht ist dieser Aspekt für den einen oder anderen erst einmal herausfordernd, aber Sie werden die Wonnen von Soulsex nicht wirklich tief erleben können, wenn Sie nicht realisieren, dass wir nicht nur körperliche, sondern auch energetische Wesen sind.

Vielleicht kennen Sie ja dieses Gefühl, dass es manchmal nur eine Mikroberührung braucht, um Ihnen Schauer über den Rücken laufen zu lassen. Manchmal ist es der Hauch eines Kusses, der unseren ganzen Körper im Bruchteil einer Millisekunde in ein Beben der Glückseligkeit versetzt. Dagegen bleibt von einer heftigen Sexnacht mitunter nur erschöpfte Leere oder eine Blasenentzündung.

Deidas Schilderungen zeigen, wie kräftezehrend und erschöpfend es sein kann, wenn man einfach durch Reibung und mithilfe von Bildern im Kopf seinen Druck und seine Energie im Orgasmus entlädt. Und wie erhebend und ekstatisch es sein kann, wenn man sich auf die feinen Energieflüsse in den Körpern einlässt und innerlich mit ihnen geht; wie entscheidend geöffnete Herzen sind, damit die Energien überhaupt in Fluss kommen.

Was macht es mit Ihnen, wenn Sie von Deida, einem begeisterten und überwältigten Mann, seine gerade zitierte »Einweihungserfahrung« in die Geheimnisse des weiblichen Körpers lesen?

Tatsächlich gibt es in jeder Begegnung zwischen Mann und Frau ein unsichtbares Feintuning. Bei jeder Zärtlichkeit und erst recht beim Sex gibt es eine ständige Kommunikation zwischen den Körpern, die jenseits unseres bewussten Zugriffs liegt. Wenn wir sehr präsent sind, ist diese Kommunikation intensiv spürbar. Dann können wir immer deutlicher miterleben, dass jede Vertiefung des Atems, jede zunehmende Achtsamkeit und wachsende Bewusstheit in der Berührung, jeder liebevolle Gedanke unseres Partners etwas mit uns macht, dass er sofort für subtile Veränderungen in unserem Körper und für eine Ausdehnung unserer Energie sorgt. Und wir spüren auch, wie jedes Abschweifen in Gedanken, jeder unterschwellige Groll, jedes negative Gefühl, jede Aggression, jeder Druck, jede Gier nach dem Höhepunkt und jedes Wegdriften in die Welt unserer Fantasien unseren Körper anspannt und verschließt, die Verbindung unserer Herzen schwächt und den Energiefluss stört.

Die Sexualität, die uns Frauen tiefe Erfüllung bringt, ist diejenige, bei der der Mann fähig ist, die feinen Energien in unserem Körper mit seinen Berührungen und Bewegungen in Fluss zu bringen und sie wie ein guter Tänzer zu führen. Und es ist die Sexualität, bei der wir selbst so gut mit uns in Kontakt sind, dass wir uns ganz unserer Wahrnehmung dieser feinen Strömungen hingeben und für den Mann öffnen können.

Ich kann mich noch an eine meiner ersten wunderbaren Erfahrungen mit Soulsex erinnern. Ich war in den Wochen davor immer wieder frustriert gewesen, weil auch ich das Gefühl hatte, mein Mann würde lieber »den Tölpel spielen«, als sich mit all diesen neuen Möglichkeiten ernsthaft auseinanderzusetzen und mit mir aktiv auszuprobieren, was ich so fasziniert gelesen hatte. So verhedderten wir uns immer wieder in nervenden Diskussionen. Am Tag zuvor hatten wir uns mal wieder heftig gestritten. Als wir schweigend und resigniert auseinandergingen, war irgendwie klar, dass keiner alleine vorankommen würde. So gingen wir an diesem Abend zu Bett und waren beide sehr fragil und vorsichtig dem anderen gegenüber.

Ich versuchte noch mal mein Glück, wandte mich ihm wortlos zu und übte mich in Präsenz. Auch er war nicht gleich bockig. So lagen wir uns gegenüber und schauten uns nicht ganz ohne inneren Widerstand still in die Augen. Nach einem Weilchen beruhigte sich unser Atem und begann sich tatsächlich zu synchronisieren. Von mir fiel der Druck ab und von ihm wohl auch. Eine ungeahnte Ruhe stellte sich ein. Wir begannen uns bewusst und voller Liebe zu berühren, und ich spürte, wie mein ganzer Körper von innen her zu schmelzen begann. Es geschah etwas, das man nicht machen kann, sondern vertrauensvoll zulassen muss: Unsere Körper fanden zu ihrem eigenen Rhythmus und ihrem eigenen fried- und kraftvollen selbstverständlichen Fluss.

Noch nie hatte ich so bewusst gefühlt, wie sich mein Körper von innen heraus in Wellen zu bewegen begann, innerlich öffnete und mit eigenem Leben füllte. Ich wurde von einer wohligen inneren Überschwemmung erfasst, und Liebe ging von meinem Körper aus. Diese Liebe breitete sich in mir aus und bewegte sich zu meinem Mann hin – ohne dass es äußerlich irgendeine Aktivität von einem von uns gegeben hätte. Das Denken hörte auf. Stattdessen konnte ich entspannt durch das Innere meines Körpers surfen und überall ein Pulsieren, sanfte warme Wellen und ein intensives Gefühl von Lebendigkeit wahrnehmen.

Mein Mann sagte mir später, ihm sei erst durch diese Erfahrung an jenem Abend klar geworden, wovon ich die ganze Zeit geredet hatte. Und heute sagt er oft, wie dankbar er dafür ist, dass ich mich nicht habe beirren lassen, sondern ihn immer wieder mit den Erfahrungen in meinem Inneren konfrontierte. Das, was wir an diesem Abend erlebt haben, konnte ich irgendwann mit einem Bild ausdrücken: Beim herkömmlichen Sex wartet man darauf, dass der Blitz einschlägt. Beim Soulsex geht die Sonne auf, bis alles hell erleuchtet ist.

Wenn wir uns in diese eher energetische Welt der Sexualität begeben, sind wir Frauen nicht diejenigen, *mit* denen irgendwas geschieht, sondern *in* denen etwas geschieht. Bei uns schlägt nicht der Blitz ein, sondern wir entdecken unser inneres Leuchten. Hier sind wir in unserer weiblichen Macht und Kompetenz. Für Männer ist diese Art der empfänglichen Wahrnehmung dagegen meist erst mal deutlich schwieriger. Für sie ist es oft eine größere Herausforderung, vom Machen und den Fantasien im Kopf abzulassen und ganz dem Körper die Führung zu übergeben. Einfach still werden und präsent sein kann sich für einen Mann leicht wie versagen, wie nicht weiterkommen, wie gebremst werden und sich zurücknehmen müssen anfühlen.

Deshalb braucht es seitens der Frau Geduld und ein offenes Herz, wenn sie sich mit ihrem Mann gemeinsam auf diesen neuen Weg wagen will. In der Regel fällt es uns Frauen einfach leichter, uns nach innen zu wenden und die feineren Empfindungen in uns zu spüren. Diese Empfänglichkeit ist das weibliche Urvermögen. Und sie ist gleichzeitig auch das, womit wir am aktivsten Einfluss auf die Qualität und Tiefe unserer sexuellen Erfahrungen und spannenderweise auch auf die der Männer nehmen können.

Wenn wir uns ehrlich öffnen und innerlich Ja sagen, erschaffen wir in unserem Körper ein Klima, in dem sich der Mann angenommen fühlt und deshalb entspannen kann. Wenn wir emotional unterschwellig verschlossen und nur oberflächlich bei der Sache sind oder ihm Leidenschaft und einen Orgasmus vorspielen, kommt der Mann nicht in Kontakt mit uns. Das kann er vielleicht nicht benennen, aber trotzdem fühlt er sich wie vor einer Wand oder in einem undurchdringbaren Nebel. Bei einer unterschwellig verschlossenen Frau gerät der Mann unter Druck und strengt sich an, sie zu erreichen. Er wird gierig und bedürftig nach mehr, weil er sie nicht berühren, ihr nichts geben kann und in dem, was er mit uns erlebt, wenig Kraft und Tiefe ist.

So wenig sichtbar die energetische Welt des Sex vielleicht ist, so sehr wirkt sie doch auch im Mann. Auch für den Mann wird alles müheloser, und die sinnlichen Freuden werden intensiver, wenn die Frau sich entspannen und öffnen kann. Die meisten Männer sind so ausgehungert nach weiblicher Empfänglichkeit und Hingabe, dass ihr ganzer Körper emotional unterernährt ist und nur noch gierig reagieren kann. Allerdings verwechseln sie ihren Hunger nach Geliebt-Werden und intensivem Fühlen nur allzu leicht mit dem rein körperlichem Trieb. Warum? Weil sie sich von ihren Gefühlen abschneiden und sie damit unbewusst in den Körper verbannen.

Bei einem unserer Seminare stand irgendwann ein sportlicher Mann in den Fünfzigern in der letzten Reihe auf und sagte mit der Stimme eines Löwen: »Verdammt noch mal, ich kann das hier alles nicht mehr hören. Ich muss manchmal einfach nur ficken. Ich brauch das. Und meine Frau will mir das nicht geben.« Als er diese Art Urschrei ausgestoßen und sich wieder hingesetzt hatte, herrschte im ganzen Saal eine gewisse Beklemmung, aber auch eine seltsame Befreiung.

Vorher hatten die Frauen ihre weichen Themen diskutiert. Es

war um Langsamkeit und um mehr Präsenz beim Sex gegangen. Von Herzensbindung war die Rede gewesen. Es gab wütende Frauen, die sich gegenseitig bestätigten, dass sie schon lange keine Lust mehr hatten, mit ihren Männern zu schlafen, was dann quasi per unaufgeforderter Saalabstimmung von den anderen Frauen mit Nicken bestätigt wurde.

Eine meinte: »Ich kann es nicht mehr ertragen, wenn er abends auf der Couch sitzt, mit dem Kopf Richtung Schlafzimmer winkt und allen Ernstes sagt: Ich hab dicke Eier.« Erneute Empörung und deutliche Verstärkung der weiblichen Front im ganzen Saal. Bis ... Ja, bis eben einer mit der Statur und Ausstrahlung von Kommissar Schimanski aufsteht und wagt zu sagen: »Verdammt noch mal, ich muss einfach mal ficken. Ich brauch das.«

Jetzt konnten die Männer wieder aus ihrer Deckung auftauchen, und die Frauen waren in ihrem Siegesfeldzug schlagartig unterbrochen und wieder auf dem Boden des CVJM-Saals gelandet. Für einen Moment saßen sich die klischeehaften Fronten still gegenüber: Frau hat die Nase voll vom Sex, und Mann will es plastischer und drastischer denn je. Aber dann kam Unruhe im Saal auf, und die Lager begannen aufzuweichen; auf einmal war etwas Verletzliches da. Und klar war: Das Klischee hakt. Männer sind keine geilen Ficker und Frauen keine armen Opfer.

Wir begannen alle miteinander zu reden, und schnell wurde deutlich, dass es Männern und Frauen im Kern um das Gleiche, nämlich um Bindung und ein Gefühl von Angenommensein, geht. Und nun kommen wir zu dem großen Missverständnis:

Wenn Männer so wirken, als ob sie Druck haben, und etwas sagen wie: »Ich brauch's einfach, sonst dreh ich durch«, dann denken ihre Frauen: Der will mich ja nur benutzen. Sie haben das Gefühl, ihren Körper einfach zur Verfügung stellen zu sollen, für seinen Samenstau herhalten zu müssen, aber als Frau und Mensch überhaupt nicht gemeint zu sein. Dabei geht es in Wahrheit gar nicht um einen Samenstau, sondern um einen Gefühlsstau. Gerade wenn sie wenig unmittelbaren Zugang zu ihrer Gefühlswelt haben, erfahren Männer sich nur als geliebt, wenn die Frau sie im Sex wirklich körperlich an- und in sich aufnimmt. Erst ihre Bereitschaft, mit ihm zu schlafen, lässt den Mann fühlen: »Ich werde angenommen. Ich bin in Verbindung.« Sex ist die tiefste Form von gespürter Bindung – und für viele Männer überhaupt die einzige Möglichkeit, sich emotional wirklich verbunden zu fühlen.

So steckt hinter der Sexgier und derben Aufforderungen von Männern oft nur ein Bedürfnis nach Nähe und Angenommensein. Natürlich müssen Sie als Frau nicht wie selbstverständlich zur Verfügung stehen, wenn Ihr Mann nicht weiß, wie er seine Gefühle mit Ihnen teilen soll, und stattdessen glaubt, »dicke Eier« zu haben. Aber ein genervter, angewiderter oder resignierter Rückzug Ihrerseits macht die Sache nur noch schlimmer. Stattdessen geht es darum, dass Sie Ihren Mann herausfordern, seine emotionale Bedürftigkeit hinter seinen Sexwallungen langsam zu entdecken und die damit einhergehende Verletzlichkeit wieder zuzulassen.

Am besten gelingt das, wenn auch Sie Ihre Gefühle wieder deutlicher zeigen und mit ihm darüber reden, was solche Sexattacken mit Ihnen machen. Meist schaukeln sich da zwei Kräfte hoch: Mann wird immer gieriger, und Frau zieht sich immer weiter zurück. Wenn Sie aus Verunsicherung verschlossen und angespannt oder gar abwehrend und taub sind, ist das für viele Männer, die zu Aktivität neigen, wenn etwas nicht funktioniert, unbewusst eher wie eine Aufforderung, noch mehr zu machen –

also genau das Gegenteil von dem, was wir eigentlich bräuchten, um uns zu öffnen und zu entspannen.

Wenn Sie als Frau den Mut finden, emotional wieder offener und körperlich wieder empfänglicher zu werden, dann nimmt das spannenderweise dem Mann den Druck. Ihre Empfänglichkeit gibt ihm ein Gefühl von Angenommensein. Diese Macht, das emotionale Klima zu bestimmen und dadurch sowohl unsere eigene als auch die sexuelle Erfüllung des Mannes deutlich zu beeinflussen, ist uns Frauen von Natur aus gegeben; nur das Wissen darum ist uns im Laufe der Jahrhunderte und Jahrtausende abhandengekommen. Diana Richardson sagt: »*Der Mann ist der Gast, die Frau die Gastgeberin.*« Ein schönes Bild, das noch einmal deutlich macht, wo unsere weibliche Führungskraft liegt. Die Gastgeberin kann den Raum bestimmen, in den der Mann eintritt. Wenn die Frau sich entspannt, beruhigt sich auch etwas im Mann.

Damit Sie sich wieder entspannen können, brauchen Sie ein Gefühl von Sicherheit. Das bekommen Sie umso stärker, je klarer Ihnen ist, was Sie brauchen, und je besser Sie in der Lage sind, für sich und Ihre eigenen Grenzen zu sorgen. Sie können nur dann eine gute und souveräne Gastgeberin sein, wenn Sie sich in sich auch tatsächlich zuhause fühlen. Das ist ein Prozess, den Sie im Alltag beginnen sollten. Üben Sie, wieder präsenter zu werden, und kriegen Sie mit, was Ihnen guttut und was nicht. Und üben Sie sich außerdem darin, Ihren Partner mit Ihren Bedürfnissen und Ihren Grenzen zu konfrontieren.

Beim Sex setzt Entspannung dann ein, wenn Sie sich in Ihrem Körper verankern und Ihre Aufmerksamkeit von Ihrem Mann, vom Tun, von dem, was im Außen geschieht, abziehen und immer mehr nach innen verlagern. Das heißt nicht, dass Sie sich von Ihrem Mann abtrennen und sozusagen auf Durchzug schalten sollen. Es heißt, dass Sie ganz wach mit all Ihren Sinnen bei Ihren eigenen inneren Empfindungen sind. Sie nehmen Ihren Mann wahr, aber Ihr Anker ist in Ihrem Inneren.

Sie werden sehen, wenn Sie so mehr und mehr Sicherheit und Verbindung in sich selbst finden, werden Sie wieder offener und empfänglicher. Und diese verzickte Kruste, die wir Frauen selbst an uns nicht leiden können, weicht langsam wieder auf. Vorteile auf allen Seiten: Je entspannter und sicherer Sie werden, desto mehr kommt Ihre weibliche Stärke und Empfänglichkeit wieder zum Vorschein. Je empfänglicher und ruhiger Sie werden, desto mehr kann Ihr Mann sich beruhigen und loslassen und desto weniger hat er das Gefühl, nur mit Druck zum Ziel zu kommen.

Wenn Sie beginnen, Soulsex miteinander auszuprobieren – später gehe ich noch ausführlich darauf ein, wie Sie dabei vorgehen können –, kann es immer mal wieder sein, dass Sie beide von der Lust mitgerissen werden und einfach nur kommen wollen. Dann genießen Sie es. Wenn Sie aber gerade wach und still Ihren Empfindungen nachgehen wollen und Ihr Mann vielleicht dann doch rastlos wird und losgaloppieren will, müssen Sie nicht einfach mitmachen. Sie können sich in Ihrem Körper verankern, Ihren Atem vertiefen und sich ganz bewusst sagen: »Ich entspanne mich jetzt in mich hinein und bleibe mit meiner Wahrnehmung ganz bei mir.« Das wird auch etwas mit dem Mann machen. Wenn Sie dagegen innerlich dichtmachen und etwas an der Oberfläche ohne tiefere Anteilnahme geschehen lassen, was Ihnen nicht gefällt, dann hat der Mann unterschwellig das Gefühl, er müsste davon mehr machen und sich mehr anstrengen.

Es ist für uns Frauen so wichtig zu verinnerlichen, welchen

großen Einfluss wir als Gastgeberinnen auf das Klima von unserem Sexerleben und die Entspannung der Männer haben. Aber wir sollten trotzdem auch wissen, dass es uns in den Anfängen nicht immer gleich gelingen wird, entspannt durchzuatmen und souveräne Ruhe zu verbreiten. Und nicht alle Männer haben gleich so ein Aha-Erlebnis wie David Deida, der das Gefühl hatte, auf einmal mit einer Art Frauenröntgengerät ausgestattet zu sein und damit jede Mikroregung einer Frau mitzubekommen.

In Bezug auf die Übergangszeit vom alten zum neuen Sex kann man meiner Erfahrung nach sagen: Wenn bei einer Frau die Neuorientierung einsetzt und sie das gewohnte Sexleben verändern will, aber selbst noch nicht so geübt darin ist, wird ihr Mann häufig erst mal desorientiert und verunsichert sein. Sie will etwas Neues, weiß aber auch noch nicht so recht, was und wie, und er soll etwas aufgeben, womit er sich eigentlich sicher fühlt. Denn bis dato bewegte sich das Sexleben der meisten Beziehungen ja vor allem im gewohnten Territorium der Männer.

Wenn Sie als Frau dieses Territorium jetzt langsam verlassen und Ihre eigene Welt entdecken, werden Sie für Ihren Mann vielleicht manchmal zu euphorisch oder zu ungeduldig sein. Dann ist es wichtig, dass Sie dran denken, mit ihm zu reden und Ihr Herz offen zu halten. Das hier ist ein Weg, den die meisten Männer noch nie beschritten haben. Auf diesem Weg werden sie sich vielleicht genauso verunsichert und desorientiert fühlen, wie wir es vorher manchmal waren.

Jetzt sind Sie gefordert, das Weibliche mit dem Männlichen in sich zu verbinden – offen und mitfühlend zu sein, wenn er unsicher ist und nicht weiß, wo es langgeht, und klar zu bleiben mit der Richtung, in die Sie wollen, wenn er hart und rechthaberisch wird oder die Flucht ergreift. Sie werden sehen: Je entspannter und sicherer Sie werden, desto friedlicher und entspannter wird Ihr Partner. Kein Mann kann auf Dauer unbewusst, fordernd, aggressiv und zielorientiert beim Sex bleiben, wenn er es mit einer Frau zu tun hat, die gut in sich verwurzelt ist und die ihn in ihre weibliche Präsenz einlädt.

Wellen statt Wollen
Warum die Jagd nach dem Orgasmus einen nur fertigmacht

Einen Orgasmus zu haben gilt beim Sex als das höchste der Gefühle. Für unseren Körper ist unsere Fixierung auf den Orgasmus aber nicht selten eine traurige Erfahrung, bei der er sich von uns alleine gelassen und angetrieben fühlt. Um diesen Zusammenhang zu verstehen und sich besser auf den neuen Sex einlassen zu können, ist es hilfreich, noch mal ganz neu über das Thema Orgasmus nachzudenken und den eigenen Körper besser kennen und verstehen zu lernen.

Ihr Körper ist Ihr bester Freund. Er drückt ständig aus, wie es Ihnen geht. Wenn er schmerzt, dann will er Sie auf etwas hinweisen. Wenn er sich verschließt, dann weil ihn etwas überfordert oder ihm nicht guttut. Wenn er sich entspannt, öffnet und lebendig wird, dann, weil er vertraut und sich richtig behandelt fühlt. Ihr Körper hat allerdings seine eigene Erfahrungswelt. Er fühlt sich nicht durch Gedanken und Fantasien genährt, sondern durch reale sinnliche Erfahrungen. Er liebt Berührung und Bewegung, und er gedeiht und kommt in Fluss durch die für ihn richtige Art der Berührung und Bewegung.

Für Ihren Körper ist Sexualität etwas ganz Selbstverständliches. Er liebt die ekstatische Lebenskraft, von der er beim Sex erfüllt wird. Sex ist für den Körper wie gesunde und köstliche Nahrung, die ihn nährt, entspannt und belebt – vorausgesetzt,

Sie sind dabei wirklich in Kontakt mit Ihrem Körper und verabschieden sich nicht in die Welt der Fantasie. Und vorausgesetzt, Sie setzen ihn nicht unter Druck und treiben ihn nicht an, sondern geben ihm Raum, sich zu öffnen. Überlassen Sie sich wieder ganz und gar seiner Führung und vertrauen Sie seiner Weisheit.

Bei der herkömmlichen Art von Sex behandeln wir unseren Körper tendenziell wie einen Trottel, den man auf alle nur erdenklichen Arten bearbeiten muss, damit irgendeine kurze, köstliche Entladung aus ihm herauskommt. Wir erlauben ihm nicht, in unserem Beisein seine natürliche Energie zu entfalten, sondern wir arbeiten möglichst schnell und angespannt darauf hin, dass er diese nach draußen entlädt. Beim Mann passiert das in Form einer Ejakulation – da wird der Samen nach draußen geschleudert. Die Frau wiederum steuert zielstrebig und unter wachsender Anspannung einer kurzen Entladung in Form eines meist klitoralen Orgasmus entgegen.

Die Ejakulation brauchen wir eigentlich nur zur Zeugung; für biologischen Sex, der zur Fortpflanzung dient. Dies betrifft bei den meisten von uns aber nur eine relativ überschaubare Zeitspanne in unserem Sexleben. Davor und danach hat Sex nicht länger die Aufgabe, neues Leben zu erschaffen, sondern er dient dazu, die Lebenskraft in uns selbst zu steigern und unsere Liebe mit einem anderen Menschen zu teilen. Ich habe es schon an anderer Stelle gesagt: Wir leben die Liebe erst, wenn wir körperlich lieben. Das ist das wahre Wesen von Sex.

Wenn wir diese tiefere Qualität im Sex verstehen, dann kann er uns dienen, um uns mit einem Menschen wirklich in Liebe zu verbinden und uns innerlich zu beleben und zu regenerieren. Und dann ahnen wir, wie hilfreich und wichtig es ist, dass wir lernen, unsere Energie nicht nach außen zu entladen, sondern in uns zu behalten und in uns und zwischen uns und unserem Partner zirkulieren zu lassen. In vielen östlichen Kulturen ist diese heilsame Kraft der Sexualität seit Jahrtausenden bekannt. Ihr wurde dort seit Urzeiten verjüngende, schützende und heilende Wirkung zugesprochen.

Für diesen uns selbst belebenden und der Liebe dienenden Sex müssen wir unser ganzes Denken auf den Kopf stellen. Das Geheimnis ist nicht nur, die Energie im Körper zu behalten, statt das Pulver zu verschießen. (Wie das geht, erläutere ich später genauer.) Das Geheimnis ist auch, sich zu entspannen, statt sich zu erregen. Immer bewusster und wacher zu werden statt zielstrebiger. Immer achtsamer und feinfühliger zu werden, statt mehr zu machen und zu wollen. Sich immer mehr dem jetzigen Moment im Körper zuzuwenden, statt sich auf den Orgasmus als Ziel zu konzentrieren.

Tatsächlich ist das Wichtigste für Ihren Körper, wenn es um Soulsex geht, Ihre absichtslose und entspannte Präsenz. Sobald Sie sich beim Umarmen, Küssen oder Liebemachen ganz wach und ohne Ziel den Regungen in Ihrem Körper zuwenden, sich jeder kleinen Veränderung, jeder Bewegung, jedes feinen Strömens oder Pulsierens, jedes Atemzugs bewusst werden, wird Ihr Körper sich weiter entspannen und lebendiger werden.

Wenn Sie als Paar vom Tun zum Geschehenlassen wechseln wollen, kann das anfangs vielleicht frustrierender als vorher sein. Die meisten von uns sind nicht sonderlich geübt in dieser Art des intensiven, absichtslosen Kontakts mit sich selbst und ihrem Körper, geschweige denn in einer intimen Verbindung mit einem anderen. Für manch einen ist es vielleicht erst einmal komplett ungewohnt, den Druck und das Tempo rauszunehmen, die eigene Aufmerksamkeit von den äußeren Dingen abzuziehen und bewusst nach innen zu richten. Bis Sie langsam ein Gefühl dafür bekommen, wie es für Sie beide am besten funktioniert, braucht es daher meiner Erfahrung nach eine Zeit des Rumprobierens.

Doch das ist nur vorübergehend herausfordernd. Sie werden sehen, je öfter Sie sich Ihrem Körper zuwenden und je bewusster Sie mit ihm werden, desto mehr entspannt er sich und gibt wohlige und köstliche Empfindungen frei. Je mehr Sie lernen, einfach nichts zu tun und Ihre Aufmerksamkeit im gegenwärtigen Augenblick zu vertiefen, desto mehr zeigt Ihnen Ihr Körper den Weg in die Heilung. Je mehr Sie bereit sind, von alten Ängsten und Angewohnheiten, von Ihren unerfüllten Sehnsüchten und Ihren Vorstellungen im Kopf loszulassen, desto mehr Ekstase und Genuss eröffnet Ihnen Ihr Körper.

Wenn Sie den Dreh erst mal bei sich raushaben, wartet allerdings auch schon die nächste Hürde. Beim Sex sind Sie bekanntlich nicht alleine, sondern eng verbunden mit Ihrem Partner. Da ist es einfach noch mal schwieriger, ganz offen und wirklich in sich zu bleiben, während man alles Mögliche vom anderen spürt.

Nachdem ich einiges zu dem Thema gelesen hatte, übte ich mich immer öfter in Achtsamkeit und der Verfeinerung meiner Wahrnehmung im Alltag, aber auch beim Sex. Langsam konnte ich auch meinen Mann überzeugen, mal das Tempo rauszunehmen und genauer hinzuspüren. Durch diesen Wandel stellte sich nach einiger Zeit immer öfter ein herrliches und genussvolles Phänomen in meinem Körper ein, während ich mit meinem Mann schlief: Wenn ich wirklich bei mir blieb und meine Wahrnehmung ganz still und ruhig in meinem Körper hielt, begannen tief aus dem Inneren meines Beckens auf einmal ganz feine, äußerlich fast unmerkliche Wellenbewegungen aufzusteigen. Ich hatte keine Ahnung, was das genau war, aber es war ein wunderbares, unaufgeregt zärtliches und doch ekstatisches Gefühl, das ich kaum mit Worten beschreiben konnte. Es war nicht so, dass ich diese Wellenbewegungen irgendwie mit meinen Muskeln machte – sie machten mich. Ich wohnte ihnen still bei, während sie sich wie ein wonnevoller, spiralförmiger, feiner Strudel wie von selbst tief aus der Mitte meines Beckens in Bewegung setzten und wohlig strömend nach oben in meinen Bauch aufstiegen. Vorher hatte ich so etwas bewusst noch nie erlebt.

Allerdings gab es fast immer irgendwann einen Haken mit diesen Wellen: Sobald mein Mann auch nur die kleinste aktive Bewegung machte, waren sie sofort wie verschreckt. Wenn ich auch noch spürte, dass sich langsam immer mehr Erregung und Zielstrebigkeit in seinen Bewegungen aufbaute, zogen sich die Wellen schlagartig wie in ein Schneckenhaus zurück und verschwanden im Nichts. Statt ihrer stieg dann eine tiefe, fast archaische Traurigkeit aus meinem Becken auf. Es war, als ob nicht ich als Person, sondern als ob das Weibliche in mir unendlich traurig darüber wurde, dass niemand ihm einen Raum gab, um endlich lebendig zu werden.

Meist fühlte ich mich dann abrupt wie von meinem Mann abgetrennt. Es war, als ob alle Lebendigkeit und Süße in mir von einer Sekunde auf die andere im Keim erstickt worden wären. Jede weitere Aktivität machte jetzt alles nur schlimmer. Jede aktive Bewegung wirkte wie ein Sperrfeuer auf den feinen, lustvollen Strom. Jedes Machen sorgte für unterschwellige Verspannungen. Es fühlte sich an, als ob sich das Gewebe in meinem Becken zusammenziehen und verhärten würde. Das war wie Krieg in meinem Körper: Entspannung gegen Anspannung. Loslassen gegen Verhärtung. Spiralförmige Wellen gegen Vor und Zurück.

Am Anfang behielt ich den Frust für mich, weil ich gar nicht wusste, wie ich über diese unsichtbaren Wellen und die innere Kollision reden sollte. Ich hatte zwar einiges darüber gelesen, doch trotzdem hatte ich kaum Worte für das, was in mir geschah. Stattdessen versuchte ich mich beim Sex irgendwie durchzumanövrieren. Entweder Sex wie früher oder irgendwann Kollision. Wenn ich es mit Präsenz und Langsamkeit versuchte, war es irgendwann immer so, dass ich entweder meinen Mann auf dem Weg nach innen verlor oder er mein Inneres auf dem Weg zum Orgasmus. So schienen mich all mein mutiges Probieren und alle Versuche, mich hingebungsvoll zu öffnen, eher ins Unglück statt in die Glückseligkeit zu führen. Es fühlte sich so an, als ob sich nach dem Sex eine winzige Verspannung auf die nächste in meinem Gewebe lagerte. Und mit ihr Traurigkeit.

Irgendwann merkte ich, dass ich von unserem »normalen« Sex nicht mehr wirklich berührt wurde und auch nicht mehr über die feinen Signale meines Körpers hinweggehen wollte. Es fühlte sich einfach nicht mehr stimmig an. So blieb mir nur noch die Wahl, im Moment der Kollision Stopp zu sagen, meinem Mann von meinem inneren Erleben zu erzählen und ihn in diese Welt einzuladen. Das sorgte am Anfang fast immer für Krach zwischen uns. Ich erzählte mir dann eine Geschichte wie: »Ach, das hat sowieso keinen Sinn ... Er wird sowieso nie spüren, worum es da geht ...« Oder mein Mann fühlte sich abgewiesen und zog sich dann zurück mit einem Ausdruck von: »Ich kann es ihr ja sowieso nie recht machen. Und ich selbst komm hier überhaupt nicht auf meine Kosten.«

Es war eine mühsame Zeit, in der wir immer wieder einen Kurzschluss zwischen unseren Körpern produzierten. Diese feinen Wellen, die ich damals zu erleben begann, fühlten sich absolut exquisit und ekstatisch an, hatten aber eine ganz andere, genau entgegengesetzte Dynamik als ein herkömmlicher Orgasmus. Mein Mann und ich waren zu der Zeit zwar längst deutlich mehr wahrnehmungs- und weniger actionorientiert geworden, aber trotzdem spürte mein Körper irgendwann jeden noch so feinen Druck oder faulen Kompromiss. Zielstrebiges Wollen und meine tiefenentspannten Wellen schlossen sich zunehmend gegenseitig aus. Vor dieser Tatsache mussten wir beide irgendwann kapitulieren.

Was wir damals immer deutlicher erlebten, war einer der wichtigen Unterschiede zwischen Soulsex und dem Sex, den die meisten von uns gewohnt sind: Soulsex bahnt sich den Weg in der Entspannung und findet die Ekstase durch Nichtstun. Der herkömmliche Sex braucht Erregung und Spannung und zielt mit allen Aktivitäten auf einen Orgasmus hin. Diana Richardson spricht in diesem Zusammenhang von einem »Gipfelorgasmus« und einem »Talorgasmus«.

Beim Gipfelorgasmus wollen wir unbedingt ein Ziel erreichen – meist durch Anstrengung und Leistung. Weil wir den Gipfel erreichen und zum Orgasmus kommen wollen, fangen wir an, Spannung aufzubauen. Wir versuchen unsere Erregung immer weiter zu steigern, bis zum Höhepunkt. Es gibt viel Reibung, viel Bewegung, oft wird es heiß und gierig, um das zu bekommen, was wir wollen. Männer neigen dann leicht dazu, immer schneller, immer aktiver und unter Umständen immer härter in ihren Bewegungen zu werden, damit die Erregung steigt. Für Frauen kann sich das leicht anfühlen, als ob sie überrollt würden, vor allem, wenn sie noch nicht richtig warm und von innen heraus geöffnet sind. Viele Frauen fangen irgendwann an, sich unter der Überreizung zu verspannen und unbewusst zu verschließen. Sie kommen mit ihrer Öffnung nicht nach, während der Druck und die Reibung steigen.

Ganz anders beim Talorgasmus. Er ist eine völlig andere Erfahrung als der klassische eruptive Orgasmus, den wir kennen. Er ist ausgedehnter, kühler, feiner, rezeptiver, aber deshalb nicht lasch und langweilig, sondern hellwach und lebendig. Der Talorgasmus ist kein Punkt und auch kein Paukenschlag, sondern eher wie eine Welle oder ein Strich über die Saite einer Violine, der für nachhallenden Klang sorgt. Während wir uns immer tiefer in uns hineinentspannen und gleichzeitig immer wacher und immer empfindsamer werden, gibt es nicht irgendwann plötzlich einen Orgasmus im klassischen Sinne, sondern von innen eröffnet und vertieft sich eine ekstatische Erfahrung, die wir so lange genießen können, wie wir präsent bei ihr verweilen.

Das hört sich vielleicht kompliziert und fremd an, ist aber das Organischste und Natürlichste für unseren Körper. Er wird Ihnen den Weg weisen und Sie innerlich in diese Erfahrung hineintragen, während Sie lernen, sich mehr und mehr zu entspannen und präsenter in Ihrem Körper zu werden. Sie kennen dieses Hinweggetragenwerden vielleicht vom Tanzen, wenn Ihr Körper vom Rhythmus und den Klängen der Melodie in Bewegung versetzt wird, ohne dass Sie über jede Bewegung nachdenken und sie bewusst ausführen müssten. Genauso lassen wir beim Talorgasmus zu, dass sich in unserem Körper Energie ausdehnt und ihn ohne unser aktives Zutun in Bewegung setzt. Alles, was wir dabei tun können, ist, uns unserem Körper anzuvertrauen.

Meiner persönlichen Erfahrung nach ist der weibliche Körper der natürliche Anführer in diesem Wandel – einem Wandel, dem sich die Frau genauso anvertrauen muss wie der Mann.

Die Wellen waren nicht meine Entscheidung, mein Ziel, meine Vorstellung, sie stiegen auf, wenn ich mich von allem Wollen verabschiedete. Sonst nicht. Sie zeigten mir den Weg und nicht ich ihnen: Je stiller ich wurde, je tiefer mein Atem ging, je weniger ich tat, je präsenter und achtsamer ich mich in mich hineinversenkte, desto energiegeladener wurden sie.

Die Wellen wurden sozusagen unser beider Anführer. Durch sie lernten wir immer wieder loszulassen, immer wieder jeden noch so subtilen Druck rauszunehmen und uns gemeinsam zu entspannen.

Auch bei meinem Mann stellte sich langsam eine komplett andere Art von Befriedigung ein. Auch er erlebte immer öfter eine tiefe und gleichzeitig ekstatische Entspannung, die überhaupt nichts mit Machen und Erreichen zu tun hatte, sondern der auch er nur still beiwohnen konnte und wollte. Diana Richardson hat dafür ein wunderbares Bild gefunden. Sie sagt:

>»Eigentlich sind wir die Gastgeber, und das Göttliche ist unser Gast, aber damit das Göttliche in uns eintreten kann, muss erst der Raum dafür geschaffen werden.«*

Tatsächlich stellt sich die Ekstase beim Soulsex – egal ob für den Mann oder die Frau – genau dann ein, wenn wir uns zurücklehnen und Raum für sie schaffen. Tatsächlich beginnen die Körper miteinander zu kommunizieren, wenn wir ihnen unsere ganze Aufmerksamkeit schenken, aber gleichzeitig von allem Tun loslassen. Penis und Vagina beginnen sich ineinander hinein zu entspannen und antworten mit feinen, köstlichen Regungen, wenn wir ihnen den Druck nehmen und nicht länger alles darauf ausrichten, dass sie sich anspannen und zu einem Höhepunkt kommen.

Sie werden verblüfft sein, aber wenn Penis und Vagina miteinander verbunden sind und wir langsam lernen, unseren Verstand und unsere Begierden aus der Begegnung rauszuhalten, dann beginnen beide miteinander auf ganz natürliche Art in einem feinen Liebesspiel zu kommunizieren. Tatsächlich sind die beiden ein perfektes Team, wenn man sie lässt. Sie sind nicht nur in der Lage, einander zu ergänzen und energetisch aufeinander zu reagieren, sie sind auch in der Lage, einander von alten Spannungen zu befreien und zu heilen. Aber dazu später mehr …

Wenn Sie beim Sex bewusster werden, werden Sie erleben, dass das zielstrebige und hungrige Hinarbeiten auf den Orgasmus eigentlich ziemlich energiezehrend und erschöpfend war und Sie daran gehindert hat wahrzunehmen, was gerade jetzt in diesem Moment passiert. Beim Soulsex geht es aber genau um diesen Moment. Und um diesen … Und wieder um diesen … Darum, jeden Moment in seiner ganzen Fülle zu erfahren. So, als ob Sie ein köstliches Mahl genießen und sich jeden einzelnen Bissen auf der Zunge zergehen lassen und auskosten wollen.

Der weibliche Körper braucht von Natur aus viel, viel länger, um warm zu werden, als der männliche. Während Männer in wenigen Minuten ejakulieren können, brauchen Frauen gerne auch eine Dreiviertelstunde, um wirklich bereit und offen zu sein. Das heißt aber nicht, dass Frauen ein Sexproblem oder einen Konstruktionsfehler haben. Jede Frau ist von Geburt an in der Lage, Ekstase und Orgasmen ganz natürlich und mühelos zu erfahren. Bitte nehmen Sie sich das zu Herzen, wenn Sie vielleicht schon seit Jahren ohne Erfüllung leben und Zweifel an der Funktionsfähigkeit Ihres Körpers oder an Ihrer Partnerschaft haben. Alles ist in Ordnung mit Ihnen. Was fehlt, ist nur realitätsnahes Wissen um den weiblichen Körper und die weibliche Sexualität.

So viele Frauen haben seit Jahren oder vielleicht schon immer Schwierigkeiten, einen Orgasmus zu erleben. Viele klagen über Scheidentrockenheit, Verspannungen und Schmerzen beim Eindringen oder Beschwerden nach dem Sex und verfallen darüber in Selbstzweifel. Dabei hat ihr Körper doch einfach nur immer wieder Signale gegeben, um mitzuteilen, dass ihm etwas fehlt, er sich überrumpelt fühlt oder er sich gegen etwas sperrt. Selten haben Frauen in so einem Fall sinnvolle Orientierungshilfe gefunden; niemand hat ihnen mit Weisheit und Wissen wieder Zugang zu ihrem Körper verschafft. Stattdessen haben sie oft, gerade auch von Frauenärzten, nur Diagnosen über vermeintliche Störungen gehört und Medikamente oder Hormonbehandlungen verordnet bekommen.

Ihr Körper braucht die Kommunikation mit Ihnen. Er braucht es, dass Sie seine Signale verstehen lernen, seinem Tempo und seinem Rhythmus folgen und dafür auch bei Ihrem Partner einstehen. Wenn ein Mann immer wieder in eine Frau eindringt, obwohl sie noch nicht wirklich offen, warm und bereit ist, wird sie unterschwellig immer mehr Spannung aufbauen und leise schleichend die Lust am Sex verlieren. Nicht weil sie gestört ist, sondern weil der Mann nicht mit ihrem Körper umzugehen weiß. Viele Frauen erzählen mir, dass sie froh sind, wenn der Sex möglichst schnell vorbei ist, damit sie nicht länger mit ihren Beschwerden kämpfen müssen.

Statt für Genuss sorgt es oft für Schmerzen und Widerstand im Körper der Frau, wenn der Mann sich besonders anstrengt, weil er die Frau unbedingt zum Orgasmus bringen will. Dieser vielleicht wohlgemeinte Erfolgsdruck beim Mann fühlt sich für die Frau häufig so an, als ob sie bearbeitet würde. Das führt dazu, dass der Körper der Frau blockiert und sie mit der Zeit ihre Empfindsamkeit verliert.

Bemühen und Druck sorgen fast immer dafür, dass die Wahrnehmungsfähigkeit ab- und Unbewusstheit zunimmt. Das Feine in uns wird dabei nicht berührt, sondern eher verstört und überreizt. Und wenn die Reize zu übermächtig werden, ohne dass eine innere Öffnung damit einhergeht, dann setzt irgendwann Taubheit ein. Durch Reizüberflutung lässt unsere feine Empfindungsfähigkeit nach, und unser Körper wird dumpfer in seiner Wahrnehmung, was dann wiederum dazu führt, dass er noch mehr Stimulation braucht. So geraten wir in einen Teufelskreis:

Je mehr wir einen Orgasmus erreichen wollen, desto mehr rückt er in weite Ferne. Heute würde ich behaupten: In Wahrheit kann man einen Orgasmus gar nicht erreichen. Beim herkömmlichen Sex fühlt es sich vielleicht wie ein Erreichen an. Aber eigentlich ist der Orgasmus dann nur eine kleine Lücke, eine kurze Entladung aus einer aufgebauten Anspannung, die uns sozusagen kurz durch die Wolken auf den Himmel schauen lässt. Der Himmel ist in Wahrheit aber immer da. Alles, was uns vom ihm trennt, ist nur eine Wolkendecke aus Anspannung und Denken, hinter der wir die meiste Zeit leben.

Und jetzt gehe ich noch einen Schritt weiter: Eigentlich ist der Orgasmus ein Seinszustand, der natürlicherweise in uns angelegt ist und den wir dann erleben, wenn wir uns ganz in ihn hineinentspannen. Dieses Hineinentspannen ist Frauen meist eher vertraut als Männern. Auf den ersten Blick scheint es vielleicht so, dass es der Mann mit der Befriedigung beim Sex leichter hat, weil er schneller in Fahrt kommt. Tatsächlich aber erleben Männer beim Liebemachen im Turbogang während der

Ejakulation nur eine begrenzte Erfahrung der Entladung. Ebenfalls ein großes Aha – allerdings diesmal für die Männer – könnte es sein, wenn sie realisieren, dass eine Ejakulation nur eine Art Mini-Orgasmus ist.

Ein wirklicher Orgasmus ist eine umfassende Erfahrung, die sich nicht für wenige Sekunden auf einen kleinen Punkt im Unterleib reduzieren lässt, sondern die sich im ganzen Körper und über die Zeit ausdehnen kann. Hier fehlt es den Männern oft genauso sehr an Wissen um die wahren Möglichkeiten ihres Körpers und die energetischen Dynamiken im Sex wie den Frauen.

So sitzen Mann und Frau am Ende wieder in einem Boot: Während Frauen nicht so leicht in die Hingabe finden, werden Männer allzu leicht vom Trieb mitgerissen. Während wir Frauen in der herkömmlichen Art der Sexualität eher Probleme damit haben, warm zu werden und zu einem Orgasmus zu kommen, haben die Männer oft die Schwierigkeit, die Ejakulation zurückzuhalten und sich zu entspannen. Aber: So wie sich im Inneren der Frau ohne jeden Druck und jede aktive Stimulation still und süß die Lust ausbreiten und wie von selbst ausdehnen und aufsteigen kann, so kann auch der Mann völlig entspannt einen ausgedehnten Orgasmus ohne Samenerguss haben.

Wollen Männer in die Ebenen solcher erweiternder, ekstatischer Erfahrungen vordringen, ist es auch für sie wichtig, das Ziel loszulassen, das Tempo rauszunehmen, nicht länger Druck zu machen und nach Erregung im Außen zu suchen, sondern stattdessen langsam und forschend auf Entdeckungsreise im eigenen Körper zu gehen. Das Tempo ist egal, die Häufigkeit ist egal, die Größe ist egal – am Ende gilt auch für die Männer: Für die Vertiefung Ihres sexuellen Erlebens braucht es in Wahrheit nicht Ihre erhöhte Potenz, sondern Ihre erhöhte Präsenz. Sex wird immer müheloser und nährender, je mehr Sie gemeinsam mit Ihrer Partnerin lernen, sich von den Körpern ohne Absicht und Ziel führen zu lassen.

Egal ob Sie ein Mann oder eine Frau sind, ich kann Ihnen aus meiner Erfahrung nur nahelegen, in Sachen Sex bereitwillig wieder zum Schüler zu werden. Auch wenn Sie sich bisher für erfahren hielten, erlauben Sie sich ruhig noch mal die spiele-rische Neugierde eines Anfängers. Wir alle wissen erschreckend wenig über unsere Körper und den weisen Umgang mit Sexuali-tät. Gerade wenn Sie sich dem neuen Sex als Paar widmen wol-len, kann Ihnen diese Haltung leichter die Türen öffnen und Machtkämpfe und unnötige Verletzungen verhindern.

Ihr bester Lehrer und weiser Führer ist immer an Ihrer Seite: Ihr Körper. Manchmal fühlen Sie sich vielleicht mitten beim Sex vollkommen unsicher und wissen nicht, was jetzt, was tun, was sagen, was fühlen, was nicht tun …? Dann ist das Wichtigste, innezuhalten, ein paar Atemzüge zu nehmen und ohne jede Ab-sicht in Ihren Körper zu spüren. Wenn Sie von Ihrem Partner oder von Ihren Gedanken ablassen und einfach nur still nach innen lauschen, wird von irgendwoher ein Impuls auftauchen. Ihr Körper weiß. Ihr Körper wird Sie mit etwas Übung immer klarer an seinem natürlichen, angeborenen Wissen teilhaben lassen. Vielleicht nehmen Sie irgendwo ein bejahendes Strömen wahr, oder plötzlich wird es an einer Stelle des Körpers dicht, so als ob eine Tür zugeht. Vielleicht geht es auf einmal nicht weiter, oder plötzlich öffnet sich unerwartet etwas …

Allein, wenn Sie sich einem Impuls zuwenden und ihn, ohne ihn analysieren zu wollen, erspüren, erkennen Sie meistens, wie es jetzt weitergehen könnte. Vielleicht braucht es eine leichte Veränderung in Ihrer Körperhaltung, einen Atemzug, ein klei-nes Loslassen an einer bestimmten Stelle. Oder Sie sind aufgefordert, jetzt in diesem Moment Stopp zu sagen oder Ihrem Partner ein Feedback zu geben und ihn zu bitten, dieses oder jenes zu tun oder zu lassen. Folgen Sie Ihrem Körper. Er führt Sie nachhause.

Je mehr Sie lernen, ihm zu folgen und eine gewisse Spontaneität zuzulassen, desto lebendiger und deutlicher werden seine Regungen sein. Auf einmal fängt er an, sanft zu strömen oder sich in kleinen, feinen Bewegungen oder Schwingungen zu wiegen. Auf einmal steigen Wellen auf, die Sie in Ihrem Inneren empfangen. Und Sie wissen: Hier bin ich zuhause. Alles ist gut.

Unsichtbar, aber wahr
Warum man sich nach dem Sex manchmal wie zugemüllt fühlt

»*Der Orgasmus ist ein Zustand, in dem sich der Körper nicht mehr wie Materie anfühlt, er vibriert und pulsiert. Das kommt aus einer Tiefe heraus, und gleichzeitig geht es über uns hinaus. Wir verlieren unser körperliches Begrenztsein und kommen in einen Zustand von Energie und damit von Einssein. Und das ist die Energie, die den Orgasmus so ungeheuer faszinierend und erstrebenswert macht.*«

Diesem Zitat von Diana Richardson kann ich nur zustimmen. Auch ich habe die Erfahrung gemacht, dass Sie, wenn Sie die Geheimnisse von Soulsex wirklich ergründen wollen, nicht umhinkommen, sich mit der Welt der Energie zu beschäftigen. Denn beim Soulsex geht es ja darum, mit dieser Welt des Einsseins nicht nur in den wenigen Sekunden des Orgasmus in Kontakt zu kommen, sondern sich mehr und mehr für sie in jedem Moment und in unserem Körper zu öffnen.

Die feine Sprache des Körpers besteht tatsächlich aus Wellen, Schwingungen und Strömungen – eben aus Energie. Auch wenn uns das im Alltag kaum bewusst sein mag. Erst recht nicht, wenn wir an jeder Ecke und in jeder Werbung knackige Hintern, geölte Sixpacks und dralle, schwerelos schwebende Brüste sehen. Und sicherlich machen Sie sich auf Anhieb auch keinen

Namen als Sexgöttin, wenn Sie zu Ihrem Mann sagen: »Kannst du die Wellen in meiner Vagina spüren? Nimmst du die Energie in deinem Penis wahr?« Meist ist es schon schwierig genug, über Gefühle zu reden, aber über Sex und Energie …?

Viele Dinge, die ich über unsere Körper und Sex gelernt habe, sind so klar wie nichts sonst, wenn ich sie in mir fühle. Wenn ich sie aber benennen und erklären soll, dann fällt dies auch mir nicht immer leicht. Wenn es um den neuen Sex geht, werden Sie eine Zeit lang ohne sichtbare Beweise auskommen müssen. Sie werden Dinge in sich spüren, die Sie Ihrem Mann vielleicht nicht faktisch oder greifbar erklären können. Sie werden wissen, dass diese eine, winzige Bewegung Ihren ganzen Körper hat erschauern lassen und jene Nuance in seiner Stimme alles in Ihnen schockartig eingefroren hat. Sie werden spüren, dass er gedanklich abwesend oder zumindest nicht wirklich präsent ist, wenn Sie gerade Sex haben, aber Sie haben kein Röntgenfoto und auch keine greifbaren Fakten in der Hand.

So manche Frau weiß, wie es ist, wenn ihr Instinkt ihr ohne jeden Zweifel sagt, dass ihr Mann eine Geliebte hat, ohne dass sie irgendeinen Beweis dafür hätte. Sie steht da und kann ihm nur sagen: »Ich weiß es eben!« Dann kann er sagen: »Ach Quatsch, das bildest du dir doch nur ein.« Und jetzt? Jetzt haben Sie nichts in der Hand. Nichts, was Sie dem entgegensetzen könnten. Und doch wissen Sie, dass es wahr ist. Sie hängen in der Luft, bis irgendwann dann die realen Beweise für die Affäre auftauchen. Erst jetzt haben Sie etwas, das Ihnen Kraft gibt für eine Veränderung oder zumindest für eine Konfrontation. Jetzt können Sie sagen: »Hier ist deine E-Mail an sie, ihre SMS an dich, hier das Foto von euch, ihr Anruf bei mir.«

Ganz ähnlich werden Sie vielleicht eine Zeit lang alleine mit Ihren neuen Erfahrungen im Körper und auch mit Ihrem

Instinkt für bestimmte Dinge vorangehen müssen, während Ihr Partner noch zweifelnd in Deckung bleibt, wenn es um Veränderungen im Bett geht. Sie sollten einfach wissen, dass sich die Kraft von Soulsex Ihrem Partner möglicherweise erst in dem Moment erschließen wird, in dem er sie erlebt, und nicht dann, wenn Sie darüber reden. Und erst recht nicht, wenn Sie nur Bücher wie dieses lesen und sich ansonsten dem Sex entziehen.

Wenn Sie jetzt also bewusster werden und Ihre Wahrnehmung verfeinern, kann es sein, dass Sie vieles deutlicher spüren, ohne dass Sie es klar benennen könnten. Wenn Sie eine Frau sind, deren Mann sich gerne im Bett mit Fantasien erregt, werden Sie vielleicht schon drei Kilometer gegen den Wind riechen, wenn er gerade in seine Bilderwelt wegdriftet, obwohl er versprochen hatte, heute ganz präsent zu bleiben. Sie werden spüren, wenn er den Kontakt zu Ihnen verliert und von einer Sekunde auf die andere getrieben auf seinen Orgasmus zusteuert.

Es gibt in jeder Partnerschaft Themen, die für Disharmonie, Störung und Streit sorgen können, ohne dass man sie sehen oder immer klar benennen könnte. Die Übung lautet: Vertrauen Sie sich und bleiben Sie sich treu – egal ob es Beweise gibt oder nicht oder ob Ihr Partner Ihrer Wahrnehmung glaubt oder sie akzeptiert. Wenn Sie das Gefühl haben, dass etwas das Feintuning zwischen Ihnen und Ihrem Partner beim Liebemachen stört oder Sie etwas brauchen, dann zeigen oder formulieren Sie, so gut Sie können, was Sie gerade fühlen.

Fordern Sie Ihren Mann auf, ebenfalls nicht rumzueiern und Ihnen ehrlich zu sagen, was gerade mit ihm passiert: Ob er weggedriftet ist in Gedanken und Fantasien oder ob er kurz davor ist zu kommen, obwohl Sie gerade erst ein paar Minuten beieinander sind. Das Gleiche gilt natürlich auch für Sie, wenn Sie merken, dass Sie abdriften, aussteigen, taub werden, den Kontakt verlieren. Wenn Sie sich doch wieder in einer Fantasie verlieren, weil Sie anders nicht auf Touren kommen, dann sollten Sie sich ein Herz fassen und Signale geben oder darüber reden.

Zeigen Sie Ihrem Mann, was Sie sich von ihm wünschen: »Warte mal, ich bin raus … Langsamer, ich spüre nichts mehr …« Und wenn Sie in Gedanken oder Fantasien sind und das bemerken, dann bringen Sie Ihre Aufmerksamkeit wieder zurück in Ihren Körper. Vertiefen Sie Ihren Atem und bitten Sie gegebenenfalls Ihren Partner, mit Ihnen noch mal das Tempo oder die Stellung zu verändern. Das können minimale Veränderungen sein, die bereits ausreichen, um die Aufmerksamkeit wieder zu fokussieren und das Erleben zu intensivieren. Es braucht einfach Übung, um sich auf dieser feineren Ebene aufeinander einzutunen. Seien Sie dabei geduldig mit sich selbst und mit Ihrem Partner.

Und seien Sie immer wieder neu wach und lernbereit. Ihren Körper zu entdecken, sich für die Welt der Energie bewusst zu öffnen, die inneren Verbindungen zwischen Ihren Gefühlen und Ihren Körpererregungen, die Auswirkungen der inneren Stimmungslagen und Energien Ihres Partners auf Sie zu erkunden, Ihrer Intuition zu vertrauen – das alles will geübt und gelernt werden. Aber Sie werden fürs Lernen und Üben belohnt, wenn Sie immer öfter das Feedback von Ihrem Körper richtig deuten können und merken: »Ah, deswegen habe ich also nichts mehr gefühlt. Ah, deshalb war ich auf einmal abgetörnt. Ah, das macht so herrliche Gefühle.«

Eins sollten Sie sich allerdings bewusst machen: Je mehr Sie auf diese Weise Ihre Wahrnehmung verfeinern, desto empfindsamer werden Sie für alles Grobe und für alle Grenzüberschreitungen. Wenn Sie sich jetzt mehr und mehr nach innen wenden, aber nach außen hin keine klaren Rückmeldungen geben und gegebenenfalls Grenzen setzen, dann tun Sie sich damit mehr weh als früher, als Sie noch besser gepanzert waren. Wer sich öffnet, muss auch wissen, wann es wichtig ist, sich wieder zu verschließen.

Ein Satz, den ich schon vielen Frauen ans Herz gelegt habe, lautet: Wer nicht Nein sagen kann, der kann auch nicht wirklich Ja sagen. Wer sich nicht gut abgrenzen kann, muss meist latent verschlossen bleiben, weil er sonst Gefahr läuft, von den anderen überrannt zu werden. Wenn Sie sich also wieder wirklich öffnen und Ihre feine, innere Führung zurückerobern wollen, dann sollten Sie sich bewusst darin üben, im Alltag radikaler Grenzen zu setzen. Damit Sie sich dann beim Sex sicher genug fühlen, um sich auch wirklich ganz öffnen zu können. Wenn beide Partner mehr und mehr mit dem Feintuning herumprobieren, braucht es klare Kommunikation, wann immer ein Störgefühl auftritt, sonst verletzen Sie sich gegenseitig unnötig und die gerade geöffneten Türen fallen wieder zu.

Es gibt eine kleine Übung, die ich manchmal bei meinen Frauenseminaren mache. Ich bitte die Frauen, sich paarweise mit einigen Metern Distanz einander gegenüber hinzustellen. Dann gehen beide ganz achtsam und langsam Schritt für Schritt aufeinander zu, bis eine von ihnen merkt, dass ihr die andere zu nahe kommt und ihre unsichtbare Grenze überschreitet. Oft sind die Frauen verblüfft, dass ihre spürbare Grenze bereits einen, zwei oder sogar drei Meter vor ihnen beginnt. Ich bitte sie dann immer, diese konkrete Erfahrung ihres unsichtbaren Territoriums mit in den Alltag zu nehmen.

Viele Frauen erstarren innerlich, wenn ein Mann sie zu fest, zu überschwänglich oder zu hektisch in den Arm nimmt. Schon oft habe ich von einer Frau gehört: »Ich fühle mich wie überrumpelt. Kann mich selbst gar nicht mehr richtig spüren.« Das liegt nicht unbedingt nur daran, dass die Frauen zu fest oder gar schmerzhaft berührt worden wären. Häufig liegt es auch daran, dass ihr Raum nicht gewahrt oder bewusst betreten wurde.

Der Raum, den es zu wahren gilt und mit dem man achtsam umgehen sollte, ist eine Art unsichtbares Energie- und Informationsfeld, von dem jeder Mensch umgeben ist. Wir sprechen von Ausstrahlung, die jemand hat. Jemand kommt in unsere Nähe, und wir fühlen uns wohl oder unwohl, spüren, dass er schlecht drauf ist oder ihm irgendwas auf der Seele liegt, noch bevor er etwas gesagt oder getan hat. Wenn wir bereits im Abstand von einem, zwei oder sogar drei Metern spüren, dass es uns im Kontakt mit jemand anderem zu eng wird, dann können Sie sich vorstellen, was beim Sex mit uns passiert, wenn wir nicht achtsam miteinander umgehen.

Deshalb ist es gut, wenn beide sich dieses Raums jenseits der eigenen physischen Grenzen bewusst sind – ihres eigenen, aber auch dessen des anderen. Vielleicht haben Sie ja Lust, die kleine Seminarübung einmal gemeinsam auszuprobieren, um herauszufinden, wie viel Raum jeder von Ihnen eigentlich um sich herum braucht, um sich sicher und wohl zu fühlen. Sie können das auch mit einer Umarmung machen, indem Sie Ihren Partner bitten, sich langsam und behutsam zu nähern und Sie einmal ganz bewusst und langsam zu umarmen. Spüren Sie nach, wann es sich für Sie bereits zu nahe anfühlt – auch wenn er Sie physisch vielleicht noch gar nicht berührt. Oder auch, ob es Ihnen zu schnell geht oder sich zu fest anfühlt. Vielleicht gibt es ja ein Aha-Erlebnis, das Ihnen hilft, sich gegenseitig besser zu verstehen und behutsamer und bewusster aufeinander zuzugehen, ohne die äußeren und inneren Grenzen des anderen zu verletzen.

Ebenso unsichtbar wie der eigene Raum, aber ebenso stark im Einfluss auf unser Liebesleben sind Stress und Anspannung. Sie sind die wahren großen Sex-Killer. Wenn Sie lernen, sich mehr und mehr in Ihren Körper hineinfallen zu lassen, werden Sie erleben, dass Verspannung das ist, was die sexuelle Kraft im Körper blockiert. Wenn Sie immer zu früh kommen oder keine Erektion haben, wenn Sie sich taub fühlen oder Probleme mit dem Orgasmus oder der Hingabe haben – seien Sie sich sicher, dass Verspannung, Verkrampfung und Verhärtung dahinterstecken. Entspannung und liebevolle Präsenz sind auch hier die Lösung und sorgen für Heilung all dieser Störungen. Fast jeder Körper hat über die Jahre hinweg alle möglichen Verspannungen angesammelt, erst recht die Körper, die Trauma und Schock erfahren haben. Mancher Körper muss ständig auf Hochtouren laufen, weil der dazugehörige Mensch permanent unter Leistungsdruck steht und unter Stress und Überforderung leidet. Das alles geht nicht spurlos an unserem Sexleben vorbei.

Da wo Verspannung sitzt, wird Energie festgehalten und gestaut. Entspannung sorgt dagegen dafür, dass die sexuelle Kraft wieder in Fluss kommen und sich Festgehaltenes lösen kann. Für Soulsex ist es wichtig, dass Sie lernen zu entspannen und den Mut finden, auch für Entspannung in Ihrem Leben zu sorgen. Wenn Ihr Körper jahrelang Verspannungen angesammelt hat oder akut durch Stress immer wieder neu belastet wird, dann wird er fest, verschließt sich und ist damit weniger empfindsam und durchlässig. Sie brauchen dann beim Sex entweder immer mehr Stimulation, um überhaupt zu Ihrer Lust durchzudringen, oder Sie steigen aus, weil es nicht mehr klappt oder Sie nichts mehr fühlen. Das belastet natürlich auch Ihren Partner, der Sie nie richtig erreichen und zu Ihnen durchdringen kann.

Beim Sex hat Verspannung Ähnlichkeit mit einem Grippe-virus – sie überträgt sich von Mensch zu Mensch. Während unserer Arbeit erfahren mein Mann und ich von Männern wie Frauen, wie erschöpft, leer und entfernt sie sich nach dem Sex fühlen. Das liegt nicht nur daran, dass wir uns beim klassischen Sex so sehr erschöpfen, weil wir versuchen, durch Reibung möglichst viel Hitze und Erregung zu erzeugen, es liegt auch daran, dass wir beim Sex unsere Gefühle unbewusst miteinander austauschen.

Viele Frauen fühlen sich nach dem Sex traurig und einsam und müssen manchmal scheinbar grundlos weinen. Manche er-zählen, dass sie sich nach dem Sex zu und verspannt fühlen, wohingegen ihr Mann endlich wieder entspannt sei. Ein Grund dafür ist, dass der Sex nicht wirklich bewusst war und wir durch zu viel Druck und Tempo für noch mehr Verspannung im Körper gesorgt haben. Der andere Grund ist wie gesagt, dass sich Stimmungen übertragen und wir beim Sex eben nicht nur Körpersäfte, sondern auch Energie austauschen.

Wenn ein Mann das Gefühl hat, er stehe unter Dampf, habe »dicke Eier« und brauche jetzt mal Sex, dann braucht er eigent-lich eine gesunde Form der Entspannung, um den Overload und den Stress im System loszuwerden, und nicht eine Frau als Blitzableiter. Wir können Anspannung sehr bewusst in uns ab-bauen oder sie einfach durch Aktivität oder Aggression »raus-hauen«. Wenn wir das beim Sex tun, dann ist die Chance groß, dass sie bei unserem Partner landet.

Anspannung überträgt sich natürlich auch von der Frau auf den Mann. Immer öfter erleben mein Mann und ich auch Männer, bei denen sich Leere und Einsamkeit nach dem Sex breitmachen; Männer aller Altersklassen, die sich nach dem Sex ausgepowert, aber gleichzeitig ohne tiefere Verbindung zur Frau fühlen. Wenn ich als Frau unterschwellig verspannt, in Abwehr oder ohne echte emotionale Verbindung, also nicht wirklich offen für meinen Mann bin, dann fühlt er sich nach dem Sex wie verhungert und gleichzeitig erschöpft. Es hat vielleicht eine körperliche Interaktion stattgefunden, aber es gab keinen echten, tieferen Kontakt. Das kann einen auf Dauer nicht nur immer gieriger, sondern auch zunehmend fertigmachen.

Wenn wir beim Sex nicht ständig über unsere feinen Grenzen hinweggehen und gegenseitig von unterschwelligem Stress, Anspannung und negativen Stimmungen »zugemüllt« werden wollen, müssen wir lernen, die eigenen Stimmungen und Regungen und die Grenzen des anderen achtsamer wahrzunehmen und uns beim Sex bewusst zu entspannen. Das braucht Training – am besten schon im Alltag. Damit sich Ihr Kontakt in den Körper verfeinert und Sie besser mitkriegen, was geschieht, was Ihnen guttut und was nicht, ist die beste Übung, im ganz normalen Tagesablauf die Aufmerksamkeit immer wieder auf den Körper zu richten, ganz simpel die Füße beim Gehen oder Stehen mal bewusst zu spüren, ins Becken oder in den Bauch hinein zu atmen oder wo auch immer es Sie gerade in Ihrem Körper so hinzieht. So stärkt sich Ihre Verbindung zum Körper, und Sie bekommen mehr und mehr das Gefühl, in Ihrem Körper zuhause zu sein. Wenn Sie es dagegen nicht gewohnt sind, gut verankert im Körper zu sein, dann verlieren Sie beim Sex zu leicht den Kontakt zu sich selbst. Vielleicht können Sie sich ja vornehmen, sich ab jetzt regelmäßig in Ihrem Körper zu verankern.

Mit ein bisschen Übung kann jeder nachspüren, wie es gerade wirklich in seinem Körper zugeht. Der einfachste Weg, um die Aufmerksamkeit von außen nach innen zu richten, ist, die Augen zu schließen und sich einen Ankerpunkt im Körper zu suchen. Vielleicht versuchen Sie es einfach mal spontan: Schließen Sie die Augen und richten Sie Ihre Aufmerksamkeit auf Ihren Atem. Wo im Körper können Sie eine Bewegung durch Ihren Atem wahrnehmen? Im Rachen? Im Brustkorb? In der Nase? Im Bauch? Wenn Sie den Punkt der deutlichsten Bewegung im Körper gefunden haben, folgen Sie einfach Ihrem Atem ein paar Züge lang, ohne etwas an seinem Rhythmus zu ändern. Nehmen Sie einfach nur wahr. So schalten Sie automatisch in einen Empfangsmodus um.

Jetzt können Sie einen Schritt weitergehen und nachspüren, wo es in Ihrem Körperinneren im Moment die auffälligsten Regungen gibt. Gibt es irgendwo ein Kribbeln, ein Ziehen oder Drücken? Ist es irgendwo wohliger und wärmer als woanders? Wenn Sie dem nachspüren und Ihren Körper so innerlich abscannen, werden Sie automatisch immer mehr und immer genauer mitkriegen, was in Ihnen los ist.

Dieser Weg in den eigenen Körper zeigt Ihnen dann auch den Weg in den neuen Sex mit Ihrem Partner. Wenn Sie sich berühren, küssen, umarmen, im Sex verbinden, schalten Sie bewusst nach innen um und spüren Sie nach … Auch jetzt können Sie sich fragen, wo es Regungen im Körper gibt: Wo ist was los? Wie fühlt es sich hier … oder da … an? Die entscheidende Qualität ist die Empfänglichkeit und die Absichtslosigkeit. Sie machen nichts und wollen auch nicht, dass was passiert oder sich verändert: Sie nehmen einfach nur wahr, wo was im Inneren los ist. Sie werden entdecken, dass von hier alle Impulse für Ihre Aktivität kommen. Hier nehmen all Ihr Machen und Wollen, alle Öffnung und aller Widerstand seinen Ursprung. Hier nehmen Sie Ihre Grenzen wahr, und von hier steigt auch Ihre sexuelle Energie auf.

Dieses Nichtstun und Wahrnehmen kann am Anfang eine Herausforderung sein, weil viele der inneren Bewegungen und Strömungen so viel Saft draufhaben, dass ich mich von ihnen immer zu irgendeiner Aktivität aufgefordert fühle. Sie bringen mich dazu, mich zu bewegen oder zu kratzen. Sie ziehen meine Aufmerksamkeit weg, lassen mich unruhig werden oder Gefühle in mir aufsteigen. Hinter jeder Aktivität steckt ein innerer Impuls, hinter den meisten eine innere Spannung.

Wenn wir diese Impulse bewusst erleben, ohne ihnen nachzugeben, werden wir entdecken, dass sie oft drücken, sich entladen wollen oder hungrig sind. Das fühlt sich unangenehm an und kann uns leicht dazu bringen, lieber mit unserer Wahrnehmung wieder nach außen zu gehen oder etwas zu tun. Meist geschieht dies auf zweierlei Art: Wir versuchen sie wegzudrücken – essen etwas, gucken Fernsehen, rauchen eine, kaufen uns etwas –, oder wir agieren sie aus, brauchen Sex, werden aggressiv oder nervös, müssen immer was machen, uns bewegen, wippen mit dem Knie und knirschen mit den Zähnen. Das verschafft uns jedoch nur kurz Linderung, weil es uns ablenkt, aber nicht dauerhaft für die Lösung der Spannung sorgt.

Deshalb ist es jetzt so wichtig, dass Sie lernen, auch mit unangenehmen Gefühlen bewusst in Ihrem Körper zu sein. Dass Sie wahrnehmen lernen, was in Ihnen los ist, wenn es spannt, drückt und schiebt, ohne gleich auf alles zu reagieren. Dass Sie beim Sex nicht automatisiert loslegen, sondern sich erst mal Zeit nehmen und still nachspüren, auch wenn es sich anfühlt, als ob Sie mit Vollgas und angezogener Handbremse gleichzeitig im Auto sitzen.

Geben Sie sich doch ruhig jetzt mal eine Minute dafür. Schließen Sie die Augen und scannen Sie Ihren Körper. Ich tue in diesem Moment das Gleiche. Während ich hier mit Blick nach innen sitze und auf Empfang schalte, merke ich zum Beispiel als Erstes, dass es in meinen Schultern spannt. Und ich spüre eine gewisse Unruhe im Bauch. Wenn ich mich in diesem Zustand im normalen Sex mit meinem Mann verbinden wollte, dann stünden sowohl die Anspannung als auch die Unruhe subtil zwischen uns.

Jetzt ist es anders. Ich weiß und spüre ganz bewusst, dass Anspannung und Unruhe da sind, und bin mit diesen Gefühlen verbunden. Normalerweise sind wir aber meist so sehr mit allem Möglichen beschäftigt oder haben den Kopf voll, dass wir unsere inneren Regungen und Spannungen gar nicht oder nur im Hintergrund wahrnehmen. Das heißt aber eben nicht, dass sie nicht da sind, sondern nur, dass ich sie gerade nicht mit-kriege. Dieses Nicht-Mitkriegen funktioniert so lange gut, bis ich runterkommen und etwas Entspanntes, Lustvolles, Angenehmes erleben und intensiv spüren will, wie etwa beim Sex.

Wenn ich aber tiefer in meinem Körper sein und meine Lust genießen will, dann stoße ich auch auf alles, was sonst noch da ist – Anspannung, Druck, Unruhe … Auch die haben Saft drauf und wollen gelebt werden. Gerade beim Sex. Wenn ich jetzt immer noch nicht bewusst fühlen will oder kann, dass sie da sind, dann muss ich sie ausagieren und sozusagen körperlich abarbeiten – wodurch sie sich ziemlich sicher auch auf meinen Partner auswirken, der dann beim Sex das Gefühl hat, dass er vor eine Wand läuft und mich gar nicht richtig erreichen kann, oder sich nach dem Sex überfahren, »zugemüllt«, unruhig und ausgelaugt fühlt.

Kein Mensch will eine Mauer im Bett haben, und keiner will beim Sex als Blitzableiter oder Müllkippe dienen. Deshalb ist es so wichtig, dass Sie sich Ihrer Mauer und Ihrem Müll liebevoll zuwenden. Sie können jetzt eine kleine Trockenübung machen:

Schließen Sie die Augen, nehmen Sie ein paar Atemzüge und scannen Sie Ihren Körper gemächlich von Kopf bis Fuß ab. Können Sie ein Pulsieren, eine erhöhte Spannung oder Druck wahrnehmen?

Wenn ich das in diesem Moment hier mache, nehme ich Unruhe in meinem Oberbauch wahr. Ich vertiefe meine Wahrnehmung und nehme die Unruhe als ein schnelles Pulsieren nach oben wahr, auf das ich mich jetzt ohne Druck und Widerstand weiter einlasse. Jetzt wird es ruhiger, und mein Atem vertieft sich. Ich werde im Ganzen ruhiger und weiter. Ich bleibe dabei und lasse liebevoll und ohne jeden Druck alles zu, was kommt. Ich kann jetzt auch diesem Liebevollen in mir, das sich der Unruhe zuwendet, noch mehr Aufmerksamkeit schenken. Das ist ein Strömen in der Mitte der Brust, das von innen nach außen geht. Während ich mich für das liebevolle Strömen öffne, sinken meine Schultern herab.

Wenn ich mich jetzt noch weiter auf die Lauer nach dem Liebevollen lege, löst sich wieder ein tieferer Atemzug, und mein ganzer Brustkorb senkt sich etwas nach unten. Nun verläuft das ursprüngliche Pulsieren im Bauch auch nicht mehr mit Tempo von unten hoch, sondern aus der Mitte der Brust strömt alles warm nach unten. Und dann merke ich, wie etwas Warmes angenehm aus meinem Becken aufsteigt. Ich wende mich diesem warmen Strömen liebevoll zu, und es vertieft sich. Die Unruhe scheint es nie gegeben zu haben.

Klingt einfach. Ist es aber auch bei mir nicht immer. Ich bin gerade sicher zuhause, alleine beim Schreiben und sehr bewusst. Da bin ich sowieso gut in Verbindung mit mir. Wenn ich Stress habe, klappt es auch bei mir nicht so leicht – aber doch immer öfter. Es ist, wie alles, eine Sache des Trainings.

Probieren Sie es aus: Können Sie irgendwo Unruhe oder

Spannung in Ihrem Körper orten? Geben Sie sich ruhig einige Momente. Seien Sie einfach nur still. Wenn Sie eine Stelle mit einem eher unangenehmen Gefühl finden, nehmen Sie es wahr, ohne etwas ändern zu wollen. Nehmen Sie einfach nur wahr, was ist. Ein Kribbeln hier, ein Spannen da, ein Strömen dort. Vielleicht aber auch andauernde Unruhe oder Schmerz. Dann öffnen Sie sich für das, was da auftaucht, voll und ganz. Was ist die Stelle, die am stärksten Ihre Aufmerksamkeit auf sich zieht? Seien Sie liebevoll und aufmerksam und stellen Sie sich vor, wie Sie die Spannung dort annehmen, so wie eine Mutter ein weinendes Kind auf den Arm nimmt. Stellen Sie sich vor, wie Sie Fluss in diese Spannung bringen, wie sie einweicht und heller wird. Wie Sie voll und ganz Ja! zu ihr sagen.

Vielleicht haben Sie schon jetzt erlebt, wie sich eine Spannung im Körper ohne jedes Ausagieren öffnen und lösen kann. Mit ein bisschen Übung werden Sie bemerken, wie Sie so immer vertrauter mit Ihrem Körper werden und tatsächlich ohne jedes aktive Tun für Entspannung sorgen können. Ich nenne das »Schmerz verbrennen«. Als Brennstoff für dieses Feuer braucht es Ihre Liebe und Annahme, dann löst sich der Schmerz und verwandelt sich in neue Lebensenergie, so wie sich ein Holzscheit in wärmendes Feuer verwandelt. Und Sie bestimmen mit Ihrer bewussten, liebevollen Hinwendung nicht nur den Zustand Ihres Körpers, Sie können auch die Qualität Ihres Sexlebens verwandeln.

Wenn Sie etwas sicherer mit dem Scannen und Annehmen sind und beginnen, das auch beim Sex zu tun, wird sich Ihre Bewusstheit und liebevolle Hinwendung zu Ihrem Körper auch auf Ihren Partner auswirken. Auch wenn er nicht weiß, was Sie da tun, kommt es trotzdem beim ihm an. Subtil geschieht eine Öffnung zwischen Ihnen beiden, und statt wie bisher vielleicht

Spannung und Stress können sich jetzt mehr und mehr Gelassenheit und inneres Wohlgefühl zwischen Ihnen ausbreiten und als Nährboden für Ihren Sex dienen. Auch Ihr Partner kann gelassener werden, so dass Sie beide sich am Ende nicht mehr ausgelaugt und zugemüllt, sondern eindeutig satter und entspannter als vorher fühlen.

Diana Richardson sagt: »*Die Qualität der Sexualität kannst du immer am Danach erkennen. Das Danach ist dein Lehrer.*« Probieren Sie ein bisschen mit all dem im Alltag und beim Sex herum und checken Sie das Danach. Lassen Sie das Danach tatsächlich Ihr Lehrer sein. Üben Sie beim Sex die Bewusstheit und erspüren Sie nach dem Sex das Danach: Fühle ich mich erfüllt oder ausgelaugt? Zugemüllt und verspannt oder offen und genährt? Fühle ich mich meinem Partner ferner oder nah? Gibt es Stress, oder sind wir friedlich und heiter miteinander? Sie werden sehen – je präsenter und annehmender Sie beim Sex werden, desto voller, satter und erfüllter wird Ihr Danach.

Vom Busenwunder
und anderen Überraschungen
im Körper der Frau

Ein weiteres großes Aha-Erlebnis verschaffte mir vor Jahren Diana Richardson, als sie sagte: »*Der weibliche Sex beginnt im Busen.*« Sie ist an dieser Stelle ziemlich entschieden, und sicher ist es für manch einen überraschend, wenn sie erklärt, dass das Interesse und der Wunsch nach Sex bei der Frau weder durch die Klitoris noch durch die Vagina geweckt werden. Richardson sagt:

> »*Der Zugang zur sexuellen Quelle und Vitalität einer Frau führt – und das ist das Geheimnis – über ihre Brüste, die auf der energetischen Ebene eng mit dem Herzen verbunden sind.*«

Hier braucht es vielleicht wieder ein bisschen Theorie: Mann und Frau funktionieren beim Sex ganz natürlich wie die zusammengehörigen Plus- und Minus-Pole einer Batterie. Während der Penis des Mannes aktiv-dynamisch wirkt, funktioniert die Vagina der Frau passiv-rezeptiv. Darüber hinaus tragen Mann und Frau noch mal jeweils eine ureigene Polarität in sich. Jeder der beiden Körper hat sozusagen seine innere Batterie mit einem Plus- und dem Minus-Pol.

Zum aktiven, dynamischen Penis gehört im Mann als passiver, eher empfänglicher Part der Bereich der Brust und das Herz. Und bei der Frau gehören zu ihrer rezeptiven Vagina als aktiver, dynamischer Gegenpol ihre Brüste und ganz besonders ihre Brustwarzen.

Gäbe es tatsächlich ein spezielles Röntgengerät, so könnte man sehen, dass Sex zwischen Mann und Frau im idealen Fall ein Energiekreislauf ist, bei dem die sexuelle Energie zwischen den beiden zirkuliert: Die Frau nimmt die Energie, die vom aktiv geladenen Penis des Mannes ausgeht, über die empfängliche Vagina in ihrem Becken auf. Von dort aus fließt die Energie nach oben zum aktiven Pol der Frau, ihren Brüsten, von wo sie wieder überfließen kann ins Herzzentrum des Mannes und damit in den Kreislauf zurück. Während der Mann über seinen Penis in die Vagina der Frau hinein gibt, empfängt er die aktive Energie der Frau aus ihren Brüsten in seiner Brust. Er gibt, wo sie natürlich nimmt. Und sie gibt, wo er natürlich nimmt. Plus und Minus ergänzen und aktivieren sich ganz selbstverständlich.

So zirkuliert tatsächlich unsichtbar, aber ganz selbstverständlich die sexuelle Energie zwischen Mann und Frau – vorausgesetzt, der aktive Pol beim Mann ist genauso aktiviert wie der aktive Pol der Frau und beide sind in ihren passiven Polen empfänglich und offen. Und vorausgesetzt, beide machen keinen Druck und hetzen nicht einem Orgasmus hinterher.

Da ist dann auch der Haken an der Sache im klassischen Sex, vor allem für die Frauen: Von einem negativen Pol – in ihrem Fall die Vagina – kann keine Energie ausgehen, sondern nur vom positiven Pol – in ihrem Fall die Brüste –, der dann den negativen erweckt. Die meisten Männer versuchen beim konventionellen Sex ihre Frauen aber in der Genitalregion, also im Bereich ihres passiven Pols, zu stimulieren. Das ist dann so, als ob man das Feuer am falschen Ende zum Brennen bringen wollte. Deshalb sollten Sie als Mann, wenn Sie ein wirklicher Frauenversteher werden wollen, das große Geheimnis des weiblichen Körpers verinnerlichen: Die eigentliche Quelle der weiblichen Wonnen sind die Brüste der Frau. Werden die Brüste lebendig, sorgt das automatisch dafür, dass auch die Vagina lebendig wird.

Und – Achtung! – durch diesen Energieüberfluss in ihrem eigenen aktiven Pol sorgt die Frau selbst dafür, dass ihre Vagina erwacht und empfänglich wird. Erst wenn dieser innere Energiefluss aktiviert ist, ist eine Frau wirklich bereit, den Mann in sich aufzunehmen. Diana Richardson sagt, dass erst durch das Erwachen ihrer Brüste in der Frau *»der Wunsch wächst, den Penis in sich aufzunehmen. Ist der positive Pol in der Frau geweckt, setzt das die empfänglichen Qualitäten in der Vagina frei.«* Und damit hat die so geöffnete und erweckte Vagina natürlich wiederum einen höchst positiven Einfluss auf den von ihr umschlossenen Penis und das Erleben des Mannes. Sie ahnen vielleicht, was für ein großer Knoten sich für Mann und Frau lösen kann, wenn beide das Geheimnis des weiblichen Busens kennen.

Mittlerweile habe ich selbst erfahren, was es für ein wunderbares Gefühl ist, wenn es im Busen so herrlich zu strömen beginnt und dadurch auf geheimnisvolle Weise das Feuer im Unterleib zum Leben erweckt wird. Es fühlt sich großartig an, wenn sich im Becken ein süßes Strömen ausbreitet – ohne dass die Vagina oder die Klitoris dazu bearbeitet werden müsste. Wenn sanfte Wellen von unten aufsteigen, so als ob sie von oben aus den Brüsten gerufen würden; wenn die Vagina weich und empfänglich wird und zu vibrieren beginnt, weil die Brüste strahlen.

Aber das großartigste und erfüllendste Gefühl liegt noch tiefer. Es ist für mich gar nicht so leicht in Worte zu fassen, wie so vieles beim Erleben von Soulsex. Wenn der Penis die Vagina sanft stimuliert und Ihr Partner gleichzeitig ganz präsent und zärtlich Ihren Busen berührt, öffnet sich eine Brücke, die Sie zu Ihrer Seele führen kann. Ich weiß, dass diese Worte sich groß und vielleicht für manch einen weit hergeholt anfühlen, aber das sind die Worte, die mein Erleben am ehesten beschreiben.

Während es im Becken zu strömen beginnt und gleichzeitig in der Brust widerhallt, entwickelt sich eine Art leiser Unterhaltung innerhalb Ihres Körpers, die Ihr ganzes Sein berühren und Ihnen eine Verbindung mit sich selbst bescheren kann, die sich wie völlig eins sein mit sich selbst anfühlen kann. Es ist, als ob die beiden Kräfte untrennbar zusammengehören und nur zusammen Sinn ergeben; als ob erst diese Verbindung zwischen Busen und Becken, zwischen Herz und Lebenskraft für wirklichen Frieden in Ihnen sorgt.

Es ist ein Gefühl von Richtig-Sein, von Verbunden-Sein, von »deshalb bin ich also auf der Welt! Deshalb bin ich Frau! Ich ahnte es schon immer, aber jetzt weiß ich es«. Es ist so, als ob endlich die Kraft des Beckens in ihrer wahren Berufung angekommen ist, nämlich dass sie auch Ihr Herz zum Leben erweckt. Und dass sie dazu eigentlich da ist – dass all Ihre Lebenskraft und Lebendigkeit nur Sinn ergeben und wirklich erfüllen, wenn sie durch das Herz fließen. Wenn der Sex im Becken bleibt, ist er nutzlos. Erst wenn er durch die Verbindung zum Herzen beseelt wird, lässt er uns endlich zur Ruhe kommen.

Wenn Sie das selbst erleben, ahnen Sie vielleicht auch, wie oft auf der ganzen Welt beim Sex am falschen Ende begonnen wird. Und vielleicht werden Sie auch ein bisschen traurig, dass es bis heute kaum irgendwo eine natürliche Überlieferungskette gibt, entlang derer über die Generationen die wahre, innere Weisheit über den Sex weitergegeben wurde und wird. Dass wir Frauen im 20. Jahrhundert wie sexuelle Analphabeten leben – unserer großen weiblichen Kraft durch Unwissenheit beraubt.

Als ich die Wahrheit von Diana Richardsons Worten zum ersten Mal selbst erlebte, war das eine der tiefsten Erfahrungen von Soulsex für mich. Hier wurde meine Seele berührt. Ich konnte unmittelbar erfahren, wie vollständig und verbunden alles mit allem in mir ist. Hier war meine innere Wahrheit, dieses Vollständigsein für mich spürbar, das immer in uns Menschen wirkt und nur erweckt werden will.

Das Zusammenspiel meines Busens mit meinem Becken beschreibt vielleicht das Bild einer Violine, die einfach ruhig und unbespielt auf dem Tisch liegt. Doch wenn der Geiger auf einer anderen Violine zu spielen beginnt und sie zum Schwingen bringt, dann fangen die Saiten der Violine, die auf dem Tisch liegt, an mitzuschwingen. Auch hier dreht sich wieder alles um Energie und funktioniert nach den Gesetzen von Übertragung und Schwingung. Das ist das Wunderbare und Heilige an der körperlichen Liebe, das wir nicht machen, sondern wofür wir uns nur öffnen können.

Es war sicher eines der größten Pionierverdienste von Diana Richardson, Frauen darüber aufzuklären, dass die Quelle für ihren Orgasmus nicht der Unterleib ist, sondern ihren Brüsten entspringt. Der Busen ist das Epizentrum, durch seine Stimulation sind wir in der Lage, Ekstase zu erleben. Wir Frauen können relativ mühelos in lustvolle Zustände kommen, wenn unser Busen wieder lebendig wird. Dies erreichen wir, indem wir vielleicht erst uns selbst wieder liebevoll mit ihm beschäftigen und ihn zärtlich erkunden und indem dann der Mann lernt, unserem Busen mit großer Präsenz und Achtsamkeit zu begegnen und ihn auf die richtige Art zu stimulieren. Das braucht Kommunikation und Einfühlungsvermögen, denn oft ist unser Busen verschlossen und verspannt von zu wenig Aufmerksamkeit oder überreizt und verhärtet von jahrelanger falscher Behandlung. Zu oft sind Brüste benutzt worden, um die Fantasien der Männer anzutörnen, sind gequetscht, geknetet und gedrückt worden und begierigem Busengrabschen zum Opfer gefallen. Aber ebenso wenig wie man eine Violine durch Quetschen und Drücken zum Klingen bringt, ebenso wenig funktioniert das bei unserem Busen. Er braucht vielleicht erst mal Heilung, damit er sich wieder öffnen und vertrauen kann. Dazu muss er von uns und den Männern langsam und sanft erweckt und mit voller Präsenz erkundet werden.

Frauen erzählen mir regelmäßig, wie unangenehm es für sie sei, wenn Männer ihren Busen begrabschen und kneten, ihn drücken und pressen und an den Brustwarzen ziehen. Die Brüste einer Frau sind äußerst empfindsame Organe. Für die feinen Abläufe im weiblichen Körper ist es eher verstörend, wenn die Brüste auf diese Art und Weise bearbeitet werden. Liebe Männer, bitte denken Sie ab jetzt doch immer an die Violine … Versuchen Sie ein feines Instrument zum Klingen zu bringen … Spüren Sie nach … Tunen Sie sich ein.

Wenn Sie als Mann die Brüste Ihrer Frau wieder lebendig und aktiv erleben wollen, sollten Sie sich auf das Erkunden konzentrieren und nicht auf das Machen. Bei jeder Berührung können Sie nachspüren, was Sie wahrnehmen, und nicht versuchen, die Brüste aktiv zu stimulieren. Kein Um-Zu, kein Massieren, um zu erregen. Jedes Saugen und feste Anfassen des Busens stört zumindest am Anfang nur den natürlichen Fluss. Seien Sie spielerisch und stellen Sie sich eher vor, dass Ihre zarten Berührungen den Busen zum Leben erwecken. Legen Sie ruhig mal eine Hand still auf eine Brust und spüren Sie, wie die Hand ihre Wärme aufnimmt oder Ihre eigene Wärme an die Brust abgibt. Wenn der Busen erst einmal zum Leben erwacht ist und mit ihm die Vagina, können Sie auch die Brustwarzen liebevoll mit einbeziehen.

Oft sind wie gesagt die Brüste der Frau durch vergangene Erfahrungen so überreizt, dass sie sich erst mal wie taub anfühlen und kaum reagieren. Dann ist es besonders wichtig, dass Sie als Mann nicht nur nichts machen, sondern auch wirklich nichts wollen. Dass Sie sie sachte mit Ihren Händen umschließen und sich vorstellen, wie Sie ihnen zärtlich Ihre Liebe zufließen lassen.

Um selbst herauszufinden, welche Berührung uns guttut und hilft, uns zu öffnen und zu heilen, sollten wir Frauen aber wie gesagt auch selber damit anfangen, den eigenen Busen zu berühren. Es kann sein, dass viel vergangene Last auf Ihrem Herzen liegt und Ihr Busen nie einfühlsam und achtsam behandelt wurde. Dann braucht es Ihr Mitgefühl und Ihre Bereitschaft, jetzt für Heilung in Busen und Herz sorgen zu wollen. Da hilft unbedingt eine offene Kommunikation mit Ihrem Partner. Erzählen Sie ihm, was sich wie anfühlt. Wann sich etwas öffnet und wann Sie eher ein Gefühl von Taubheit haben. Geben Sie ihm Rückmeldungen, was sich richtig anfühlt und was eher nur für neues Verschließen sorgt.

Vielleicht nehmen Sie sich ganz bewusst vor dem Einschlafen oder nach dem Aufwachen regelmäßig ein paar Minuten, um sich Ihrem Busen liebevoll zuzuwenden. Sie können zum Beispiel einmal die rechte Hand auf die linke Brust und die linke Hand auf die rechte Brust legen, um dabei bewusst die Zartheit der Haut und die wunderbare Weichheit des warmen Fleisches zu spüren. Sie können sich auch eine angenehme, sanfte Musik auflegen mit möglichst wenig Rhythmus. Eine Musik, die Sie eher in feine Schwingungen versetzt. Ich empfehle hier gerne die Musik von Deuter. Legen Sie sich angenehm entspannt hin, machen Sie es sich gemütlich, decken Sie sich gut zu, wenn das passt, und dann lassen Sie sich auf die Klänge der Musik ein. Versuchen Sie, sie nicht mit den Ohren zu hören, sondern mit dem Körper zu spüren.

Nehmen Sie Ihren Atem wahr, wie er Ihre Brust hebt und senkt, und legen Sie dabei behutsam und bewusst Ihre Hände auf den nackten Busen. Spüren Sie ihn bewusst, nehmen Sie ihn wahr. Seien Sie mit Ihrer ganzen Aufmerksamkeit in den Händen und stellen Sie sich vor, wie Ihre Hände voller Zärtlichkeit sind. Stellen Sie sich vor, wie all Ihre Liebe und Zärtlichkeit von Ihren Händen mit jeder Bewegung in den Busen fließen. Stellen Sie sich vor, wie Sie die Liebe und Zärtlichkeit in den Busen einatmen. Lernen Sie Ihren Busen kennen, nähren Sie ihn und erwecken Sie ihn auf diese Weise zum Leben. Und seien Sie nicht überrascht, wenn er langsam beginnt, Ihnen zu antworten. Vielleicht überflutet Sie dabei auch mal eine Welle von Traurigkeit oder großer Erlösung. Lassen Sie es einfach zu und stellen Sie sich vor, dass da alte Gefühle endlich gehen dürfen.

Wenn Sie beginnen, Ihren Busen selbst zu entdecken, ihm zu lauschen und ihn zu spüren, dann wissen Sie natürlich mehr und mehr, was Sie sich von Ihrem Partner wünschen. Wenn er beim Sex wieder zu schnell wird oder Ihre Brüste zu fordernd berührt, sollten Sie ihm ab jetzt immer signalisieren, dass Sie etwas anderes brauchen, und ihm umsichtig zeigen, was Ihre Brüste mit Leben erfüllt. So sorgen Sie dafür, dass sich nicht wieder neue Verspannungen aufbauen.

Sie kommen irgendwann nicht umhin, mit Ihrem Mann über Ihre neuen Einsichten und Erfahrungen zu reden. Je mehr er versteht und erlebt, wie Ihr Körper funktioniert und was ihm wirklich guttut, desto entspannter und sicherer wird er sich Ihnen nähern. Vielleicht ist er am Anfang etwas sperrig oder linkisch, weil er verunsichert ist und nicht weiß, wie er sich auf dieses Experiment einlassen soll. Aber am Ende ist es auch für ihn erleichternd, wenn er begreift, dass weniger mehr ist. Auch er wird es genießen, wenn er Ihren Genuss erlebt, wenn der Busen sich öffnet, wenn er anfängt zu strömen und zu vibrieren, und wenn er spürt, wie offen er dann von Ihnen empfangen wird.

Vielleicht fragen Sie sich während des Lesens schon seit einiger Zeit: Auch wenn ich eine Frau bin und dieses Busenwunder theoretisch vielleicht ganz einleuchtend klingt, wüsste ich doch gar nicht, wie ich ohne starke Stimulation und Penetration überhaupt in meine Lust kommen sollte. Ich brauche es, wenn meine Klitoris stimuliert wird. Ich bin zwar kein Mann, aber trotzdem mag ich es, wenn der Sex härter oder zumindest schneller und kräftiger wird.

Wenn das so ist, schauen Sie sich doch einmal ehrlich in Ihrem Leben um. Haben Sie auch im Alltag zunehmend den männlichen Part übernommen? Hat sich das Männliche nicht nur in Ihrem Leben, sondern auch in Ihrem Körper ausgebreitet? Haben Sie vielleicht Angst, sich noch mal verletzlich zu machen? Die Kontrolle zu verlieren? Sind Sie dieser Ich-kann-alles-alleine-und-bin-für-alles-selbst-verantwortlich-Typ? Für viele Frauen ist es heutzutage einfach ein Schutz und oft eine große Erleichterung, wenn sie auf den männlichen Pol im Leben überwechseln. Und bei vielen Frauen hat sich das Männliche auch wie ein Schatten in ihre Körperlichkeit eingeschlichen.

Aber aus meiner Erfahrung ist dieser Wechsel ins andere Lager nur vorübergehend hilfreich. Am Ende bleibt Ihre Weiblichkeit – Ihr wahres Zuhause im Leben – auf der Strecke. Ich sage oft, dass viele Frauen in ihrem Leben wie mit einem Regenschirm unter der warmen Dusche stehen und sich wundern, wenn sie nicht nass werden. Wenn Sie sich wieder der natürlichen Weisheit Ihres Körpers anvertrauen, werden Sie vielleicht für einen Moment das Gefühl haben, dass Sie keine Kontrolle mehr haben. Vielleicht bekommen Sie Angst und wissen nicht, wie Sie sich fallenlassen sollen. Dann gibt es einen Trick: Nehmen Sie die weibliche Kraft zu Hilfe: Wenn Angst kommt, gehen Sie bewusst auf die Angst zu, spüren Sie ihr im Körper nach und nehmen Sie sie liebevoll an. Und wenn nichts und Taubheit kommen, dann nehmen Sie auch das an: »Ja, ich fühle jetzt nichts!« Spüren Sie nach, wie sich »nichts« anfühlt, und öffnen Sie sich dafür. Sie werden sehen, wenn Sie geduldig, mitfühlend und achtsam sind, kommen auch hier die Dinge in Bewegung, alte Angst kann gehen, und die Taubheit gibt endlich den alten Schmerz frei. Und bald können Sie mehr und mehr erleben, dass auch bei Ihnen das Loslassen zu einer ganz neuen Form von Erfüllung und Wonne führt.

Vielleicht fragen Sie sich als Frau aber auch besorgt: Hmm, aber ich habe nun mal beim Sex meist Schmerzen. Wie soll ich denn da wirklich in die Entspannung kommen? Wie soll da Öffnung geschehen und irgendein gesunder Kreislauf entstehen? Zum einen sollten Frauen, die zur Scheidentrockenheit oder zu Schmerzen neigen, ruhig immer ganz selbstverständlich ein Gleitmittel benutzen. Am besten ein natürliches Öl ohne Duft- und Zusatzstoffe. Das macht vieles angenehmer und entspannter. Diana Richardson rät sogar allen Frauen dazu. Und dann möchte ich Ihnen sagen, dass Ihre Vagina sich erstaunlich schnell entspannen und freudig öffnen kann, wenn sie erst mal erfährt, dass Mann ganz behutsam mit ihr umgeht und dass Frau ihr ihre ganze Achtsamkeit schenkt. Im nächsten Kapitel werde ich noch genau beschreiben, wie Sie und Ihr Partner gemeinsam für die Heilung und Lösung von alter Spannung im Körper und in Penis und Vagina sorgen können. Sie werden sehen, die Vagina kann sich wieder entspannen und vertrauensvoll öffnen, und sie wird wieder feinfühliger, wenn Sie bewusster und präsenter mit ihr werden und wenn Ihr Partner lernt, auf jeden kleinen Widerstand in ihr mit Warten und Langsamkeit zu reagieren.

Aber auch Männer werden erleben, dass ihr Penis gerne wieder bereit ist, sich zu entspannen und sensibler zu werden, sobald der dazugehörige Mann bereit ist, ihm mehr und mehr seine Achtsamkeit zu schenken und das Tempo zu verlangsamen und ihn nicht als Objekt zu betrachten, das man bearbeiten muss oder mit dem man bearbeiten muss. Penis und Vagina tragen meist viel angesammelte Spannung durch vergangene Erfahrungen von druckvollem und erregtem Sex in sich. Das hat sie dumpfer und unsensibler gemacht. Wenn beide wieder untereinander ungestört und in aller Ruhe kommunizieren können, heilen sie sich gegenseitig.

Er muss nicht groß, sondern weise sein
Wie der Penis die Vagina heilt

Bevor Sie sich gemeinsam daranmachen, den Soulsex zu erkunden, wäre es gut, wenn Sie sich, jeder für sich oder zusammen, mit dem dritten Teil dieses Buches beschäftigten, in dem mein Mann und ich ein paar Spielregeln vorschlagen und Ihnen Tipps für den Umgang mit der einen oder anderen Hürde geben, die unterwegs auftauchen kann. Wenn Sie dann bereit sind, den Soulsex gemeinsam zu erkunden, sollten Sie sich mit nicht zu viel Ernst in die Augen gucken und sich gegenseitig eingestehen: »Ich habe nicht die geringste Ahnung, was jetzt kommt.« Es ist einfach hilfreich, wenn Sie sich in die Rolle des neugierigen Anfängers und Forschers begeben. Das hält Sie offen, und so können die Dinge geschehen, und Neues kann sich entfalten.

Sie haben es hinten in den Tipps vielleicht gelesen: Es ist gut, wenn Sie sich zum Sex richtiggehend verabreden, auch wenn es sich vielleicht erst einmal seltsam anfühlt, die Körper quasi per Termin zueinanderzubringen, ohne dass gerade große Lust und die optimale Stimmung da wären. Tun Sie es einfach. Machen Sie es sich gemütlich, legen Sie sich nebeneinander – am besten nackt – und seien Sie einfach so beieinander, erst mal ohne sich gegenseitig aktiv zu berühren. Und – wie gesagt – wenn keine Lust da ist, macht das überhaupt nichts.

Wenn Sie Sex miteinander haben wollen, ist es wichtig, dass jeder gut in seinem eigenen Körper zuhause ist. Wenn ich ein

Stück weit bei mir angekommen und in mir selbst verankert bin, kann ich mich viel besser auf den anderen einlassen. Das gilt nicht nur für Sex – das ist eine der wichtigsten Spielregeln im Leben überhaupt. Wenn ich mich selbst spüre, kann ich auch den anderen besser spüren. Wenn Sie beieinanderliegen, schließen Sie daher jeder die Augen und lauschen Sie Ihrem Körper. Das können Sie ruhig jetzt beim Lesen mal ausprobieren:

Können Sie irgendwo im Körper die Bewegung Ihres Atems wahrnehmen? Spüren Sie Ihre Füße? Wie fühlen die sich an? Kribbeln Ihre Fußsohlen?

Ein weiterer Schritt, um mit Ihrem Körper besser in Kontakt zu kommen, kann sein, dass Sie ihn bewusst mental entspannen. Stellen Sie sich vor, wie Sie Ihre Schultern loslassen oder den Bauch weich werden lassen. Gehen Sie mit Ihrer Aufmerksamkeit in Ihr Becken und stellen Sie sich vor, wie dort die feinen Muskeln loslassen oder wie ein warmer Strom durch das Becken fließt und alles entspannt. Seien Sie kreativ und probieren Sie aus, was für Sie gut klappt und was nicht.

Dann können Sie langsam und weich die Augen öffnen und sich einen Moment, jeder auf der Seite liegend, still anschauen. Das wird Sie anfangs möglicherweise Überwindung kosten. Vielleicht ist es Ihnen peinlich, Ihren Partner schweigend und offen anzuschauen, vielleicht erleben Sie Schamgefühle, oder Sie müssen lachen. Bleiben Sie trotzdem dabei und lassen Sie einfach zu, was geschieht. Wenn es zu viel wird, schließen Sie die Augen wieder. Nehmen Sie jede Empfindung wahr, die in Ihrem Körper auftaucht. Seien Sie wach für jede Regung in Ihrem Inneren: Hier eine Anspannung, da ein Kribbeln, dort vielleicht gar nichts. Bleiben Sie aufmerksam. Bleiben Sie bei sich, halten Sie Ihre Aufmerksamkeit in Ihrem Körper und schauen Sie weniger Ihren Partner aktiv an, sondern schauen Sie eher offen und sanft aus sich heraus, so als ob Ihr Blick an einem inneren Anker hinge.

Wie gesagt: Es ist wichtig, dass Sie gut in Ihrem Körper verwurzelt sind, damit Sie Halt haben, sich nicht völlig in Ihrem Partner verlieren und Ihre eigenen Gefühle Sie nicht zu sehr durcheinanderbringen. Es kann sich einfach komisch anfühlen, ganz bewusst und wach still zusammen zu sein und sich dabei auch noch anzuschauen, ohne dass Sie wissen, was zu tun wäre oder was gleich kommt. Sie können es sich zu einer festen Übung machen, immer wieder, wenn es zu viel oder Ihnen zu unangenehm wird, die Augen sanft zu schließen und im eigenen Körper nachzuspüren, bis Sie das Gefühl haben, wieder mehr bei sich und ruhiger zu sein.

Vielleicht werden Sie sich wundern, wie verletzlich Sie sind, wenn Sie den automatischen Aktivmodus verlassen oder aus Ihrem emotionalen Schneckenhaus nach langer Zeit wieder hervorlugen. Sie sind jetzt so ein bisschen wie ein junges Paar, das sich noch nicht kennt und nicht weiß, was kommt. Damals fanden Sie das wahrscheinlich toll, aber jetzt …? Nach vielen Jahren des Zusammenseins fühlen Sie sich vielleicht nackter denn je – eben nicht nur körperlich, sondern auch emotional und seelisch nackt. Vielleicht fühlen Sie sich gehemmt, befangen oder verschämt. Oder Sie werden unruhig und haben das Gefühl, jetzt irgendwas tun zu müssen.

Atmen Sie einfach durch und lassen Sie all diese Gefühle da sein. Und wenn es zu viel wird, konzentrieren Sie sich wieder und wieder auf Ihren Körper. Spüren Sie nach, was dort geschieht: »Bin ich unruhig, fühle ich mich gehemmt? Wenn ja, wo kann ich diese Unruhe fühlen? Habe ich Lust? Wenn ja, wo genau kann ich diese Lust fühlen? Was geschieht, wenn ich dieser Lust mit meiner Aufmerksamkeit nachspüre? Habe ich keine

Lust? Fühle ich Abwehr? Bin ich erstarrt? Habe ich Angst? Fühle ich nichts? Wo fühle ich die Abwehr in meinem Körper? Wie merke ich in meinem Körper, dass ich Angst habe? Woran merke ich, dass ich nichts spüre? Was verändert sich, wenn ich mich jetzt einen Moment auf meinen Atem in meinem Körper konzentriere?« Sie dürfen sich allen Gefühlen – auch den unangenehmen – ruhig zuwenden, müssen nicht länger vor ihnen weglaufen oder sie verdrängen. Wenn Sie bewusst damit sind, verlieren sie ihre Bedrohlichkeit.

Das ist anfangs ein diffuses inneres Herumsurfen. Oft braucht es ein bisschen, bis der Kontakt in den eigenen Körper sich sicher und selbstverständlich anfühlt. Es kann sein, dass Sie erst mal ständig abdriften oder dass sexuelle Fantasien auftauchen. Oder Sie können überhaupt nicht entspannen. Dann ist das eben so. Akzeptieren Sie auch das: »Okay, ich stehe gerade unter Strom, ich komme überhaupt nicht runter.« Und dann lenken Sie die Aufmerksamkeit wieder auf Ihren Körper. Fragen Sie sich: »Wo im Körper kann ich die Bewegung meines Atems wahrnehmen?«

Es ist auch möglich, dass Sie gar nicht richtig in Kontakt mit Ihrem inneren Körper kommen können. Während Männer oft körperlich eher verhärtet sind und sich deshalb nicht richtig spüren können, haben Frauen häufig Mühe, in ihrem Körper zu landen, weil sie jahrelang aus ihrem Körper ausgestiegen sind, nichts spüren wollten, ihn verurteilt haben. Da kann es sein, dass Sie förmlich aus dem Kontakt mit Ihrem Partner weggesogen werden. Entweder stehen Sie tatsächlich auf, müssen noch mal aufs Klo, haben Durst oder Hunger oder Ihnen fällt ein, dass Sie noch was auf dem Einkaufszettel notieren müssen, bevor Sie es vergessen. Das sind allesamt unbewusste Abwehrstrategien gegen die nahende körperliche Nähe, denen Sie widerstehen sollten.

Es kann auch sein, dass Sie vom Gedankenkarussell mitgerissen werden und alles Mögliche Ihnen drängend durch den Kopf schießt. Oder Sie haben den dringenden Impuls, mit Ihrem Partner zu sprechen. Auch das kann eine unbewusste Abwehrstrategie gegen die nahende körperliche Nähe sein. Lassen Sie all diese Gedanken zu, aber nehmen Sie nicht jeden Gedanken ernst. Wenn Sie trotz Gedankenkarussell liegen bleiben und sich wieder auf Ihren Körper konzentrieren, kann es sein, dass Sie ihn trotzdem nur diffus wahrnehmen können. Vielleicht fühlt es sich an, als ob Ihr körperliches Empfinden eher schwach, entfernt oder wie durch einen Nebel wäre.

Damit Sie ein deutlicheres Gefühl für Ihren Körper bekommen, können Sie Ihren Partner bitten, Sie behutsam zu berühren. Erklären Sie ihm, dass diese Berührung nur den Zweck hat, Ihnen zu helfen, sich besser zu spüren. Ihr Partner ist Ihr Anker in diesem Moment, dazu muss er nichts Besonderes machen. Zeigen oder sagen Sie ihm, wo Sie gerne berührt werden möchten. Wenn er jetzt beginnt, Sie zu streicheln, heißt die oberste Devise: Kein Ziel! Und wirklich ganz bei der Sache sein! Der, der berührt, ist präsent in seiner Hand und fragt: »Magst du das?«, »Und das?« und »Wie fühlt sich das an?« oder »Wie geht es dir dabei gerade?«

Für den, der gefragt wird, heißt die oberste Devise: Nur die Wahrheit! Keine freundlichen, aber unehrlichen Zustimmungsbekundungen, um den anderen nicht zu verletzen. Sie dürfen auch sagen: »Das fühlt sich jetzt nicht mehr so gut an.« Oder: »Ich spüre nichts.« So lernen Sie beide, offen miteinander zu sein und immer im Kontakt zu bleiben. Sie werden sehen, das fühlt sich nur am Anfang blöd an. Mit der Zeit wird es immer weniger holprig, und Sie sind dankbar, wenn Sie wissen, woran Sie sind.

Beim Sex ist der erste Moment der entscheidende. Damit meine ich nicht den ersten Moment der Verliebtheit, sondern den ersten Moment, in dem es zum Körperkontakt kommt. Dieser erste Moment braucht bereits Ihre gesamte Offenheit, Achtsamkeit und Präsenz, damit Sie auch wirklich bei sich sind und nicht über sich hinweggehen. Machen Sie es sich zur Gewohnheit, daran zu denken: Der erste Moment, wenn ich mit meinen Fingern oder meinen Lippen den Körper des anderen berühre oder mein Körper berührt wird ... Der erste Moment, in dem ich eindringe oder in dem in mich eingedrungen wird ... braucht Achtsamkeit und NICHT Aktion.

Das gilt, wenn Sie einander berühren und streicheln genauso wie wenn Sie Sex miteinander haben. Wenn Sie sich streicheln, geht es darum, dass Sie im Erkundungsmodus bleiben und immer wieder so bewusst über die Haut fahren, als ob Sie das nie zuvor getan hätten. Dass Sie ganz da sind, wo Sie berührt werden. Und dass Sie sich, wenn Sie in Gedanken abschweifen, immer wieder darin üben, zum bewussten Berühren oder Spüren zurückzukommen. Es ist nicht so wichtig, dass Sie sich mit der Technik beschäftigen, sondern mit dem, was Sie spüren.

Wenn Sie sich langsam vertrauter mit der Selbstwahrnehmung und der bewussten Berührung fühlen, können Sie sich weiter vorantasten. Sie können sich küssen oder umarmen oder sanft streicheln. Aber bitte machen Sie nicht einfach, was Sie immer machen, sondern spüren Sie ganz bewusst hinein, was jetzt intuitiv das Richtige für diesen Augenblick wäre. Geben Sie sich gegenseitig immer wieder Feedback, wo Sie gerade sind: »Das tut gut …! Merkst du was …? Kannst du das spüren, was da von mir ausgeht …? Ist das angenehm für dich …? Ich fühle noch nichts so richtig … Ich muss gleich kommen, langsam …!«

Vielleicht nehmen Sie als Frau einmal liebevoll die Hand Ihres Partners und legen sie auf Ihren Busen, mit genau dem Druck und der Schwere, die Ihnen guttut. Halten Sie seine Hand auf Ihrem Busen zärtlich mit Ihrer eigenen Hand, so dass Ihr Partner spürt, wie Sie es brauchen.

Gut ist es, wenn Sie als Mann zu Beginn der Verbindung die Frau liebkosen und sehr zart streicheln. Diana Richardson spricht gerne von »federleicht streicheln«, und ich finde, das trifft es sehr gut. So eine ganz leichte Berührung, die den ganzen Körper animiert, sich auszudehnen, aufzuwachen, sich der Berührung entgegenzustrecken. Wenn Sie sich dem weiblichen Körper auf diese Art und Weise zuwenden, ohne dabei etwas zu tun, was vor allem Sie selbst erregt, wird er sich Ihnen öffnen und erblühen. Und wenn er warm und offen genug ist, wird er Sie gerne empfangen.

Natürlich können Sie sich als Frau hier bewusst für die Liebe entscheiden und innerlich Ja dazu sagen, Ihren Mann empfangen zu wollen, statt womöglich in einer alten Abwehrhaltung stecken zu bleiben und wie in einer Festung zu warten, dass der Ritter den Trick findet, damit sich die schweren Burgtore öffnen. Natürlich können auch Sie Ihren Partner streicheln. Das kann allerdings leicht dazu führen, dass er in die Erregung kommt. Sie kennen Ihren Mann. Seien Sie wach und nehmen Sie wahr, was er braucht. Am Anfang sollten Sie sich aber auf jeden Fall damit zurückhalten, Ihren Mann aktiv zu erregen oder seine Genitalien zu streicheln und zu reiben. Auch für Sie geht es darum, ihm Liebe mit Ihren Berührungen zu schenken und ihn durch sie mehr für die eigene Wahrnehmung und die feineren Empfindungen zu öffnen. Sie können als Frau zum Beispiel ganz präsent und warm seine Genitalien mit Ihrer Hand halten, so als ob Sie ihnen Liebe zufließen lassen wollten. Bleiben Sie bei allem wach und empfänglich, so dass jeder von Ihnen entspannt bleiben oder entspannter werden kann.

Ihre Achtsamkeit ist gerade in der Phase hilfreich, in der der Mann noch übt, sich besser wahrzunehmen und bei sich zu bleiben. Denn durch irgendeine unbewusste oder gewohnte Stimulation kommt er sonst unter Umständen sofort in die Erregung, driftet zu leicht ab in die Welt seiner Sexfantasien und fällt damit dann auch schnell wieder aus der Präsenz heraus. Auch hier hilft der Atem. Wenn Sie als Mann merken, dass Sie wegdriften oder erregt werden, nehmen Sie einige bewusste und langsame Atemzüge, werden Sie still und gehen Sie mit Ihrer Aufmerksamkeit wieder mehr in den Körper.

Was Sie als Mann auch dabei unterstützt, in der Liebe zu bleiben und sich nicht in der Erregung zu verlieren, ist eine bewusst gebende Haltung. Stellen Sie sich vor, dass jede Ihrer Berührungen gebend ist. Das kann man schwer beschreiben, aber sofort fühlen, wenn man es tut. Streichen Sie sich vielleicht einfach mal selbst über den Arm und stellen Sie sich vor, dass Sie diesem Arm mit Ihrer Berührung Zuwendung schenken. So können Sie auch Ihre Frau berühren. Das bringt Sie in Ihre männliche Kraft, und auf subtiler Ebene kommt diese Haltung bei Ihrer Frau an und erfüllt sie. Die kleine Testfrage für den Mann kann immer sein: Will ich gerade was oder gebe ich gerade was? Wenn Sie gierig sind, verschließt sich der Körper der Frau. Wenn Sie etwas zu geben haben, öffnet er sich. Das ist so simpel und klar wie Mathematik.

Manchmal ist für Sie als Mann eine Sache noch deutlich herausfordernder als das Geben – nämlich das Nehmen. Seien Sie bereit, sich für die Liebe der Frau zu öffnen und sie wirklich anzunehmen. Barry Long sagt: »*Sie kann nur geben, was er nehmen kann.*« Frauen haben oft das Gefühl, dass ihre Herzensliebe nicht richtig beim Mann ankommt, weil er zu sehr unter Spannung steht und im Aktivmodus ist. Entscheiden Sie sich als Mann ganz bewusst dazu, Ihr Herz aufzuhalten und für die Liebe und Offenheit der Frau empfänglich zu sein. Erinnern Sie sich ruhig immer wieder an den Kreislauf, bei dem der Busen der Frau der aktive Part ist, von dem die Energie zur Brust des Mannes und in sein Herz strömt. Stellen Sie sich doch einfach vor, wie dies geschieht, auch wenn Sie es noch nicht fühlen können. Mit der Zeit werden Sie diesen feinen Liebesfluss immer deutlicher wahrnehmen können.

Wenn Sie als Frau von Ihrem Mann berührt werden und sich das, was er tut, nicht richtig anfühlt oder wenn Sie nichts spüren, dann braucht es von Ihnen ein Signal oder eine Rückmeldung: »Langsam, bitte …! Das ist zu fest … zu schnell … Ich werde unruhig … kann gar nicht richtig fühlen …« Meistens merkt die Frau früher als der Mann, wenn sein Trieb das Steuer übernimmt. Dann ist es wichtig, dass Sie als Frau klar bleiben und im weiblichen Sinne die Führung übernehmen. Wenn der Mann zu sehr voranprescht, können Sie ihm ein körperliches Signal geben, das ihn sanft zum Innehalten bewegt.

Auch hier kann es wieder unterstützen und entspannend – auch auf Ihren Mann – wirken, wenn Sie einige Atemzüge nehmen, um dem Moment den Druck zu nehmen. Ihre Entspannung überträgt sich. Sie dürfen ruhig auch sagen: »Achtung! Merkst du, was gerade passiert?« oder »Ich verliere den Kontakt zu dir!«, und von Ihrer Seite bewusst das Tempo rausnehmen, wenn Sie das Gefühl haben, nicht mehr richtig verbunden zu sein. Mit zunehmender Übung wird Ihr Mann selbst immer früher merken, was gerade los ist, und wissen, was zu tun ist, damit er präsent bleibt und wirklich den Augenblick genießen kann.

Entspannung, Langsamkeit und der Atem sind die wahren Zaubermittel in Sachen Soulsex. Es geht grundsätzlich darum, die Temperatur eher kühl, die körperliche Verbindung eher weich, die Bewegungen eher rund und geschmeidig und das Klima entspannt zu halten. Das scheint erst einmal allem zu widersprechen, worum es bisher beim Sex ging. Da musste es heiß sein und wild, geil und fantasievoll. Jetzt ist es eher kühl und präsent, wach und still. Aber deswegen ist es nicht eine Spur langweiliger, wie Sie beim Ausprobieren entdecken können. Sie werden sehen, es braucht weniger Action, doch weil Sie wach sind, werden Sie viel mehr erleben.

Lassen Sie mich an dieser Stelle kurz über den Atem sprechen: Nach meiner Erfahrung ist der Atem eines der größten Geheimnisse in Sachen Sex überhaupt. Niemand wird ein guter Liebhaber sein können, der nicht um die Kraft des Atems weiß. Der Atem gibt den Raum vor, in dem alles geschieht. Wenn Sie intensive und erhebende Erfahrungen beim Sex suchen, sollten Sie sich fragen: »Bin ich mir meines Atems bewusst? Kann ich ihn gar steuern? Kann ich meinen Körper mit meinem Atem verbinden? Kann ich beide in Einklang bringen?«

Wenn Sie beginnen, mit Soulsex zu experimentieren, sollten Sie unbedingt auch mit dem Atem experimentieren und Ihren Atem besser kennenlernen. Eine perfekte Vorbereitung für jedes Liebesspiel ist es, wenn Sie sich vorher mit Ihrem Atem verbinden. Jeder für sich und beide zusammen. Machen Sie es sich zu einer festen Gewohnheit, die Augen zu schließen und wahrzunehmen, wo im Körper Sie Ihren Atem wahrnehmen können – wo den Beginn des Einatmens und wo das Ende des Ausatmens.

Wenn Sie in der Lage sind, sich leicht und gut mit Ihrem eigenen Atem zu verbinden, können Sie damit experimentieren, den Atem miteinander zu synchronisieren. Dazu beginnt einer von beiden, den Atem ohne jede Anstrengung ruhiger und tiefer werden zu lassen. Der andere lässt sich darauf ein und versucht, den Atemrhythmus des Partners aufzunehmen. Das kann sich erst mal sehr holprig anfühlen, weil der Rhythmus Ihres Partners Ihnen ungewohnt ist. Damit es für beide angenehm wird, ist es wichtig, dass Sie lernen, den Atem entspannter und ruhiger werden zu lassen. Klären Sie miteinander, wer sich mit dem Atem leichtertut – wer ihn leichter vertiefen und beruhigen kann –, der wird dann erst mal der »Atemanführer«.

Der Atem ist im Leben und beim Sex etwas ungeheuer Kraftvolles. Wenn einer von Ihnen leichter in einen ruhigen, tiefen Atemrhythmus loslassen kann, dann sollte er am besten den Rhythmus erst mal vorgeben. Das Entscheidende ist, dass Sie sich nicht anstrengen für einen vertieften Rhythmus, sondern einfach nur den Atem wahrnehmen und sich auf ihn einlassen. Dann wird er meist von ganz alleine ruhiger. Man muss diese Dinge wie den Atem erst einmal kennenlernen, um zu verstehen, welche Kraft sie haben. Wenn einer von Ihnen einen sehr druckvollen oder unregelmäßigen Atem hat und der andere versucht, sich darauf einzustellen, dann fühlt sich das an, als ob einer immer den falschen Takt spielt und der andere dabei mitsingen soll. Falls Sie das merken, bleiben Sie lieber bei sich und finden Sie zu Ihrem eigenen ruhigen Rhythmus.

Wie immer braucht es auch hier Übung und Experimentierfreude. Aber Sie werden sehen, dass Sie mit der Zeit die Tiefe und Qualität Ihres sexuellen Erlebens immer mehr an Ihrem Atemrhythmus, an der Tiefe des Atems und an der gemeinsamen Verbindung Ihres Atems festmachen. Manchmal reichen einige tief entspannte Atemzüge Ihres Partners, um Ihren ganzen Körper zu öffnen und die feinen ekstatischen Energien zu wecken. Und wenn Sie darin geübt sind, gibt es noch eine großartigere Sache: Sie verbinden den Atem mit einer Bewegung!

Jeder von beiden legt sich ganz entspannt auf den Rücken und nimmt wahr, wie beim Einatmen der Atem in den Bauch und das Becken fließt. Wenn Sie dies genau beobachten, werden Sie feststellen, dass bei jedem Einatmen das Becken nach vorne und runter geschoben wird, und beim Ausatmen, wenn die Luft aus dem Bauch strömt, geht es wieder hoch. Wenn man sich das fünf Minuten lang erlaubt, kommt erstaunliches Leben in das Becken. Und wenn man es gemeinsam macht, kann man in Gefühle vollkommener Einheit und Leichtigkeit geraten. Es ist ein fantastisches Gefühl, wenn man wirklich loslässt, der Körper in einen Rhythmus und die Hüften in Fluss kommen. Das beruhigt, entspannt, entkrampft und macht geschmeidig.

Wenn Sie mit alldem herumexperimentieren, kann es sein, dass es bei den ersten Malen gar keinen Sex im klassischen Sinne gibt. Lassen Sie sich davon nicht irritieren. Es gibt kein Ziel. Es kann auch sein, dass Sie sich beim Atmen total verheddern, beim Fühlen nur Mist fühlen und Sie beim Entspannen verrückt werden. Und dass auch erst mal kein Funken Lust am Horizont auftaucht. Das alles ist völlig in Ordnung. Sie begegnen einfach nur dem, was die ganze Zeit verdeckt da war und was jetzt endlich mit Liebe und Übung so verändert wird, dass Sie beim Sex mehr Erfüllung erleben können.

Zurück zum Liebemachen: Wenn Sie beide tatsächlich für

die körperliche Verbindung bereit sind, dann ist es am Anfang sicher gut, wenn Sie ein Gleitmittel benutzen, damit es auch schön flutschen kann und keine Schmerzen gibt. Wenn der Mann eine Erektion hat, dann ist das Allerwichtigste, dass er sich entscheidet, jetzt jeden Schritt bewusst tun zu wollen und immer im Kontakt mit der Frau zu sein. Auch für die Penetration gilt: Der erste Moment ist der entscheidende – und der braucht Achtsamkeit und NICHT Aktion.

Der beste Anfang für eine achtsame Penetration mit Erektion ist, dass die Frau ihre Schamlippen auseinanderhält und dem Mann hilft, genau den richtigen Punkt mit seiner Penisspitze zu finden, von dem aus er langsam in sie hineingleiten kann. Und zwar immer ihrer inneren Öffnung und Empfangsbereitschaft folgend. Seine goldene Regel beim Eindringen, oder besser Hineinsinken in die Frau lautet: langsam … noch langsamer … am langsamsten … Bevor er eindringt, bleibt er einige Momente mit der Spitze seines Penis in leichtem Kontakt mit dem Eingang ihrer Vagina – mehr nicht. Er spürt nach, ob eine Öffnung da und ein erstes Hineingleiten leicht möglich ist, und dann sinkt er einige Millimeter tiefer in sie hinein.

Als Mann sollten Sie bei jedem auch noch so kleinen Widerstand in der Vagina innehalten. Dabei ist Ihre Präsenz gefordert. Jetzt braucht es Ihre ganze Wahrnehmung in Ihrem Penis und gleichzeitig einen ständigen Kontakt mit der Vagina. Wenn Sie wirklich präsent sind, werden Sie genau spüren, wann es beim Hineingleiten Widerstand gibt und wann Öffnung und Einlass. Wenn Widerstand da ist, nehmen Sie ein paar Atemzüge und ziehen Sie sich wieder ganz leicht zurück, bis die Stelle weich wird und Sie wieder weiter vorangleiten können.

Wenn Sie als Mann mit den ersten Widerständen nicht um-, sondern über sie hinweggehen, haben Sie die Frau bereits verloren. In ihr baut sich subtil Spannung und Widerstand auf, und so verliert sie den Kontakt zu Ihnen. Die Begegnung wird leer, und auch Sie als Mann bleiben am Ende in der Tiefe unerfüllt. Für Sie als Frau ist es genauso wichtig, ehrlich mit Ihrem Körper verbunden zu sein. Ihr Körper kann sich nur wirklich öffnen, wenn Sie anwesend in ihm sind. Wenn Sie in den Kopf abhauen, fühlt sich Ihr Körper verlassen und bleibt verschlossen.

Spüren Sie nach in Ihrem Körper, ob Sie wirklich offen und präsent sind, ob es irgendwo Spannungen gibt, zu viel Druck da ist, Sie noch verschlossen oder im Widerstand sind. Vielleicht kommen Sie noch nicht richtig runter, sind noch gar nicht richtig da oder zu sehr in Gedanken. Vielleicht hängt Ihnen noch der Streit von heute Morgen oder der Stress im Büro nach. Vielleicht sind Sie zu erregt, zu gierig und ausgehungert, zu verletzt oder unterschwellig im Groll wegen einer alten Geschichte.

Wenn Sie über das alles hinweggehen würden und sich einfach ins Getümmel stürzten, kämen Sie innerlich nicht richtig in Kontakt mit Ihrem Partner und würden sich entweder unterwegs verlieren oder versuchen, die Stimulation zu steigern, was nur zu neuer Spannung, mehr innerem Widerstand und mehr Rastlosigkeit und Distanz führt. Wenn Sie den kleinen und großen Blockaden aber gleich zu Beginn nachspüren und sie einfach nur liebevoll annehmen, dann öffnen Sie sich langsam mehr und mehr.

Für Mann und Frau gilt gleichermaßen: Allein die Entscheidung, sich wieder zu öffnen und den anderen bewusster wahrnehmen zu wollen, führt oft schon zu mehr Entspannung. Wenn Sie diese gegenseitige achtsame Wahrnehmung zu Ihrer selbstverständlichen Praxis beim Sex werden lassen, werden Sie sehen, wie Widerstand, Angst und Gier langsam nachlassen.

Für einen Mann kann es eine besonders erhebende und erleichternde Erfahrung sein, dass es um seine innere Präsenz und nicht um seine äußere Potenz geht. Je präsenter er in sich selbst ist, je mehr er die Frau innerlich erspürt, desto mehr öffnet sich der Körper der Frau für ihn, ohne dass er irgendetwas machen müsste. Das ist der Trick, der die Frauen tiefenentspannt und glücklich macht: Ein Mann, der wirklich da ist.

Wenn ein Mann einer Frau beim Sex wirklich präsent begegnen kann, kann die Frau ihrer eigenen inneren Öffnung beiwohnen – diesem göttlichen Gefühl, dass man über sich hinaus gehoben wird –, diesem »Oh Gott« beim Orgasmus. Beim Soulsex erlebe ich es nur nicht als kurze Entladung, sondern als meine eigene urweibliche oder urmännliche Qualität. Der Mann ist Fluss und die Frau Empfangen.

Aber hüten Sie sich nur davor, daraus jetzt ein Ziel zu machen. Dann entsteht schon wieder neuer Druck. Denn kaum haben Sie solch eine Erfahrung zum ersten Mal gemacht und surfen oben auf der Welle, können Sie sich sicher sein, dass die Welle irgendwo bricht und Sie herunterfallen. Dass Sie auf einmal wieder wenig fühlen, wieder in Gedanken oder Fantasien abschweifen, gierig werden oder den Kontakt zu sich oder Ihrem Partner verlieren. Seien Sie nicht frustriert. Akzeptieren Sie, dass es jetzt so ist. Der einfachste Trick ist, Ja zu dem zu sagen, was ist: Ja, ich bin gerade in Gedanken … Ja, der Trieb steigt … Ja, ich fühle nichts mehr … Und dann richten Sie Ihren Fokus wieder auf Ihren Körper.

Eine einfache Frage kann Wunder wirken: »Wo in meinem Körper kann ich mich sicher verankern?« So finden Sie wieder zu sich selbst zurück. Wenn Sie spüren, dass Sie oder Ihr Partner irgendwo verschlossen sind, dann lassen Sie alles langsamer werden, vertiefen Sie Ihren Atem und fühlen Sie mit Ihren

Berührungen und Bewegungen und mit aller Liebe genau da hinein. Sie werden erleben, wie sich etwas in Ihnen entspannt, beruhigt, öffnet, lebendiger und fließender wird.

Wenn Sie beide gut in Kontakt sind, sollten Sie jeden Moment der Vertiefung zwischen Penis und Vagina so achtsam und bewusst spüren, wie es für Sie gerade möglich ist. Es gibt kein Ziel. Sie müssen auf nichts zusteuern. Daher sollten Sie jede aktive und auf Stimulation ausgerichtete Bewegung, jedes stereotype Rein-Raus und erst recht jede harte, stoßende Bewegung erst mal vermeiden. Dadurch baut sich nur Spannung auf, und die nimmt Ihnen die Empfindsamkeit, die hier im Mittelpunkt steht.

Noch mal: Es geht darum, in die Frau hineinzuleiten und nicht in sie einzudringen, als ob es ein Territorium zu erobern gäbe. Folgen Sie der Vagina! Spüren Sie als Mann achtsam ohne Druck nach, wie sich die Vagina öffnet, und gehen Sie mit der Öffnung. Fast jede Vagina ist in ihrem Leben schon einmal überrumpelt worden. Noch bevor sie ausreichend weich, feucht, erwärmt und bereit war, ist ein männlicher Penis in sie zu forsch oder zu schnell eingedrungen. Das hat Spannung hinterlassen und sie taub gemacht und verhärtet. Manch eine Vagina ist genauso zickig und gefrustet wie die Frau, zu der sie gehört, und muss erst wieder vertrauen lernen.

Viele Männer haben dagegen Angst, dass sie keine Erektion bekommen oder halten können. Das macht ihnen Versagensgefühle, und sie glauben, dass ohne Erektion kein Sex möglich ist. Die gute Nachricht: Für eine verspannte und verhärtete Vagina ist es oft viel angenehmer, wenn der Penis nicht so hart ist, sondern noch in der Lage, beweglich, entspannt und einfühlsam mit ihr Kontakt aufzunehmen. Ein noch einigermaßen weicher Penis ist bewusster, aufnahmefähiger und durchlässiger in der Wahrnehmung. Ein weicher Penis kann die Vagina besser erspüren als ein harter.

Und selbst wenn er ganz schlaff ist, kann man ihn ohne großes Problem sanft in die möglichst eingeölte, geschmeidige Vagina schieben. Die Frau kann die Vorhaut des Penis vorsichtig zurückschieben und ihn dann gleich hinter der Spitze zwischen Zeige- und Mittelfinger umfassen und langsam Stück für Stück einführen. Dabei ist es hilfreich und einladend für den Penis, wenn die Vagina möglichst entspannt ist. Dazu ist es wiederum wichtig, dass Sie beide entspannt liegen können. Und damit sind wir bei der Frage nach der richtigen Stellung für einen guten Einstieg in den Soulsex: Für mich ist dies die Scherenstellung.

Wie so vieles, vieles Wichtige, habe ich auch das von Diana Richardson gelernt. Die Frau liegt auf dem Rücken, der Mann liegt ihr zugewandt auf der Seite, und beide haben Becken an Becken die Beine wie zwei Scheren ineinander verschränkt. Diese Stellung hat viele Vorteile für den Anfang: Sie ist für beide sehr entspannend und bequem. Keiner muss mehr machen oder halten als der andere. Und wer will, kann auch noch da, wo es ihm guttut, Kissen unterlegen. Wenn der Körper wirklich entspannt liegen kann, ist auch die Entspannung der Genitalien und der Gefühle viel leichter.

In der Scherenstellung kann man alles Mögliche ausprobieren und sich gut wahrnehmen. Man kann in ihr immer wieder seine Entspannung vertiefen und gut mit sich selbst Kontakt halten. Und man kann einen weichen Penis einführen und dabei angenehm entspannt und verbunden liegen, um zu beobachten, was passiert, wenn Penis und Vagina tatsächlich miteinander kommunizieren. Wenn Sie als Frau wach und still nachspüren, können Sie nicht nur erleben, dass auch von einem weichen Penis Energie ausgeht, sondern auch, dass eine offene, entspannte und liebevolle Vagina tatsächlich magnetische Kräfte besitzt und einen Penis anziehen kann, bis er beginnt, sich auszudehnen und sich in die Vagina hineinzuschlängeln.

Für einen Mann ist dies nicht selten ein genauso überwältigendes Erlebnis wie die umgekehrte Erfahrung – nämlich dass ein harter und überreizter Penis in einer liebevollen, empfänglichen Vagina wieder weich und empfindsam werden kann. Penis und Vagina sind in der Lage, sich gegenseitig von Spannungen zu befreien; in ihrem natürlichen Zusammenspiel können beide wieder empfindsamer und durchlässiger für die subtilen Kräfte werden.

Bleiben Sie einfach beieinander und seien Sie offen. Es gibt so viel zu entdecken, wovon Sie vielleicht noch nicht die geringste Ahnung hatten; Erfahrungen, die Sie weit über alles hinaustragen, was Sie kennen, Empfindungen, nach denen Sie sich immer gesehnt haben. Doch auch profanes, aber heilsames Einschlafen und Abschlaffen. So kann es am Anfang passieren, dass einer von Ihnen oder beide über die zunehmende Entspannung wegdösen. Machen Sie sich deswegen keine Vorwürfe, daran ist nichts falsch. Sie kennen vielleicht ein ähnliches Phänomen aus dem Urlaub: Wenn Sie endlich mal runterkommen und den ganzen Alltagsstress loslassen, fühlen Sie sich auf einmal auch komatös erschöpft. Das liegt daran, dass der Körper sich jetzt holt, was ihm lange gefehlt hat. So kann es auch bei der Entspannung beim Sex sein. Lassen Sie die Erschöpfung zu, dann kann die wache Entspannung folgen.

Aber noch einmal zurück zum eigentlichen Akt: Wenn Sie als Mann, langsam ihrer Öffnung folgend, ganz in die Frau eingedrungen sind, ist es gut, wenn Sie die Frau so tief wie möglich penetrieren und dann still in ihr liegen bleiben. Seien Sie beide jetzt so achtsam und präsent wie möglich, spüren Sie den zunehmenden Kontakt zwischen Penis und Vagina, die wachsende Verbindung und warten Sie, was geschieht.

Barry Long sagt:

> »*Es gibt keine eingeübten Bewegungen. Sie führt keine absichtlichen Bewegungen mit ihrem Körper aus. Jede Bewegung wird dem Körper überlassen, selbst wenn das bedeutet, sich überhaupt nicht zu bewegen.*«

Wenn Sie sich als Frau weiter in Ihre wache Empfänglichkeit entspannen und als Mann in Ihre achtsame Präsenz, schaffen Sie immer mehr Raum, in dem das Spiel der Körper beginnen kann, für das sich der ganze Aufwand lohnt. Beide Körper werden sich lösen, werden immer freier von Automatismen und können sich immer mehr, ihrer Natur folgend, miteinander verbinden und von innen heraus lebendig werden.

Wenn Sie merken, dass sich von innen langsam Energie aufbaut, dann spüren Sie nach, welche Bewegungen diese Energie auslöst. Meine Erfahrung mit der Energie ist: Sie kennt keine harten, geraden Linien, sie bewegt sich in Wellen, in Achten, in Kreisen und Spiralen. Das bedeutet, dass der Körper meist erst mal in sehr weiche Minischwingungen aus dem Becken heraus gerät, die sich langsam vergrößern und verstärken. Und irgendwann merken Sie, dass alles in Ihnen jetzt größere Bewegungen ersehnt und nach mehr Weite und Ausdehnung strebt. Das Becken kommt mehr in Bewegung – oft nicht unbedingt nach vorne und nach hinten, sondern eher in Rotation oder in sanften Wellenbewegungen zur Seite, etwa so, als ob jemand ganz sinnlich beim Tanzen mit den Hüften schwingt.

Wenn Sie als Frau langsam warm und empfänglicher werden und mehr und mehr von innen in Bewegung kommen, sollten Sie Ihrem Mann die sanften Bewegungsimpulse über Ihren Körper weitergeben. Es ist wichtig, dass Sie als Mann die ganze Zeit so offen und präsent wie möglich sind, damit Sie die natürlichen inneren Regungen, sanften Bewegungen und Impulse überhaupt mitkriegen und nicht über sie hinweg- oder gar gegen sie angehen. Für eine Frau ist es ein großartiges Gefühl, wenn sie merkt, dass sie von innen wieder lebendig wird und dass der Sex ganz natürlich in ihr erwacht. Und für den Mann ist es herrlich, wenn er merkt, dass seine Frau wieder völlig offen für ihn und lebendig bei der Sache ist.

Gerade wenn es immer genussvoller wird, passiert es allerdings nur allzu leicht, dass Sie das Ruder wieder selbst in die Hand und Tempo aufnehmen wollen, dass Sie aktiv werden oder in die gewohnten Automatismen verfallen. Vergessen Sie nicht: Jede muskulär angetriebene, bewusste Bewegung, mag sie auch noch so klein sein, stört diesen Raum, aus dem die Bewegung von innen kommen kann. Wenn sich die innere Lebendigkeit und Ekstase auszubreiten beginnen und Sie auch nur leichte aktive Bewegungen machen, fühlt sich das ein wenig so an, als ob Sie beim Fahren aus Versehen in den Rückwärtsgang schalten und alle Kräfte gegeneinanderlaufen.

Mindestens ebenso lähmend und runterziehend kann es sich anfühlen, wenn Sie und Ihr Partner sich bei diesem feinen Liebesspiel in unterschiedliche Richtungen bewegen. Vielleicht fühlen Sie sich gerade herrlich in sich, spüren die feinen Bewegungen, lassen mehr und mehr los und wollen ihnen einfach nur nachgeben. Aber dann gibt es da noch jemanden ... nämlich Ihren Partner. Der ist möglicherweise an einem völlig anderen Punkt. Vielleicht spürt er noch nichts, vielleicht driftet er ab, wird zu schnell oder gerade vom Trieb gepackt und fängt an, sich eher mechanisch und zielorientiert zu bewegen.

Wenn das passiert, beschreiben Sie ihm, was gerade in Ihnen vorgeht, und bitten Sie ihn, wieder langsamer und achtsamer zu werden. Gut wäre, Sie würden ihm in diesem Moment ein Feedback in Ich-Form geben, wie es sich in Ihrem Körper gerade anfühlt, wenn Sie die Verbindung verloren oder einen anderen inneren Rhythmus haben. Und dann bleiben Sie beide erst mal einige Momente still beieinander, bis wieder mehr Präsenz und damit Verbindung da ist.

Rechnen Sie damit, dass am Anfang jede dieser Rückmeldungen für Frust beim Partner sorgen kann. Wenn Sie mitten im Sex sind, ist es für einen Mann in der Regel natürlich erst mal irritierend und verunsichernd, wenn die Frau ihn bremst oder ihm sagt, dass ihr etwas nicht gefällt oder nicht guttut. Doch auch wenn es Ärger gibt – vertrauen Sie Ihrem Instinkt. Der Körper spürt selbst die winzigsten Störungen, den kleinsten Druck oder eine subtil ansteigende Erregung oder Getriebenheit. Und die meisten Frauen merken in Bruchteilen von Sekunden, ob ein Mann etwas will oder ob er präsent ist und etwas zu geben hat. Je öfter Sie miteinander reden und besser verstehen, was wodurch im anderen geschieht, desto leichter finden Sie spielerisch einen natürlichen, gemeinsamen Rhythmus, ohne sich jedes Mal gekränkt und missverstanden zu fühlen.

Und wenn Sie das Gefühl haben, jetzt nicht reden zu können oder aber dass es jetzt eher Stress geben könnte, wenn Sie über Ihre Erfahrungen sprechen, dann können Sie einfach ein paar Atemzüge nehmen und sich selbst erst mal wieder ruhiger in Ihrem Körper verankern. Geben Sie Ihrem Partner einfach ein Signal mit Ihrem Körper, das ihn in die Sammlung und in die Verbindung mit sich und mit Ihnen zurückbringt. Sie werden sehen, so schnell wie sich ein Störgefühl einstellt, so schnell kann sich der genüssliche Raum auch wieder öffnen – die feinen Wellen und Strömungen, die inneren weichen, runden Bewegungen, in die ich mich hineinfallen lassen kann; ekstatische Gefühle, die kaum in Worte zu fassen sind, wie ein Orgasmus in Zeitlupe.

Seien Sie wach dafür, was Ihnen der Augenblick bringt. Seien Sie offen für neue Erfahrungen, kosten Sie jede kleine Öffnung und Regung aus und halten Sie sich selbst eher im Hintergrund.

Noch mal zu der Aufforderung, dass Sie nichts machen sollen. Das heißt eben nicht, dass nichts passiert. Es heißt, dass Sie dem beiwohnen, was in Ihrem Körper von allein vonstattengeht. So wie die Musik den Körper beim Tanzen in Bewegung setzt, so setzt die Energie die Bewegung beim Soulsex in Gang – die Energie ist der Chef.

Folgen Sie einfach der Energie. Manchmal wird die Qualität der Energie intensiver und bekommt mehr Fülle, dann haben Sie vielleicht das Gefühl, einfach nur stiller und stiller werden zu wollen, um diese Intensität auszukosten. Manchmal steigt die Energie nach oben auf und breitet sich im ganzen Körper aus. Dann kann es sein, dass die Lust sehr intensiv wird und Sie sich noch mal bewusst weich und sanft in diese Ausdehnung hinein entspannen. Manchmal gibt es subtile Verspannungen im Becken und im Genitalbereich, weil es Disharmonien zwischen den Körpern und ihren Rhythmen gibt. Dann hilft es, das Becken und den unteren Rücken ganz bewusst loszulassen und hineinzuatmen.

Egal wie sehr ich mich hier bemühe, Worte für etwas zu finden – am Ende kann Ihnen niemand sagen, was genau in Ihrem Körper geschieht und was ihm zu Öffnung, Wohlgefühl und Ekstase verhilft. Es wird immer Ihr eigenes Experimentieren sein, das Ihnen den Weg in dieses köstliche Erleben zeigt. Es wird Ihnen den Zugang zu dieser Qualität eröffnen, die über Sie hinausgeht und Sie langfristig in ekstatische Sphären bringt, die Sie so noch nie erlebt haben.

Folgen Sie Ihrer Energie, sie ist ehrlich und zeigt Ihnen die Wahrheit. Wenn Sie sich der Energie in Ihrem Körper anvertrauen, gehen Sie nicht mehr länger über sich selbst hinweg, Sie machen nichts, was Ihrer inneren Wahrheit nicht entspricht, nichts, was Sie überfordert oder verletzt. Das braucht am Anfang erst mal Abgrenzungsfähigkeit und Ihre ganze Konzentration und Achtsamkeit, und es wird Sie sicher des Öfteren frustrieren, weil Sie wieder und wieder den Kontakt zu diesen feinen Impulsen verlieren. Aber Sie werden sehen, nach und nach wächst Ihnen ein ganz neues, aus der Tiefe kommendes Selbstwertgefühl zu.

Als ich begann, meiner Energie wirklich konsequent zu folgen, und erstmalig mit dieser feinen inneren Qualität in Kontakt kam, stellte ich fest: Sie war neu und doch vertrauter und näher als alles, was ich bisher erlebt hatte. Je mehr Sie loslassen lernen und je mehr Sie sich Ihrem Partner anvertrauen, desto wahrscheinlicher ist es, dass Sie ein Gefühl erleben, das ich am ehesten als zutiefst eins mit mir und dem anderen beschreiben würde. Eine grenzenlose Entspannung, in der einfach alles mit Ihnen vollkommen in Ordnung ist, in der Sie nichts wollen, in der Sie verbunden sind, ohne irgendetwas dafür tun zu müssen. Sozusagen das Meer, aus dem der Orgasmus wie eine winzige Welle herausragt ...

Aber am Ende sind alle Worte hier lediglich Wegweiser zu einer Erfahrung, die Sie nur selbst machen können.

Soulsex heilt
Wie Sie mit Schmerz und Angst umgehen

Den ersten Teil dieses Buches habe ich ja all den Dingen gewidmet, die einem erfüllenden Sexualleben im Weg stehen. Ich habe Ihnen darin zu vermitteln versucht, wie sehr alte Wunden unsere jetzigen Erfahrungen überlagern und Wohlgefühl und Genuss verhindern können. Deshalb möchte ich Ihnen hier, zum Schluss dieses Kapitels, noch mal Mut machen, mit dieser Tatsache nun auch beim praktischen Ausprobieren von Soulsex umzugehen. Soulsex sorgt ja schon dafür, dass Sie präsenter sind und dadurch nicht so leicht von der Vergangenheit übermannt werden können. Aber nichtsdestotrotz sollten Sie sich darauf gefasst machen, dass manchmal alte Störenfriede in Ihrem Bett auftauchen und Ihnen das Sexleben schwer machen und den Genuss rauben wollen.

Ich habe bereits darauf hingewiesen, dass Penis und Vagina einander heilen können. Wenn wir in all unseren Berührungen und Begegnungen langsamer und bewusster werden, beginnen nicht nur unsere Genitalien, sondern auch unsere Gefühle zu heilen. Dann kommt nicht nur körperlicher, sondern auch emotionaler, in der Vergangenheit begrabener Schmerz ans Tageslicht. Gehen Sie nicht weg von diesem Schmerz, nehmen Sie ihn so liebevoll und genau wahr, wie Sie nur können, und teilen Sie ihn mit Ihrem Partner. Manchmal ist es wichtig, Ihrem

Schmerz einen Ausdruck zu geben und ihn in Worte oder in ein Stöhnen zu fassen. Wann immer Sie Schmerz, Taubheit oder Anspannung in Ihrem Körper wahrnehmen, betrachten Sie es aus einer völlig neuen Perspektive: Danken Sie diesem Gefühl dafür, dass es Ihnen so genau zeigt, wo in Ihrem Körper heilende Berührung gebraucht wird.

Wenn Sie sich dann ganz bewusst zusammen mit Ihrem Partner in diese Anspannung, Taubheit oder in konkreten Schmerz mit aller Behutsamkeit und begleitenden Worten hineinbegeben, beginnt sich meist überraschend schnell etwas in Ihrem Körper oder in Ihren Gefühlen zu entspannen. Manchmal kommen Ihnen plötzlich Tränen, manchmal aus heiterem Himmel Wut oder einfach nur Leere. Lassen Sie es einfach zu und atmen Sie tief. Wenn Sie präsent bleiben, werden Sie hin und wieder merken, wie auf einmal in eine taube Stelle Lust und Sensibilität einfließt.

Auch wenn Ihnen dies noch nie in den Sinn gekommen sein mag: Sexualität ist einer der größten Heilräume, die wir in unserem Leben haben, weil sie uns in unsere tiefsten Körperregionen und in die tiefste Verbindung mit einem anderen Menschen bringt. Wir finden über unsere Körperempfindungen einen Zugang zu uns selbst, der unserem Intellekt immer verschlossen bleiben wird. Deshalb kommen wir nirgendwo in unserem Leben so nah an unsere Angst und unsere Schattenseiten heran wie beim Sex.

Seien Sie als Paar bereit, sich gegenseitig durch Achtsamkeit und liebevolle Präsenz dabei zu unterstützen, wenn Schmerz oder Angst auftauchen. Helfen Sie sich durch achtsame Berührungen an den richtigen Stellen. Teilen Sie sich mit, was Sie jetzt brauchen. Machen Sie sich auf Abwehr gefasst und nehmen Sie es nicht persönlich, wenn Ihr Partner sich plötzlich verschließt oder ausrastet und signalisiert: »Du darfst mich nicht anfassen. Du darfst mich nicht berühren. Du darfst mir nicht zu nah kommen.«

Setzen Sie sich zum Ziel, dass Sie beieinanderbleiben, was auch immer da gerade hochkommt. Oft reicht allein Ihre liebevolle und mitfühlende Nähe, wenn Ihr Partner leidet. Die Nähe eines vertrauten Menschen macht es dem anderen möglich dabeizubleiben, alte Gefühle endlich anzunehmen und durchzustehen, bis sie langsam abebben und den Weg für etwas Neues freigeben.

Sie müssen nicht wissen, warum jetzt gerade Schmerz, Angst, Scham oder Tränen aufgetaucht sind. Mentales Verstehen gibt vielleicht für einen Moment Halt in einem haltlosen Gefühlszustand, aber es sorgt nicht für Heilung. Entscheidend ist, dass Sie im Moment der körperlichen Verbindung bereit sind, das anzunehmen und zu erfahren, was gerade hochkommt. Luc Nicon sagt:

>*Verstehen, ohne die Empfindung wieder zu erleben, deaktiviert emotionales Leiden nicht, aber Wiedererleben der Empfindungen, ohne es notwendigerweise zu verstehen, erlaubt Auflösung.*«

Manche Gefühle haben eine ziemliche Ladung drauf. Vielleicht wurden sie über Jahre und Jahrzehnte, vielleicht ein ganzes Leben lang verdrängt und tauchen jetzt auf, weil Sie wacher und wacher und immer achtsamer und offener werden. Es kann sein, dass der ganze Körper anfängt zu zittern oder dass es brennt. Es kann sein, dass Sie das Gefühl haben, Sie werden wie weggesogen. Egal was passiert, Ihre wichtigste Aufgabe ist immer die gleiche: Bleiben Sie in der körperlichen Wahrnehmung! Wenn Sie merken, dass Sie in den Kopf abhauen wollen, nach Ursachen fragen oder Schuldige suchen, gehen Sie wieder zurück in den Körper.

Wenn Sie das Gefühl haben, dass eine Empfindung zu stark wird und Sie nicht mehr dabeibleiben können, dann ist es entweder hilfreich, den Atem zu vertiefen oder den Körperkontakt mit Ihrem Partner bewusst zu suchen. Vielleicht reicht es, wenn er nur Ihre Hand hält. Spüren Sie nach, was Ihnen guttäte. Oft braucht es wenig Druck und keine Bewegung oder nur ein sanftes Wiegen. Der Atem sorgt für Öffnung und der Kontakt zum Partner für Erdung. Wenn Sie fühlen, dass sich etwas löst, dann ist es besonders wichtig, passiv zu bleiben und geschehen zu lassen.

Auch bei negativen Gefühlen heißen die Schlüsselworte für beide Partner: Präsenz und Empfänglichkeit. Wenn es schmerzhaft wird, ist es oft schwer zu akzeptieren, dass wir nichts machen müssen. Für den, der Schmerz, Abwehr, Angst, Verschlossenheit oder Scham erfährt, geht es darum, im Körper zu bleiben und sich von den Empfindungen weitertragen zu lassen, bis Öffnung geschieht. Und für den anderen geht es darum, liebevoll und mitfühlend Raum für diese Erfahrung zu schaffen. Mehr nicht. Allein, dass Sie beieinander und offen füreinander sind, sorgt für Heilung – was in Wahrheit die tiefste Qualität von Soulsex ist.

Teil III

Soulsex praktisch

Gespräche zwischen
Mann und Frau

Um Ihnen den praktischen Einstieg zu erleichtern, habe ich mich entschlossen, für diesen Teil des Buches meinen Mann dazuzubitten. Mir war es wichtig, hier in erster Linie ein Buch für uns Frauen zu schreiben. Aber ja nicht, damit wir uns noch weiter von den Männern abgrenzen, sondern damit wir Mut fassen, in Sachen Sex mit neuem Schwung auf sie zuzugehen. Deshalb möchte ich Sie hier gerne gemeinsam mit meinem Mann an unseren eigenen Erfahrungen, unseren Auseinandersetzungen und Missverständnissen und an unseren Einsichten und Lösungen teilhaben lassen. Zudem haben wir einige Spielregeln entwickelt, auf die Sie und Ihr Partner sich einigen sollten, damit Sie gemeinsam einen klaren und sicheren Rahmen haben, um sich zu öffnen.

Spielregeln für den neuen Sex

1. Keine wechselnden Partner

Wolfram: Bevor Sie sich als Paar gemeinsam auf den neuen Sex einlassen, sollten Sie ein paar Spielregeln vereinbaren. Diese Art der Begegnung braucht Vertrauen als Basis. Das heißt nicht, dass jetzt alle Probleme gelöst und alle Differenzen zwischen Ihnen beiden geklärt sein müssten, aber es heißt, dass es in dieser Phase des neuen Aufeinander-Einlassens einen klar definierten und geschützten Raum zwischen Ihnen braucht: Keine Dreiecksbeziehung, kein Rumflirten draußen, keine Bordellbesuche, keine Pornos.

Eva: Als Frau sollten Sie an dieser Stelle klar und unmissverständlich in Ihrem Wunsch sein. Wenn Sie sich als Mann auf einen klaren Rahmen nicht einlassen wollen, dann hat so ein Neuanfang keine echte Kraft.

Wolfram: Ein klarer Rahmen bedeutet nicht, dass Sie jetzt von einem Tag auf den anderen perfekt und von allen alten Süchten und Ausflüchten befreit sein müssten. Es heißt, dass Sie sich innerlich wirklich für den Ausstieg aus einer Dreiecksgeschichte, aus regelmäßigem Pornokonsum, Antörnen durch Fantasien usw. ... bereit erklären und engagieren sollten. Mogeln Sie sich nicht mit Lippenbekenntnissen durch, sondern bekennen Sie sich voreinander klar und machen Sie sich verletzlich: »Ja, ich will mit dir was Neues versuchen ... Aber ich weiß, dass es für mich nicht so leicht ist, von dem Alten zu lassen.« Wirklich groß wäre, wenn Sie als Mann Ihre Frau um Hilfe bitten, falls Sie wieder ins Alte wegzudriften drohen.

Eva: Als Frau braucht es Ihr offenes Herz und Ihr Verständnis, dass dies alles für Ihren Partner mindestens ebenso herausfordernd ist wie für Sie – nur aus einem anderen Blickwinkel. Trotzdem braucht es Klarheit: Mit einem Junkie-Partner, der sich nicht wenigstens eine Zeit lang verpflichtet und abstinent von was auch immer bleibt, kann man diesen Weg nicht gehen. Ich kenne so viele Frauen, die diese neue Art von Sex gern versuchen würden, aber deren Männer nicht bereit sind, sich wirklich darauf einzulassen. Wenn Ihr Mann sich nicht zu Zweisamkeit und zu einer Zeit der Abstinenz von seinen sexuellen Fantasiewelten bekennen will, dann lassen Sie lieber ganz die

Finger vom Sex, bis Sie einen gemeinsamen Modus gefunden haben, in dem beide ehrlich und vertrauensvoll vorangehen können.

2. Keinen »Deal-Sex«

Eva: Missbrauchen Sie den Sex nicht als Machtmittel. Viele Frauen lassen sich regelmäßig auf Sex ein, damit es keinen Ärger gibt oder um den Ärger mit Sex wieder zu beseitigen. Männer brauchen den Sex oft, damit sie sich bestätigt fühlen und weil sie Anerkennung haben wollen. Von vielen Frauen weiß ich, dass sie gerade dann plötzlich noch mal große Lust auf den alten Sex kriegen, wenn die Beziehung zu wackeln beginnt. Sie schlafen mit ihren Männern, die gerade eine Geliebte haben, in der Hoffnung, dass sie sie so zurückgewinnen. Aber auf diese Weise finden Sie nie Vertrauen und gewinnen selten jemand wirklich mit ganzem Herzen zurück.

Wolfram: Es bringt auch nichts, wenn Sie sich als Mann nur lauwarm an den neuen Sex heranwagen. Wenn Sie sich nur deshalb auf Ihre quengelnde Frau einlassen und ein bisschen mit ihr rumprobieren, weil Sie in Wahrheit Ihre Ruhe haben wollen, um möglichst bald auf die alte Art weitermachen zu können. Wenn Sie als Frau gerade auch Lust auf die alte Art haben, sollten Sie mitmachen, aber wenn Sie merken, dass da ein Deal anfängt im Sinne von: »Dafür, dass ich einmal das kriege, was mir guttut, muss ich dreimal das andere machen« – sagen Sie bitte rigoros NEIN. Die Frau muss klar bleiben! Das ist die größte Herausforderung an dieser Stelle.

Eva: Derjenige in der Partnerschaft, der merkt, dass er so wie bisher nicht mehr weitermachen will, muss immer wieder klar werden und Nein sagen – das ist die Basis für alles. Nur so ist echte Öffnung möglich. Wenn einer eine Affäre hat oder immer zwanghaft auf Pornoseiten rumhängt, muss sich der andere nicht darauf einlassen. Es braucht eine verbindliche Absprache: »Jetzt sind wir vier Wochen mal nur beieinander, und wir versuchen, wirklich aufeinander zuzugehen.«

3. Tappen Sie nicht in die Unabhängigkeitsfalle

Wolfram: Solche klärenden Spielregeln können Männern Angst machen und sie verführen, sich zu verdrücken und abzutauchen. Oft höre ich von den Männern das Wort »Unabhängigkeit«, wenn es eigentlich um mehr Nähe geht. Unabhängigkeit hat nichts mit Freiheit zu tun. Sich Unabhängigkeit bewahren zu wollen ist oft das freundliche Synonym von »ich habe Schiss, mich einzulassen«.

Eva: Unabhängigkeit ist der permanente Versuch, nicht abhängig zu sein. Ein freier Mensch ist ein freier Mensch. Ein unabhängiger Mensch muss immer schauen, dass ihn keiner einfängt, dass er sich nicht verpflichten muss, dass er keinen Druck kriegt. Jemand, der unabhängig ist, geht, wenn es schwierig wird. Zu bleiben, wenn es schwierig wird, genau das ist die größte Herausforderung beim neuen Sex. Zu bleiben und etwas Neues zu wagen macht frei.

4. Offen bleiben und Stopp sagen gleichzeitig

Wolfram: Dieses Sich-Einlassen und gleichzeitig Klar-Bleiben ist keine einmalige Vertragsvereinbarung, sondern eine kontinuierliche Übung – ein Trainingscamp für Paare, in dem jeder von beiden wieder und wieder über seine Hürde muss. Immer wieder zu bleiben, wenn es schwierig wird, und stets aufs Neue selbstkritisch zu hinterfragen: »Will ich gerade abhauen, weil das hier mir zu nahe gehen könnte? Drück ich mich jetzt vor etwas, was mich herausfordert, in die Verletzlichkeit zu gehen? Geht es darum, endlich über meine Angst hinauszuwachsen?« Wenn ja, dann heißt es bleiben.

Eva: Aber Bleiben ist das Gegenteil von Selbstaufgabe. Die große Herausforderung besteht gerade für viele Frauen darin, in den richtigen und wichtigen Momenten Stopp zu sagen. Immer dann, wenn die Frau fühlt, dass etwas nicht stimmig ist für sie oder dass sie anfängt innerlich auszusteigen und Gefahr läuft, trotzdem weiterzumachen, heißt es Stopp sagen, Tempo rausnehmen und erst mal in den eigenen Körper spüren, bis er wieder ein Signal gibt, wo und wie es weitergehen kann.

Wolfram: Für Männer ist die große Herausforderung, nicht abzuhauen oder zu mauern, wenn Frauen meckern, immer wieder auf alten Verletzungen rumreiten und beschuldigen. Dann sind natürlich auch Sie als Mann gefordert, den Frauen gegenüber Stopp zu sagen und zu kommunizieren, was das mit Ihnen macht.

5. Verletzlich bleiben

Eva: Verletzlich und ehrlich zu bleiben ist die Grundvoraussetzung, um sich beim Sex emotional und körperlich wirklich öffnen zu können. Aber verletzlich zu sein ist natürlich auch gefährlich, weil man wieder verletzt werden kann. Um sich auf dieses Risiko einzulassen, braucht es für Frauen den Mut, sich wieder zu öffnen, ohne dabei kindlich angepasst und lieb zu sein. Lieb sein hat nichts mit Liebe, sondern mit unterschwelliger Angst und Kontrolle zu tun. Jetzt braucht es vielmehr eine mutige, neue Haltung: »Ich lasse mich wieder auf ihn ein und bin wieder bereit, ihn mit all seinen Fehlern und trotz unserer Vergangenheit anzunehmen. Ich kann das tun, weil ich ab jetzt jederzeit klare Grenzen setzen kann, wenn mir etwas nicht guttut.«

Wolfram: Für die Männer heißt verletzlich sein, aus dem ewigen Tun-Modus auch mal auszusteigen und Gefühle zuzulassen. Sie müssen jetzt nichts wissen und nichts machen. Wenn Sie unsicher sind, sollten Sie sich ermahnen, trotzdem zu kommunizieren, egal was ist. Auch wenn Ihnen erst mal die Worte fehlen oder Sie nicht wissen, was Sie tun, wie Sie berühren oder küssen sollen. Bleiben Sie in Kontakt mit ihr und trauen Sie sich Fragen zu stellen, bis Sie wissen, was frau sich wünscht.

Eva: Wenn Sie als Frau verletzt wurden und Sie das verbittert hat, dann sollten Sie jetzt bereit sein, das Alte hinter sich zu lassen. Wärmen Sie nicht wieder die alten Geschichten auf, sondern öffnen Sie stattdessen Ihr Herz und bleiben Sie im rechten Moment bei sich. Sicher ist es eine der größten Herausforderungen für Männer, die Feedbacks ihrer Frauen nicht gleich als Attacke auf ihr Mannsein zu nehmen, sondern offen zuzuhören. Verwechseln Sie weibliche Verzweiflung nicht mit Angriff. Es geht ihr nicht darum, Sie anzuklagen, sondern Sie aufzuwecken. Der Punkt ist nicht, dass Sie etwas falsch gemacht haben, sondern dass Sie etwas Neues lernen!

Wolfram: Frauen können von den Männern lernen, nicht immer alles auf sich zu beziehen und sich ständig in die Rolle der Co-Abhängigen zu begeben. Wenn etwas schiefläuft und er zum Beispiel doch wieder an seinen Pornos hängt, dann können

Sie sich in Abstand üben und sich sagen: »Er hat ein Problem – nicht ich! Wenn er in seiner Pornowelt hängt, dann nicht, weil ich zu wenig oder zu schlecht bin, sondern weil er nicht mehr weiß, wie er wirklich fühlen und in Kontakt gehen soll.« Das ist keine Entschuldigung, und es braucht auch kein Mitleid, sondern nur einen klaren Abstand: »Hier geht es für mich nicht weiter. Ende!«

6. Widerstehen Sie Ihren Fluchtimpulsen

Eva: Zu fühlen, auch wenn es unangenehm wird, ist nach meiner Erfahrung einer der schwierigsten Jobs für Männer: Wenn die Frauen beginnen, Stopp-Schilder aufzubauen und Wünsche zu äußern, nehmen die Fluchtimpulse bei Männern immens zu. Klappt es dann auch noch real körperlich nicht, geht die Klappe ganz runter. Doch gerade, wenn der Mann merkt, dass es unangenehm wird, er abhauen will und getrieben wird, gilt es zu bleiben. Was ihn wirklich weiterbringt, ist, ihr gegenüber ehrlich zuzugeben, dass er gerade ein Problem hat – allein dadurch werden Frauen meist sofort sanft und offenen Herzens, und erstaunlicherweise geht dann meist automatisch eine neue Tür auf.
Wolfram: Statt zu flüchten, geht es jetzt darum, zu fühlen und sich bewusst der Angst und dem Schmerz zu stellen. Sie werden sehen, wenn Sie bleiben, darüber reden und sich ganz bewusst den unangenehmen Gefühlen zuwenden, verändern und beruhigen sich diese. Wenn Sie nicht flüchten und wirklich fühlen und kommunizieren, was gerade ist, landen Sie zwar automatisch in Ihrer Verletzlichkeit, aber damit auch an dem Punkt, wo Sie etwas ändern und das Steuer wieder in die Hand nehmen können. Sie können Fragen stellen, um Unterstützung bitten

und sich ruhig auch von außen Hilfe suchen, wenn Sie es alleine nicht schaffen.

Barry Long sagt:

»*Schneide dich nicht ab, wenn du früher einmal verletzt wurdest. Sei mutig für die Liebe. Wende dich nach außen, die Liebe wird dir helfen. Lass die Angst dich nicht verhärten. Die Verletzung kam durch Emotionen und zu wenig Liebe in dir. Das ist Vergangenheit, lass sie gehen. Jetzt, da du beginnst zu verstehen, was lieben bedeutet, hast du die einfache Antwort auf die Verletzungen und den einfachsten Schutz dagegen: Nämlich sich nur dann zu lieben, wenn genug Liebe da ist, und miteinander aufrichtig und präsent zu bleiben.*«

7. Entscheiden Sie sich für Verbindung

Eva: Für Frauen besteht die wichtigste Verbindlichkeit darin, sich wieder auf die Sexualität und die körperliche Nähe zum Partner einzulassen, die Tür offen zu halten und für feste Verabredungen zu sorgen. Wenn es bei einer Verabredung zum Liebemachen Probleme oder Streit gab, ist es entscheidend, sobald wie möglich einen neuen Termin festzulegen. Frei nach der alten Reiterregel: Wer vom Pferd stürzt, sollte möglichst bald wieder aufsteigen.

Wolfram: Frauen haben die Tendenz, abzuhauen in ihr geschütztes, liebevolles Paradies ohne Männer. Aber Frauen sollten wissen: Je mehr sich die Frau entzieht, desto mehr steigt der Druck beim Mann. Und genau vor diesem Druck flüchtet sie ja eigentlich. Dann nimmt ein Teufelskreis seinen Lauf. Will einer von beiden mehr bzw. weniger Sex als der andere, dann sind sie keine Gegner, sondern sitzen, wenn man genau hinschaut, im gleichen Boot: Derjenige, der weniger will, ist nicht zufrieden mit dem, was ist, und derjenige, der mehr will, dem fehlt was. Für beide passt es nicht wirklich. Und beide sind so lange aneinander gekettet, bis sie lernen, aufeinander zuzugehen, zu kommunizieren und gemeinsam nach Lösungen zu suchen, die wirklich erfüllend sind.

Eva: Wenn Sie als Frau keinen Sexdruck mehr wollen, dann gilt es, Mut zu fassen und selbst mitzugestalten. Wenn Sie sich aus Angst verschließen, wird der Druck nur immer unangenehmer. Derjenige, der weniger will, muss lernen, auf den anderen zuzugehen und zu sagen und zu zeigen, was er braucht. Und derjenige, der im Sex zu sehr in der fordernden oder bedürftigen Habenwollen-Ecke ist, ist aufgefordert, sich wieder mehr selbst zu spüren und feinfühliger mit den eigenen Bedürfnissen umzugehen, statt Befriedigung immer beim anderen einzufordern.

Wolfram: Wenn Sie eine echte Veränderung wollen, dann brauchen Sie als Frau den Mut, im Sex wieder voll auf die Bühne zu treten und zu wissen: »Ich gehe da jetzt noch mal raus, obwohl ich weiß, dass es schieflaufen kann. Aber ich wage es trotzdem.« So sanft und nah der neue Sex auch ist, aber hier ist frau aufgefordert, sich emotional zu stärken, um in den eigenen Saft und die eigene Empfänglichkeit zu kommen.

8. Stoppen Sie alles Unechte

Eva: In einer Langzeitbeziehung gibt es viele tote Rituale, Umarmungen, Sätze, Küsse und Termine. Durchforsten Sie Ihren

Alltag und tun Sie nichts mehr einfach aus Gewohnheit oder weil alle es so machen. Die neue Regel für Ihr Paarsein lautet: Wir machen nichts mehr so weiter, nur weil wir es all die Jahre hindurch so gemacht haben. Hören Sie auf, einander zur Begrüßung zu küssen, wenn es sich leer anfühlt, lösen Sie sich aus einer Umarmung, die aus Pflichtgefühl geschieht. Sagen Sie: »Ich mag so nicht mehr von dir geküsst werden, es fühlt sich für mich nicht angenehm an.«

Wolfram: Dieses Aufräumen ist für viele Männer meist in zweierlei Hinsicht eine Herausforderung: Zum einen ist es lästig, wenn in der Beziehung jetzt alles Mögliche nicht mehr im gewohnten Trott läuft, zum anderen müssen Sie aufpassen, nicht alles persönlich zu nehmen, und sollten sich nicht in das Gefühl verrennen, Sie würden jetzt von Ihren Frauen komplett demontiert. Ändern Sie lieber Ihre Sicht auf die Dinge und machen Sie sich klar, was der Vorteil ist: Jetzt erfahren beide, was der andere wirklich fühlt. Das Falsche hört auf und macht Platz für echte Nähe.

9. Nicht auf die große Lust und Leidenschaft warten

Wolfram: Viele Paare sagen: »Aber bei uns ist im Bett doch tote Hose, wie sollen wir da mit dem neuen Sex beginnen?« Willkommen im Club! So geht es den meisten Langzeitpaaren. Aber das ist kein Grund, nicht mit dem neuen Sex zu beginnen, im Gegenteil. »Aber ohne Fantasien kommen wir einfach nicht in Stimmung. Wenn sich nichts regt, wie sollen wir da beginnen?« Ganz einfach: Erst mal auch ohne Lust. Wir zeigen Ihnen hier im Buch ja auch praktisch, wie Sie sich erst mal auch ohne

Erektion und Lust körperlich verbinden können. Warten Sie nicht auf die richtige Stimmung, lassen Sie sich aufeinander ein, auch wenn gerade kein besonderes Gefühl da ist. Es geht hier um eine Art von erwachsener Liebe. Wir sagen nicht: Bald sind Sie wieder frisch verliebt, und dann gehen Sie wieder jeden Abend leidenschaftlich über Tische und Bänke. Aber seien Sie sich sicher, dass die Sinnlichkeit echter und näher zu Ihnen zurückkommt, wenn Sie sich auf körperliche Liebe einlassen, auch wenn die alte Leidenschaft nicht mehr da ist.

Eva: Hoffen Sie auch nicht auf romantische Verliebtheit. Das sorgt nur für Frust und ist ein Ego-Trick, um sich nicht auf den realen Moment hier und jetzt liebevoll einzulassen. Viele Ehen werden geschieden, weil einer sagt: »Ich bin nicht mehr verliebt. Es ist vorbei.« Leider verwechseln zu viele Paare Verliebtheit mit Liebe. Verliebtheit ist eine herrliche Lüge, eine Idealvorstellung vom anderen, die in unserem Kopf stattfindet. Aber sie hat wenig mit dem anderen und der Realität zu tun. Jeder von uns war schon verliebt. Das ist ein wunderbarer Aufwind, keine Frage. Aber wir reden hier ja über Paare, die schon eine gewisse Zeit zusammen sind. Da gibt es oft viel mehr Hemmungen als am Anfang. In der Phase, in der wir verliebt sind, haben wir die Angst ausgeblendet und zu unseren Hemmungen kaum Kontakt. Da ist man so in seinen Idealvorstellungen, dass man sich beim anderen perfekt aufgehoben und sicher fühlt, alle Kontrolle vergessen und endlich einfach loslassen kann.

Wolfram: Wenn Sie sich jetzt nach all den Jahren und Verletzungen ganz bewusst körperlich verbinden, dann tauchen garantiert auch Hemmungen und Schamgefühle auf. Jemand, der glaubt, er müsse deswegen gehen und auf neue Lust- und Liebesschübe mit einem neuen Partner warten, hat wahrscheinlich vor allem eins: Angst, sich wirklich einzulassen und abermals enttäuscht oder verletzt zu werden. Der will einfach gern auf dieser Welle der Verliebtheit schwimmen, die sich wunderbar und prickelnd anfühlt, aber die nicht wirklich etwas mit Einlassen und mit Hosenrunterlassen zu tun hat. Liebe ist, sich wieder zusammen ins Bett zu begeben, auch wenn gerade tote Hose ist.

10. Sich Zeit nehmen und einen Termin vereinbaren

Eva: Viele Paare wundern sich, dass sich der Sex aus der Beziehung verabschiedet hat. Sie kommen nicht darauf, sich zu fragen: »Wie soll denn überhaupt irgendwo Nähe und Raum für Sex entstehen, wenn ich arbeite wie ein Verrückter, mich ständig verabrede, stundenlang vor meinem Computer sitze oder fast jeden Abend beim Sport bin? Wie sollen wir als Paar zueinander finden, wenn ich immer den Kindern den Vorrang gebe und wir die wenigen gemeinsamen Abende, die wir haben, zusammen vor dem Fernseher abhängen?«

Wolfram: Da hilft nur eins: Neue Prioritäten setzen, sich verabreden, alles andere hintenanstellen und sich gemeinsam ins Bett legen – trotzdem und obwohl vielleicht erst mal nichts da ist und gar keiner oder nur einer von beiden Lust hat. Nehmen Sie sich Zeit, wieder gemeinsam etwas entstehen zu lassen.

Eva: Sie brauchen Zeit für diesen Sex. Sinnlichkeit, Entspannung, Verbundenheit und Ekstase brauchen Zeit, um sich zu entfalten. Und Sie brauchen Zeit, um etwas Neues zu lernen. Zeit, um miteinander zu reden und all die neuen Erfahrungen zu verarbeiten. Deshalb sollten Sie sich gemeinsam überlegen, wie Sie Ihre Prioritäten verändern können und was jeder von

Ihnen bereit ist, im Alltag zu opfern. Eine große Quelle für mehr Zeit und Präsenz könnte Ihnen als Paar zufließen, wenn Sie Ihre Handy-, Telefon-, Computer- und Fernsehzeiten reduzieren. Schenken Sie sich gegenseitig bildschirmfreie Stunden. Aber auch sonst dürfen Sie Ihr Leben gerne nach Sex- und Zweisamkeitskillern durchforsten. Reden Sie darüber, wer was zurückschrauben kann für den gemeinsamen Sex. Treffen Sie konkrete Vereinbarungen und geben Sie sich die Hand darauf.

Wolfram: Gerade Leute, die viel um die Ohren haben, sollten mit ihren Partnern feste Termine vereinbaren. Ich weiß, dass sich das anfangs befremdlich anfühlen und peinlichen Druck aufbauen kann. Lassen Sie sich davon nicht abbringen. Es braucht Ruhe und Zeit, damit Sie wirklich gemeinsam runterkommen und sich aufeinander einlassen können. Da kommt man, wie bei allen anderen wichtigen Dingen, oft nicht ohne feste Terminplanung aus.

Eva: Der feste Termin hat aber noch einen anderen Effekt: Das Unterbewusstsein kann sich vertrauensvoll darauf einstellen. Innerlich ist klar: Wir haben uns was versprochen. Wir meinen es ernst und nehmen uns ernst. Das beruhigt.

11. Tun Sie es regelmäßig

Wolfram: Damit die Mauern und die alten Ängste wirklich abgebaut werden können, braucht es regelmäßiges körperliches Beieinandersein. Am besten mehrmals die Woche und am besten jeweils mindestens eine Stunde. Ich sage Ihnen ehrlich, dass das das absolute Minimum ist, wenn Sie wirklich in den neuen Sex eintauchen und richtig entspannt und warm damit werden wollen.

Eva: Frauen brauchen einfach viel Zeit, um überhaupt warm zu werden. Aber auch als Paar dauert es eine Weile, um runterzukommen und gemeinsam zu entspannen. Und schließlich braucht es Zeit, die Tiefe wirklich auszukosten und in sich zu genießen. Am besten ist es, sich mehr als eine Stunde zu nehmen und nach hinten Luft zum entspannten Wegdösen und Nachspüren zu haben.

Wolfram: Es ist beim Sex genauso wie beim Sport – wenn man eine Weile nicht trainiert hat, bekommt man wieder Muskelkater oder gerät schnell aus der Puste. Und wenn Sie als Partner nicht vereinbaren, Liebe miteinander auszutauschen, wächst zwischen Ihnen nichts heran – außer Distanz.

12. Fangen Sie mit kleinen Schritten an

Wolfram: Eine Stunde regelmäßig wäre großartig. Aber wenn das in Ihrer momentanen Lebenssituation eine tsunamiartige Bewegung bedeuten würde, dann fangen Sie eben kleiner an. Setzen Sie ehrlich neue Prioritäten, aber setzen Sie sich nicht unnötig unter Druck – das ist am Ende nur kontraproduktiv.

Eva: Wenn Sie im Moment noch ein Leben führen, das angetrieben und voller Hektik und Programm ist, dann würde ich Ihnen beiden vorschlagen, täglich fünf Minuten früher den Wecker zu stellen. Legen Sie sich entspannt zueinander und spüren Sie bewusst den Körper des anderen mit seiner Lebendigkeit und Wärme. Wenn Sie mögen, liegen Sie Bauch an Rücken und versuchen gegenseitig Ihren Atem zu spüren. Gehen Sie mit Ihrer Wahrnehmung nach innen und werden Sie sich der eigenen inneren Regungen bewusst. Genießen Sie es, in Ihrem Körper geborgen und verankert zu sein und gleichzeitig in entspanntem Kontakt mit einem anderen Menschen.

Wolfram: Geben Sie sich ein kurzes Feedback, das kann gleich am Morgen für eine Verbundenheit sorgen, an die Sie sich am Tag gern erinnern werden. So kommt eine neue Gewohnheit in Ihr Leben, die Sie einander deutlich näherbringen kann, ohne gleich Ihr ganzes Leben durcheinanderzubringen.

Eva: Morgens kann für manch einen die beste Zeit fürs Liebemachen sein, weil wir entspannt aus der Nacht kommen und noch tief und ungestört mit uns selbst verbunden sind. Abends hat man oft den ganzen Tag noch auf den Schultern, da ist es wichtig, dass jeder von Ihnen beiden in der Lage ist, für sich selbst erst mal runterzukommen.

Wolfram: Wenn Sie trotzdem nach einem hektischen Tag zusammenkommen, dann nehmen Sie sich erst einen Moment Zeit für sich selbst. Gut ist es, regelmäßig ein paar Minuten Ruhe in den Tag zu bringen oder ihn mit einer kleinen Meditation zu verabschieden und sich dann erst mit Ihrem Partner zu verbinden. Auf unseren CDs gibt es dazu gute geführte Übungen, die Ihnen in wenigen Minuten helfen, den Alltag abzuschütteln und bei sich anzukommen, bevor Sie sich mit Ihrem Partner verbinden.

13. Nehmen Sie es mit Humor

Eva: Am Anfang war ich manchmal beleidigt und dachte: Ach, er ist einfach zu oberflächlich für diese große Sache. Mit der Zeit aber lernte ich, die Dinge lockerer zu sehen.

Barry Long meint dazu:

> »*Vielleicht sagt er: Das ist ja wie ein Arztbesuch. Mache einen Witz, wenn du möchtest, und lächle. Sich auf diese Weise zu lieben mag durchaus so steril erscheinen wie ein Arztbesuch. So soll es auch sein – bis du deine alten Gewohnheiten durchbrichst.*«

Wolfram: Am Anfang ist es tatsächlich oft wie beim Arzt. Und wenn man gerade etwas dilettantisch versucht, Sex nach Anweisung zu machen, kann das schon mal ziemlich nerven und abtörnen. Die Schwierigkeit ist, vom Machen ins Geschehenlassen zu wechseln. Da gibt es anfangs komatöse Schlafanfälle, frustrierende Kurzschlüsse und beleidigte Rückzüge.

Eva: Gut tut jedes Paar daran, nicht alles ernst und persönlich zu nehmen, wenn der andere tatsächlich beim Entspannen einnickt, statt präsent zu sein. Oder wenn sie sich gerade auf eine Stunde Sinnlichkeit eingestellt hat und er nach zwei Minuten kommt. Manchmal klappt's, manchmal klappt's eben nicht. Wer diesen Weg nicht mit Geduld und Humor geht, der braucht ihn gar nicht erst anzutreten. Manchmal fließen die Tränen. Das ist kein Drama, sondern oft sehr befreiend. Und manchmal kommt man am besten als Paar durch die neue Sexpraktik, wenn man einfach darüber lacht und es noch mal versucht. Beim Sex ist alles wie im richtigen Leben.

14. Rechnen Sie mit Flauten

Wolfram: Es kann sein, dass es einen tollen Durchbruch oder eine Zeit der kontinuierlichen Annäherung gibt und Sie das

Gefühl haben: Wow, wir erleben unseren zweiten Ehefrühling! Und dann auf einmal rauben Alltag oder Job Ihnen wieder die Zeit oder die Kraft, und Sie verabreden sich seltener. Selbst wenn Sie den neuen Sex über einen langen Zeitraum praktizieren, kann wie aus dem Nichts alles wieder unbefriedigend werden, und dann fangen Sie womöglich wieder an, sich zu verdrücken.

Eva: Es kann sein, dass Sie ganz neues Vertrauen zu Ihrem Partner aufgebaut haben, und dann passiert irgendeine Unstimmigkeit, und Sie sind völlig gefrustet. Jetzt braucht es Training, damit Sie Ihrem Frust keinen freien Lauf lassen und sich unter einer Lawine von Resignation selbst begraben, wenn es mal wieder nicht klappt. Bleiben Sie trotzdem dran. Prüfen Sie immer wieder aufmerksam, ob Sie nach Entschuldigungen suchen. Irgendwann kommen Phasen, da werden Sie Ausreden hören oder erfinden, von denen Sie nicht mal geahnt haben, dass es sie gibt.

Wolfram: Hüten Sie sich auch vor den kleinen grünen Männchen im Ohr, die plötzlich auftauchen und anfangen, ihre Killerfragen zu stellen: »Warum soll ich mir das alles eigentlich antun? Warum nicht lieber weiter Pornos gucken, meine Affäre pflegen oder mir einen neuen Partner suchen?« Die Antwort ist so einfach wie zwingend: Weil Sie dadurch immer abgeschnittener und einsamer werden und nie erfahren werden, wie es sich anfühlt, wenn man die Liebe im Körper erlebt.

Eva: Und weil der ganze Sex-Stress dadurch nachlässt. Ich weiß von so vielen Frauen, die Dessous tragen, die sie eigentlich albern finden, oder einer Brustvergrößerung zustimmen, nur damit sie den geilen Busen haben, den er antörnend findet. Und von Männern, die meinen, sie müssten Viagra nehmen, um ihre Frau glücklich zu machen. Beim Soulsex muss man nichts – keinen Orgasmus, keine Erektion und keinen perfekten Körper haben. Man darf sich einfach nur entspannen.

15. Rechnen Sie mit Zweifeln und Desorientierung

Wolfram: Es gibt noch eine andere Truppe kleiner grüner Männchen. Solche, die Ihnen unterwegs immer mal wieder ins Ohr flüstern: »Das fühlt sich ja nicht schlecht an, aber irgendwie ist das vielleicht kein richtiger Sex. Vielleicht machen wir uns hier nur was vor ... Wenn es gut wäre, müsste doch eigentlich alles wild und leidenschaftlich sein.« Und dann schaltet sich der Kopf mit Vorstellungen darüber ein, wie Sex sein müsste. Und Bilder tauchen vor Ihrem inneren Auge auf, die vielleicht alle so aussehen, wie man im Film oder in der Werbung Sex darstellt. Zwei erliegen ihrer magischen Anziehungskraft, fallen leidenschaftlich übereinander her ...

Eva: ...und Sie sollen gerade die Scherenstellung üben oder langsamer atmen! Da passiert es leicht, dass Sie plötzlich von Zweifeln überfallen werden, sich wieder orientierungslos oder verunsichert fühlen und denken: »Aber keiner, den wir kennen, macht das. Vielleicht ist es ja nur Quatsch für ein paar Spirituelle, bei denen es nicht mehr richtig im Bett klappt.« Wenn diese Zweifel kommen, drücken Sie sie nicht weg. Gestehen Sie sich lieber ein, dass Sie verunsichert sind. Jetzt ist das Hilfreichste, den Mut zu finden, Ihrem Partner zu zeigen, dass Sie verunsichert sind. Das bringt neue Nähe und Vertrauen. Genau diese Ehrlichkeit schafft Platz für echte Liebe, die etwas ganz anderes ist als anfängliche verliebte Leidenschaft. Wenn Sie lernen, die Angst und die Zweifel miteinander zu teilen, kann daraus eine tragende Verbindung wachsen.

Wolfram: Sie tun gut daran, wenn Sie sich drauf gefasst machen, dass beim neuen Sex Zweifel auftauchen, so wie der innere Schweinehund beim Sport. Wenn sich Verunsicherung einstellt, dann ist es ratsam, sich möglichst schnell wieder körperlich zu verbinden, damit Sie eine reale Erfahrung haben, die Sie erleben lässt, wie richtig sich alles anfühlt.

16. Es gibt keinen perfekten Soulsex

Wolfram: Die letzte große und am wenigsten offensichtliche Falle, in die Sie tappen können, ist die Perfektionsfalle. Statt loszulassen und zu entspannen, fangen Sie an, nun auf dem neuen Weg nach dem Besten und Tollsten zu suchen. Sie tauschen einfach nur die alten Ziele gegen neue aus und fangen an, sich miteinander zu vergleichen, wer denn nun ruhiger atmet und wer seinem Körper besser folgt. Wenn dies geschieht, sind Sie auf Umwegen schon wieder in der Falle.

Eva: Also, nicht vergessen: Es geht nicht um Ergebnisse, sondern immer um das Gleiche: Annahme und Präsenz.

Im Alltag auf den Sex einstimmen

Was kann ich grundsätzlich tun, damit es mit dem Soulsex losgehen kann?

Wolfram: Im Alltag für mehr Ruhe und Entspannung sorgen! Es ist fast unmöglich, immer auf vollen Touren zu laufen und dann abends im Bett auf einmal von 100 auf 0 runterzufahren. Um aus der Alltagshektik auszusteigen und den Tag hinter mir zu lassen, hat es mir geholfen, mir ganz bewusst eine Viertelstunde nur für mich zu nehmen. Das heißt aber nicht, sich hinsetzen und telefonieren, Zeitung lesen oder fernsehen, sondern wirklich nur bei sich sein. So ist es mir nach und nach immer besser gelungen, den berufstätigen und den geschäftigen Mann hinter mir zu lassen. Oft habe ich mich einfach irgendwo zuhause für ein paar Minuten hingesetzt oder hingelegt, die Augen geschlossen und meinen Körper bewusst gespürt. Das bringt einen raus aus dem Kopf.

Eva: Wir haben mit dem Sex auch unseren Alltag immer mehr verändert. Uns wurde einfach immer klarer, dass es beim Soulsex um viel mehr geht als nur um die körperliche Vereinigung. Es ist eine Art, zu leben und miteinander umzugehen. Jeder von uns braucht heute regelmäßige Ruhepausen und Zeit für sich. Ich kann auch Ihnen nur den Tipp geben, sich gegenseitig zu ermutigen und darin zu unterstützen, sich Ihre kleinen Pausen zu nehmen und das gegebenenfalls auch den Kindern beizubringen.

Wolfram: Allein zehn Minuten Stille nur für sich, abends nach dem Nachhausekommen oder bevor Sie Sex miteinander haben wollen, wird vieles verändern. Vielleicht werden Sie diese Pause anfangs ungewohnt oder sogar mühsam finden, weil Sie die ganze Unruhe, die Sie bisher immer in Ablenkung oder Aktion umgesetzt haben, auf einmal spüren. Wenn Sie die Augen schließen und bei sich landen, fühlt es sich vielleicht an, als würden Sie auf einem Ameisenhaufen sitzen. Aber wenn Sie das Stillwerden ein wenig üben, wird es tatsächlich ruhiger in Ihnen. Es kann sein, dass erst mal die ganze Erschöpfung rauskommt, doch dann werden Sie wacher. Wenn das Stillwerden alleine nicht richtig klappen will, dann nehmen Sie sich einfach eine CD mit geführten Übungen, von denen meine Frau hier schon gesprochen hat.

Eva: Wenn Menschen anfangen, still zu werden, dann merken sie umso mehr, was sie bisher vom Stillwerden abgehalten hat. Normalerweise haben sie in Ruhemomenten ferngesehen, etwas gegessen oder irgendetwas gemacht, um sich abzulenken. Wenn Sie jetzt ein paar Minuten die Augen schließen und sich wahrnehmen, wissen Sie, was Sie normalerweise mit ins Bett zu Ihrem Partner nehmen.

Wolfram: Beim Essen mit der Familie quasseln oft alle wild durcheinander, ohne wirklich miteinander zu reden. Oder einer ist in Gedanken, der andere noch gar nicht da, der nächste tippt auf dem Handy herum, und dann entsteht für alle Beteiligten ein Sog. Wenn nur einer in der Runde nicht anwesend ist, steigen über kurz oder lang auch die anderen aus. Dabei ist es so wichtig für ein Paar oder eine Familie, wenigstens für eine Zeit am Tag wirklich miteinander zu sein. Und für die Präsenz im Sex ist der Alltag das Trainingscamp schlechthin: Schmecke ich mein Essen auch wirklich? Kann ich zuhören, wenn ein anderer etwas erzählt? Spüre ich, wie es dem anderen geht? Nehme ich die kleinen Dinge des Lebens überhaupt noch wahr?

Wenn ich mit mir klarer bin, wie gehe ich dann auf meinen Partner zu?

Eva: Ein Weg, auf den Partner zuzugehen, ist, erst mal darüber zu reden, was Sie hier gelesen oder beim Berühren selbst erlebt haben.

Wolfram: Bleiben Sie bei IHREN Erfahrungen und Gefühlen und lassen Sie sich möglichst nicht dazu hinreißen zu dozieren, besserzuwissen und alles Alte schlechtzumachen. Sprechen Sie von dem, wonach Sie sich sehnen. Erzählen Sie von Ihren Aha-Erlebnissen beim Lesen. Lesen Sie Ihrem Partner vor, was Sie bewegt hat. Solange Sie bei sich bleiben, ist die Chance viel größer, dass Ihr Partner nicht dichtmacht.

Eva: Das stimmt. Wenn Sie es schaffen, Vorwürfe zu vermeiden, können Sie ruhig auch von Ihrer Angst und Unsicherheit, von Ihren Schamgefühlen oder von Ihrer Sorge sprechen, dass Sie von Ihrem Partner missverstanden oder abgewiesen werden könnten. Fragen Sie, ob irgendetwas für ihn dabei war, was ihn neugierig macht. Aber auch, was ihn verunsichert hat oder was er für Quatsch hält.

Wolfram: Statt abzuwehren und alles für Quatsch zu erklären, sollten Sie lieber gezielt Fragen stellen, wenn Ihnen etwas suspekt vorkommt.

Eva: Das Schwierigste war für mich am Anfang, Worte für das zu finden, was ich tief in meinem Körper bei unserem Sex als unberührt empfunden habe. Ich hatte das Gefühl, dass jede meiner Zellen wusste, was Barry Long meinte, wenn er von den

»*feinsten und tiefsten weiblichen, unglaublich schönen, göttlichen Energien*« in den Frauen redete, die die meisten Männer nicht zu berühren wissen, aber ich hatte nicht die geringste Ahnung, wie ich meinem Mann klarmachen sollte, wovon Barry Long da redet, und wie mein Mann mit dieser Welt in mir in Kontakt kommen sollte. Wenn ich mit ihm reden wollte, fühlte es sich meistens so an, als ob ich Eskimosprache spräche, er dagegen Chinesisch.

Wolfram: Ehrlich gesagt dachte ich am Anfang nur eins: Jetzt zitiert sie ständig diesen längst verstorbenen Sex-Papst, um mir zu erklären, dass ich keine Ahnung habe. Mein Fazit war damals: Meine Frau hat keine Lust mehr und nörgelt an mir rum. So gab es schnell Streit.

Eva: Das war für mich immer wie Folter. Eigentlich wollte ich ihm etwas ganz Zartes und Intimes mitteilen, und jedes Mal gab es stattdessen verhärtete Fronten. Ich habe mich dann frustriert und resigniert eingeigelt und irgendwann wieder einen sehnsüchtigen Versuch mit neuen Worten und Gesten gestartet.

Wolfram: Es ist mir wirklich schwergefallen zu verstehen, was sie meint. Heute weiß ich, dass Worte nur schwer fassen können, worum es hier geht. Weder meine Frau damals noch Sie als Leserin heute kommen darum herum, unterschiedliche Wege auszuprobieren, um Ihrem Mann langsam Zugang zu Ihrer inneren Erfahrungswelt zu verschaffen.

Eva: Ja. Aber es braucht schlicht auch Trainingsbereitschaft beim Mann. Wenn Sie Windsurfen lernen wollen, wissen Sie auch, dass Sie nicht sofort auf dem Brett stehen können und das Segel fest in der Hand haben. Die meisten Männer nehmen selbstverständlich in Kauf, dass sie x-mal ins Wasser fallen und immer wieder neu das Segel rausziehen müssen. Die gleiche Haltung braucht es beim neuen Sex: »Ich bin bereit zu trainieren!«

Wolfram: Aber dazu gehört es eben auch, sich einzugestehen, dass ich vielleicht gar keine Ahnung vom Windsurfen habe. Um wirklich herauszufinden, wie ein Mann seine Frau berühren und mit all diesen Feinheiten in sich und in ihr umgehen kann, braucht es seinerseits tatsächlich leidenschaftliches Engagement. Aber der Mann, der sich darauf eingelassen hat, erlebt seinen eigenen Körper auch völlig anders.

Was kann ich als Mann tun, um mich auf diese Feinheiten beim Sex einzutunen?

Wolfram: Haben Sie den Mut, sich wieder mehr, aber vielleicht ganz anders als bisher, mit Ihrem Körper zu beschäftigen. Aber nicht in dem Sinne, dass Sie noch mehr Sport treiben. Wenn Sie besonders durchtrainiert oder konditionsstark sind, sind Sie deshalb nicht gleich ein guter Liebhaber.

Eva: Noch nie habe ich von einer Frau gehört, dass ein guter Liebhaber besondere Kunststücke im Bett können muss. Wenn ich all meine unzähligen Gespräche mit Frauen zusammenfasse, dann braucht eine Frau für guten Sex in einer Langzeitbeziehung einen Mann, der Gefühle zeigen und mit ihren Gefühlen umgehen kann. Und einen, der Fragen stellt, etwas ausprobieren will, seine Hände und seinen Körper pflegt und zugibt, wenn er gerade keine Ahnung von etwas hat. Und einen, der sagen kann: »Es tut mir leid!«

Wolfram: Ja, erlauben Sie sich, keine Ahnung zu haben – auch von Ihrem eigenen Körper. Und seien Sie nicht verschreckt, wenn etwas nicht so gut ankommt bei Ihrer Frau. Männer sind ja auch nicht blöd und spüren, wenn ihre Frauen nicht so toll finden, was sie da machen. Machen Sie sich nicht verrückt deshalb, sondern trauen Sie sich, Ihre Partnerin zu fragen und um Hilfe zu bitten. Aber beschäftigen Sie sich ruhig auch mehr mit sich selbst. Vielleicht müssen Sie ja erst mal lernen, wie Ihr eigener Körper tickt und was ihm guttut, wenn es um Zärtlichkeit und liebevolle Berührungen geht. Vielleicht haben Sie sich ja bisher genauso wie die meisten anderen Männer eher in dem Sinne mit Ihrem Körper auseinandergesetzt, dass es um Erreichen, Verbessern und Gewinnen geht.

Eva: Wenn Sie Extremsport machen, sich auspowern und sich immer neu herausfordern, dann haben Sie vielleicht Kraft und Kondition. Aber die Frage ist, ob Sie deshalb auch ein gutes Körpergefühl haben und in der Lage sind, feinfühlig in Ihrem Körper zu sein.

Wolfram: Der Mann sollte sich fragen: Wie schaffe ich es, Liebe in meinen Körper zu bringen … liebevoll mit meinem Körper zu sein? Wie schaffe ich es, weich und entspannt zu werden? Früher habe ich mich verurteilt und geschämt, wenn ich zu früh gekommen bin. Später konnte ich durch eine immer genauere Selbstbeobachtung wahrnehmen, woran es eigentlich liegt, nämlich an viel zu viel Druck und Spannung in meinem Körper.

Eva: Ich kann nur sagen: Kein neuer Sex im alten Leben. Das gilt für Frauen genauso wie für Männer. Wenn wir entspannter und offener im Bett sein wollen, dann brauchen wir auch mehr Ruhe und Entspannung im Alltag. Heute machen wir beide Yoga, meditieren regelmäßig und nehmen uns viel mehr Zeit für uns und fürs Alleinsein. Wenn es richtig hektisch und stressig wird, schlägt sich das sofort auch auf unsere Körperlichkeit und Verbundenheit nieder. Dann braucht es wieder bewusst gelebte Ruhe und mehr Aufmerksamkeit und Präsenz für uns selbst.

Wolfram: Das kann ich nur bestätigen. Irgendwann wurden

bestimmte Sachen von selbst immer unerträglicher. Ich konnte nicht ruhiger und feinfühliger werden wollen und gleichzeitig ständig vor dem Fernseher hocken, unter Leuten oder in Action sein. Mit der Zeit hatte ich auch immer weniger Lust auf Sport, so wie ich ihn früher betrieben hatte. Heute vergeht eigentlich kein Tag, an dem ich nicht einmal draußen in der Natur war. Ich jogge zwar immer noch, aber mit viel weniger Druck und viel mehr Kontakt zu mir und meiner Umwelt. Früher bin ich immer gerne auf dem Sportplatz gelaufen – natürlich mit der Absicht, möglichst viele Runden zu schaffen –, heute geht es mir beim Laufen nicht mehr um die Entfernung, sondern um die Natur und darum, mich in meinem Körper zu spüren.

Eva: Manchmal sehe ich beim Spazierengehen oder Joggen komplett durchtrainierte Männer in steinharten, von Muskeln und Sehnen durchzogenen Körpern und frage mich, wie sie durch diesen Panzer ihre Frauen fühlen wollen. Genauso ist es mit Männern, die den ganzen Tag auf Hochtouren laufen, immer irgendwo am Handy oder vor dem Bildschirm sitzen und auch im Privatleben nicht runterkommen. Wie soll es da im Bett plötzlich Präsenz, Zartheit und Einfühlungsvermögen geben? Wenn ein Mann guten Sex haben will, dann muss er in der Lage sein, weich und durchlässig in seinem Körper zu werden und ihn wirklich zu entspannen. Da hilft nicht einfach nur sportliches Auspowern.

Wolfram: Irgendwann habe ich die Meditation und später Yoga für mich entdeckt. Mittlerweile ist es eine echte Leidenschaft von mir geworden. Ich habe damit Ebenen und Ecken meines Körpers kennengelernt, von denen ich nicht die geringste Ahnung hatte, dass sie existieren. Yoga schärft alle Sinne. Man geht durchaus an seine Grenzen und darüber hinaus. Aber eben bewusst. Selbst bei den herausforderndsten Übungen spüre ich meinen Körper bis ins kleinste Detail. Ich bin viel beweglicher geworden und habe gelernt, Kraft aufzubauen. Aber eben auch, Schmerz achtsam wahrzunehmen und mich ihm hinzugeben, innezuhalten, Druck rauszunehmen und völlig abzuschalten. Das hat mich verändert und mich viel bewusster in der Wahrnehmung meines Körpers beim Sex gemacht. Solche Glücksgefühle wie beim Yoga habe ich bisher noch bei keiner Sportart erlebt.

Eva: Die Frau spürt sofort, wenn ein Mann körperlich etwas macht, was ihm diese Glücksgefühle gibt. Es braucht so dringend Männer, die irgendetwas tun, was sie mit der Freude und Liebe in sich verbindet. Ich glaube, die Frauen werden bald irre, wenn es nicht langsam Männer mit Liebe und Glück im Körper gibt.

Wolfram: Yoga ist nur eine Sportart unter vielen anderen, bei der man bewusst runterkommen kann. Vielleicht beschäftigen Sie sich einfach mal ein bisschen damit, was Ihnen helfen könnte, wieder bewusster und entspannter im Körper zu werden. Es gibt auch Internetplattformen, bei denen man Yogakurse für zuhause kriegt, wie etwa www.yogaeasy.de. Wäre doch mal eine Idee – Yoga- statt Pornovideos aus dem Internet.

Was können wir gemeinsam im Alltag für die Wiederbelebung unseres Sexlebens tun?

Wolfram: Neuer Sex braucht einen neuen Umgang mit Berührung im Alltag, ohne dass es immer gleich eine konkrete Verabredung zum Sex geben muss. Berühren Sie doch Ihren Partner in einem entspannten Moment ganz bewusst einfach mal so, wie Sie es gerne hätten. Und finden Sie den Mut, ihn zu fragen, was er dabei gefühlt hat. Seien Sie nicht frustriert, wenn er gar nicht richtig bei der Sache war oder nichts gefühlt hat. Es braucht Übung, damit sich die Wahrnehmung schärft. Fragen Sie, ob er bereit ist, mit Ihnen zu üben.

Eva: Machen Sie Ihren Alltag zum Übungsfeld. Legen Sie abends oder am Wochenende ein Lied auf, das Ihnen beiden gut gefällt, und suchen Sie sich ein Plätzchen in der Wohnung, um Ihren Partner zu einer anderen Art von Tänzchen einzuladen: Tanzen einfach so, nur um den anderen zu spüren. Rechnen Sie damit, dass es ungläubige Blicke, Scham, dumme Sprüche oder Abwehr geben kann. Nehmen Sie es nicht persönlich und bleiben Sie einfach ohne großartige Tanzschritte spielerisch bei der Musik und Ihrem Wunsch nach Bewegung, Kontakt und Körperlichkeit.

Wolfram: Heute liebe ich diese Tanzunterbrechung im Alltag, aber am Anfang fand ich diese Idee von meiner Frau komplett bescheuert. Ich kann allen Männern nur den Tipp geben, die Abwehrphase gegen das Tanzen im Alltag deutlich abzukürzen oder am besten ganz auszulassen, falls Ihre Frau Lust zum Tanzen hat. Tanzen ist so sexy, wenn man sich völlig entspannt auf die Körper einlässt und ihnen und der Musik folgen lernt.

Eva: Wahrscheinlich wird es die Frau sein, die ein Lied auflegt und ihren Partner bittet, mit ihr einfach so zu tanzen. Die Musik sollte aber nicht zu wild sein. Nehmen Sie Ihren Partner einfach in die Arme und bewegen Sie sich ohne großes Ziel sanft zur Musik – ein bisschen wie ein nasser, aber doch noch wacher Sack. So wie früher beim Klammerblues. Wichtig ist, dass Sie sich von der Musik bewegen lassen und sich dabei gemeinsam spüren.

Wolfram: Mein Tipp für Männer: Der Trick liegt auch hier im Nichtstun.

Eva: Sie können auch eine kleine Übung wagen, um zu lernen, sich besser einzutunen. Beide stellen sich Rücken an Rücken und entscheiden, wer führt. Derjenige, der führt, fängt an, sich langsam mit dem Oberkörper zu bewegen, und der andere lehnt sich einfach nur entspannt an und schwingt mit. Das ist kein klassisches Tanzen, sondern eher ein Wiegen, so wie Gräser vom Wind bewegt werden, und ein Spüren, wie die Musik Ihre Körper leicht in Bewegung setzt. Einer ist der Anführer, und der andere macht nichts anderes, als aufmerksam in seinen Körper hineinzuspüren und sich in einer Art Dominosteinprinzip in Bewegung setzen zu lassen. Unterwegs können Sie sich ein Zeichen geben und die Führung wechseln.

Wolfram: Diese Übung – so unbeschwert und leicht sie eigentlich ist – wird für viele Männer eine Herausforderung sein. Wenn es nicht gleich klappt, bitte nicht sofort aufgeben, sondern weiterüben, so als ob es zu den wichtigen Dingen in Ihrem Leben oder Ihren Lieblingshobbys gehören würde. Da hauen Sie ja auch nicht gleich beim ersten Rückschlag in den Sack.

Der Einstieg in den Soulsex

Wie fange ich mit Soulsex an?

Wolfram: Für Männer mag das vielleicht befremdlich klingen, aber am besten beschäftigen Sie sich zuerst mit Ihrem eigenen Körper, bevor Sie auf Ihre Partnerin zugehen. Beginnen Sie, Ihren Körper behutsam selbst zu entdecken. Damit meine ich keine aktive Selbstbefriedigung, sondern bewusste, erforschende Berührungen.

Eva: Das Gleiche gilt natürlich auch für Frauen. Wenn Sie etwas zuerst am eigenen Leib bewusst erlebt haben, können Sie es viel leichter Ihrem Partner näherbringen.

Wolfram: Und was Sie selbst gefühlt haben, hilft Ihnen, sich besser in das hineinzuversetzen, was der andere fühlt.

Eva: Suchen Sie sich einen entspannten Augenblick, zum Beispiel morgens nach dem Aufwachen oder abends vor dem Einschlafen. Schließen Sie die Augen und streichen Sie langsam und ganz bewusst über Ihren Unterarm, so als ob Sie ihn noch nie berührt hätten. Ihre Aufmerksamkeit zielt nicht auf die Bewegung, sondern auf die Wahrnehmung. Können Sie mit den Fingerspitzen die feinen Härchen auf dem Arm spüren? Wie fühlt sich die Haut darunter an? Fragen Sie sich: Wie kann ich mich so über den Arm bewegen, dass ich kaum mehr als die feinen Härchen spüre? Dann wechseln Sie mit Ihrer Wahrnehmung vom Berühren zum Berührtwerden. Was geschieht in dem Arm, der berührt wird? Wie fühlt es sich an, langsam, zärtlich und mit aller Präsenz berührt zu werden? Können Sie wahrnehmen, wie sich die Berührung im Inneren des Armes ausbreitet? So, als ob ein ganz sanfter Strom in den Arm fließt …

Wolfram: Auch wenn sich bei Ihnen als Mann vielleicht erst einmal etwas gegen diese Übung sträubt – denken Sie einfach daran, dass sie Ihnen mit ein wenig Training doppelt hilft beim neuen Sex: Durch die Selbsterfahrung wissen Sie nicht nur, was Sie tun, sondern auch, was Sie bei Ihrer Partnerin womit auslösen. Und Sie können auf diese Art die feineren Reaktionen in Ihrem eigenen Körper erkunden und entdecken, welche Körperstellen wie reagieren.

Eva: Wenn Sie die ersten Erfahrungen mit bewusster Berührung bereits bei sich selbst gemacht haben, werden Sie vielleicht erlebt haben, wie wichtig Ihre bewusste Aufmerksamkeit für Ihr Wohlgefühl ist: Wenn Sie in Gedanken abschweifen oder einfach nur Bewegungen mechanisch und zielorientiert ausführen, gibt es auch weniger Wonne. Wenn Sie wirklich neugierig und ganz da sind und die eigene Aufmerksamkeit ohne Druck und Anstrengung langsam vertiefen, kann sich auf einmal ein Seufzer der Entspannung lösen oder sich Gänsehaut weit über die eigentliche Berührung hinaus im Körper ausbreiten.

Und wie probieren wir das zusammen aus?

Wolfram: Für Paare, die schon lange keinen Körperkontakt mehr hatten, ist es oft besser, statt sich direkt ins Bett zu legen, sich erst einmal nur nebeneinander aufs Sofa zu setzen und sich ganz bewusst und behutsam zu berühren. Hier bitte sich auch vorher einigen, wer berührt und wer berührt wird.

Eva: Und vor allem: wo! Wenn Sie derjenige sind, der berührt wird, schließen Sie die Augen und spüren Sie nach, wo Ihr Körper Berührung gebrauchen könnte. Vielleicht nur an der Hand oder am Arm, vielleicht auf der Schulter, am Bauch oder an den Füßen oder ... Teilen Sie das Ihrem Partner mit. Nun schließen Sie beide die Augen und spüren im Körper nach. Der, der berührt wird, fühlt dorthin, wo er Berührung wünscht, und der andere spürt in seine Hände hinein, bis er ein inneres Kribbeln in den Händen wahrnimmt. Erst wenn Sie einen guten Kontakt in Ihre Hände haben, berühren Sie, so präsent Sie können, Ihren Partner, dort, wo er es sich wünscht.

Gibt es bestimmte Techniken beim Berühren?

Wolfram: Nein. Es geht nicht um Technik. Sie müssen auch nichts können. Nicht kraulen und auch keine Massage. Es geht darum, so wie beim Eigenversuch, alles zart zu erkunden. Das Wichtigste ist, dass Sie präsent in Ihren Händen und neugierig auf den Körper des anderen sind. Wie fühlt sich die Haut an? Ist sie warm? Ist sie weich? Gibt es Wölbungen und Rundungen? Kann ich meine ganze Aufmerksamkeit und Liebe in meine Hände geben? Sind große, langsame, ausladende Bewegungen für meinen Partner angenehm? Oder lieber kleine, festere? Streiche ich mit einem Finger über die Haut oder mit der ganzen Hand ...?

Eva: Es kann gut sein, dass der, der berührt, zwischendurch in Gedanken abdriftet. Oder dass die Aufmerksamkeit nachlässt. Und es ist gut möglich, dass der, der berührt wird, zuerst merkt, dass die Aufmerksamkeit nachlässt. Denn der Körper registriert dieses Nachlassen der Präsenz. Dann fragen Sie einfach: Bist du noch da?

Wolfram: Ich kann gerade den Männern nur raten: Antworten Sie auf solche Fragen ehrlich. Sie müssen nicht gleich Superman bei den Übungen sein. Jeder driftet erst mal ab, wenn er nicht geübt ist. Und Frauenkörper sind sehr sensibel. Also einfach kurz und knapp, wie Mann es mag: »Nein, bin gerade weggedriftet.« Oder: »Ups, habe den Faden verloren.« Und dann kommen Sie einfach zurück in Ihre Hand und landen wieder ganz bei der Berührung.

Eva: Wenn Sie der sind, der berührt wird, spüren Sie nach, wie es sich anfühlt, wenn Sie so präsent und wach berührt werden. Was kommt an? Was ist angenehm? Gibt es Widerstand? Gefällt Ihnen eine Berührung besser als die andere? Entspannt sich etwas in Ihrem Körper, wenn Sie darüber reden, was Sie brauchen …? Teilen Sie ruhig mit, wenn Sie es gerne fester oder weicher, schneller oder langsamer hätten oder wenn Sie merken, dass beim anderen die Aufmerksamkeit nachlässt. In diesem Fall fragen Sie ruhig immer wieder: »Bist du noch da?«, um den anderen zu unterstützen. Und dann nach ein paar Minuten können Sie wechseln.

Sollen wir denn beim Sex ständig miteinander reden?

Eva: Ja, irgendwie muss Ihr Partner Ihre innere Welt ja kennenlernen. Deshalb ist es wichtig, dass Sie beide sich gegenseitig mitteilen, welche körperlichen Empfindungen Sie haben. Beschreiben Sie, was Sie in Ihrem Körper fühlen, und nicht, was Sie gerade denken oder meinen. Das bringt Sie beide nur in den Kopf und weg von der eigentlichen Wahrnehmung. Wenn Sie Vergnügen empfinden, dann sagen Sie es. Und wenn es wehtut, dann auch das. Wenn Sie Ihre Erfahrungen mit Worten kommunizieren, hat das außerdem noch einen zweiten Vorteil: Sie bleiben bewusst und präsent gegenüber Ihrem Partner.

Wolfram: Am Anfang habe ich mich schwergetan, über meine Empfindungen zu reden. Ich kam mir geradezu lächerlich vor, mich während dem Sex permanent mitzuteilen. Für Männer ist es tatsächlich ein saudoofes Gefühl, weil sie befürchten, dass es ihnen den ganzen Spaß, die Dynamik nimmt, wenn sie ständig reden müssen. Inzwischen kann ich aber aus eigener Erfahrung sagen, dass dieses Reden uns viel weitergebracht hat. Es geht ja nicht darum, dass ich jeden einzelnen kleinen Schritt beschreibe, sondern darum, mich mitzuteilen, wenn es wichtig wird für den anderen. Wenn ich zum Beispiel sage: »Ich muss gleich kommen«, ist das nicht unbedingt ein Gefühl, über das ich wahnsinnig gerne rede. Und trotzdem ist es wichtig, genau das auszudrücken.

Eva: Bei Männern ist manches offensichtlicher als bei Frauen. Deshalb ist es für Frauen wichtig, über die unsichtbaren Dinge in ihrem Körper zu reden, damit er weiß, wo die Reise langgeht. Oft ist es ja so, dass oberflächlich vielleicht nichts geschieht, im Inneren aber doch etwas passiert. Vielleicht fällt Anspannung von Ihnen ab, oder ein sanftes Strömen setzt ein. Das muss dem Mann übermittelt werden, indem Sie zum Beispiel sagen: »Das fühlt sich schön an. Jetzt merke ich, wie es sich überall entspannt …«

Wolfram: Das Miteinanderreden ist gerade am Anfang ein schwieriges Terrain, denn es hat viel mit Schamgefühlen zu tun. Da erzählt man sich keine geilen Fantasien, und man sagt auch eher selten: »Das ist so göttlich, so geil!« Da gibt man Rückmeldung aus Bereichen, die verletzlich, zart und mit Scham belastet sind. Und das muss man üben!

Eva: Aber natürlich wird es immer öfter Gefühle geben, die großartig sind. Die dürfen dann auch gern ausgedrückt werden.

Wie kann ich meinem Partner die Präsenz beim Sex so erklären, dass er es überhaupt nachvollziehen kann?

Eva: Ein Tipp für Frauen, die ihren Männern die neue, achtsame und wache Art der Berührung verständlich machen wollen: Nutzen Sie das Bild eines Arztes, der bei seinem Patienten den Puls fühlen will. Bitten Sie Ihren Partner, mal drei Fingerkuppen locker auf den Puls Ihres Armes zu legen, um dort den Pulsschlag zu fühlen.

Wolfram: Wenn Sie wirklich den Pulsschlag fühlen wollen, kann es gut sein, dass Sie automatisch die Augen schließen, weil Ihnen das hilft, präsenter zu werden. Sie werden erleben, wie Ihre gesammelte Aufmerksamkeit in die Fingerkuppen wandert. Der ganze Mensch, der Sie sind, will mit den Fingerkuppen fühlen und hören, wie der Pulsschlag ist. Wenn Sie das Gefühl haben, jetzt gut in der Wahrnehmung verankert zu sein, dann können Sie genau in dieser Haltung mit den drei Fingerkuppen über den Arm oder über die Stirn Ihrer Partnerin fahren. Fühlen Sie, was es von ihr zu fühlen gibt …

Eva: Um diese entspannte, aber höchst wache Art der Präsenz, um den Genuss und um die Nähe im Moment geht es ab jetzt in der Körperlichkeit. Um diese eine Berührung, diesen einen Kuss, diese Bewegung und sonst nichts. Liebe Männer, die wahren Kusskünstler sind entspannte Forscher und feinsinnige Liebkoser. Sie wissen, dass es darum geht, die zarten, weichen Lippen ihrer Frau zu entdecken und ihnen Sinnenfreude zu bereiten. Sie bemühen sich, ihre Aufmerksamkeit bei der Sache zu halten und zu schauen, dass sie in Gedanken nicht mehr im Job und auch noch nicht beim Orgasmus oder in ihrer Fantasiewelt sind.

Wolfram: Es braucht eine Entscheidung, wie: Wenn ich küsse, dann küsse ich. Wenn ich berühre, dann bin ich ganz bei meiner Berührung. Sie werden erleben, dass tendenziell alles langsamer und feiner wird – und interessanterweise genau dadurch intensiver. Wagen Sie eine kleine entspannte Erkundungstour mit Ihren Händen oder Lippen. Ihr einziges Ziel dabei ist es, ganz wach im Moment zu sein und entspannt bei jeder Liebkosung Ihre Wahrnehmung zu verfeinern.

Aber ich mag es nicht mehr, wenn er mich küsst. Was soll ich tun?

Wolfram: Sagen Sie Stopp! und bringen Sie ihm einfach eine neue Art zu küssen bei. Wahrscheinlich ist es nicht das Küssen an sich, was Sie nicht mehr wollen, sondern nur die Art, wie er Sie küsst. Zeigen Sie ihm, was Sie sich von ihm wünschen. Machen Sie es ihm vor.

Eva: Zeigen Sie ihm mit Ihren Lippen den Unterschied zwischen küssen und abstempeln. »Mein Mann küsst mich wie ein Stempel!«, hat mir mal eine Frau völlig entnervt erzählt. Wie es ist, wenn einem Lippen aufgedrückt und man beim Küssen gestempelt wird, können sich wahrscheinlich viele Frauen vorstellen. Und dass das abtörnend ist, auch. Das Stempelgefühl kommt immer dann auf, wenn der Mann nicht genügend in der Wahrnehmung ist, sondern eher mechanisch küsst.

Wolfram: Aber auch wenn Sie zur Kussattacke ansetzen und mit Ihrer Zunge förmlich in die Frau einfallen, ist das nicht besonders sexy. Auch hier sind Sie wahrscheinlich nicht präsent in Ihren Lippen, sondern machen eher eine Art Sex mit Ihrer Zunge. Auch beim Küssen lautet die Grundregel Nummer eins für den Mann: Erst bin ich in mir und nicht in meiner Frau. Erst wenn ich mich spüre, dann kann ich langsam bei meiner Frau ankommen. Erst wenn ich MEINE Lippen wirklich von innen gut spüre, dann beginne ich ihre Lippen wahrzunehmen und mit aller Achtsamkeit zu küssen. Zungenküsse würde ich erst mal ganz weglassen, bis Sie mehr bei sich sein können. Wenn Zungenküsse, dann gilt alles, was wir hier immer wieder über Achtsamkeit und Präsenz sagen, auch für die Zunge.

Eva: Wenn Sie seinen Kussstil nicht oder nicht mehr mögen, dann fassen Sie Mut, zeigen Sie es ihm und reden Sie darüber, was Ihnen fehlt. Ich habe schon erzählt, dass ich vor vielen Jahren unsere Begrüßungsküsse nur noch als leer und tot empfand und meinem Mann irgendwann spontan gesagt habe: »Ich kann das nicht mehr. Ich möchte so von dir nicht mehr geküsst werden.« Das war ein kleiner Schock für ihn. Aber wir haben danach endlich angefangen zu reden und herausgefunden, dass dieser Kuss nur ein Ausdruck für unsere Gesamtsituation war. Wir hatten die Liebe schon länger verloren und mussten jetzt erst mal ehrlich sein.

Wolfram: Hinterher war ich froh. Wir haben den Begrüßungskuss erst mal weggelassen und vereinbart, dass ich mir abends nach dem Job ein paar Minuten nehme, um für mich zu sein und wirklich zuhause anzukommen. Dann haben wir wieder angefangen, uns bewusst zu küssen. Und spätestens da war auch mir klar, wie anders alles ist, wenn man beim Küssen wieder wirklich anwesend ist.

Missverständnisse und Hürden beim Soulsex

Was, wenn mein Partner sich verschließt?

Wolfram: Vermutlich werden sehr viel mehr Frauen als Männer dieses Buch lesen. Daher der Rat an Sie: Rechnen Sie damit, dass Ihr Partner erst mal skeptisch und ablehnend ist. Sex ist für Männer ein genauso verletzliches Thema wie für Frauen – auch wenn sie oft ganz anders tun. Es kann einen Mann extrem verunsichern, wenn seine Frau ankommt und auf einmal alles Mögliche infrage stellt. Die neuen Ideen sorgen anfangs häufig für Abwehr und weitere Distanz; nicht weil Ihr Partner stur und altmodisch ist, sondern weil er Sorge hat, den Halt zu verlieren, und erst mal überhaupt nicht versteht, wovon Sie reden. Gut möglich ist auch, dass er Angst bekommt, man wolle ihm seinen alten Sex nehmen und er würde womöglich nichts Gescheites Neues dafür bekommen. Bleiben Sie am Ball, aber haben Sie Verständnis, dass der andere Zeit braucht, um warm zu werden und über seine vielleicht gut getarnte Verunsicherung hinwegzukommen.

Eva: Aber jetzt heißt es auch, auf dem neuen Weg zu bleiben und sich nicht beirren oder mit Schuldzuweisungen zurückzerren zu lassen in einen Sex, der Ihnen nicht mehr behagt. Das kann unterwegs zu unangenehmen Auseinandersetzungen und Machtkämpfen führen. Erinnern Sie sich dann immer wieder an diese Zeilen:

Ich kenne mein Ziel, und ich bleibe klar. Wenn mein Partner mauert, abwehrt oder streitet, dann ist das SEINE Angst und hat mit mir nichts zu tun.

Wolfram: Wenn es Krach gegeben hat, dann lesen Sie ein paar Seiten, die Ihnen wichtig sind. Das hilft Ihnen, sich daran zu erinnern, wo Sie lang wollen und wie es gehen könnte. Erst wenn Sie wieder klarer sind und der Sturm verebbt ist, sollten Sie wieder auf Ihren Partner zugehen. Lassen Sie sich auch nicht von Resignation oder von Wut zu sehr aus der Bahn bringen. Auch wenn Sie zwischendurch mal frustriert sind – bleiben Sie trotzdem dabei und gehen Sie immer wieder aktiv auf den neuen Sex zu. Suchen Sie bewusst nach Möglichkeiten für ein Gespräch, auch wenn Ihr Partner lieber die Flucht ergreifen würde.

Was ist, wenn mein Partner sich schmollend zurückgezogen oder vom Sex verabschiedet hat?

Eva: Oft hilft es schon, wenn Sie verstehen, warum Ihr Partner die Tür eigentlich zugemacht hat. Gerade Frauen haben in Sachen Sex häufig die Hoffnung verloren, dass sie erleben, was sie sich wünschen. Und dann tragen sie unterschwelligen Groll mit sich rum. Die meisten Frauen sind eine Zeit lang sexuell bereit, doch wenn der Mann ihre feinen Kräfte in der Tiefe nicht erreichen kann, verschließt sich irgendwann etwas in ihnen. Viele verabschieden sich dann schleichend vom Sex, andere werden verbittert. Alle aber sehnen sich noch immer nach körperlicher Nähe und Sinnlichkeit, haben nur gleichzeitig das Gefühl, dass es nie den richtigen Kontakt für sie gibt. Sie fahren dann mit angezogener Handbremse: »Wenn ich mich öffne, tut es nicht gut. Wenn ich mich verschließe, bin ich allein.« Lassen Sie sich als Mann nicht davon abschrecken, wenn sie zickig ist. Versuchen Sie es mit Zärtlichkeit und Präsenz.

Wolfram: Heute weiß ich genau, was meine Frau meint. In meiner Arbeit erlebe ich fast täglich, dass Männer entweder Angst haben, noch mal von ihrer Frau weggebissen zu werden, oder nicht wissen, wie sie sich einer Frau offen und verletzlich annähern sollen. Statt über die Verunsicherung zu reden, ist ihr normaler Impuls, auszuweichen oder in Aktionismus zu verfallen. Aber wenn Ihre Frau verschlossen ist, ist es Ihre wichtigste Aufgabe, nichts mehr zu wollen und zu tun, sondern behutsam zu fragen und vorsichtig auf sie zuzugehen.

Eva: Wenn eine Frau verschlossen ist, dann verschließt sie sich meist nur noch mehr, wenn der Mann sie – egal wie freundlich – mit bedürftigen Zärtlichkeits- und Sexavancen belagert. Die meisten Frauen spüren sofort, wenn da ein Mann vor ihnen steht, der den Kontakt zu ihr braucht, um sich wieder richtig angenommen zu fühlen oder zu entspannen.

Wolfram: Versuchen Sie gar nicht erst zu mogeln! Frau merkt sofort, ob Sie auf etwas Bestimmtes abzielen oder ob Sie behutsam auf sie zugehen und ernsthaft herausfinden wollen, was mit ihr los ist und was ihr helfen könnte, sich zu öffnen. Und versuchen Sie auch keine Um-Zu-Deals, in dem Sinne, dass Sie Ihre Frau ein wenig beruhigen, um dann gleich wieder auf Sex umzuschalten.

Was, wenn mein Partner gierig wird und dann doch nur Sex will?

Wolfram: Am besten treffen Sie eine Verabredung, dass der triebhafte Sex erst mal außen vor ist. Wenn die Grenzen klar definiert sind, kann Ihnen das einen verlässlichen Rahmen geben, um sich wirklich entspannt fallenzulassen und für diesen kleinen Moment zu öffnen.

Eva: Diese Sicherheit, dass es jetzt nur ums Berühren geht – und das auch so bleibt! –, ist gerade für Frauen überaus wichtig.

Wolfram: Und wenn der Trieb Sie trotzdem überkommt, dann schleichen Sie sich nicht unauffällig an. Reden Sie lieber drüber, dass Sie gerade vom Trieb hinweggefegt werden. Oder nehmen Sie ein paar tiefe Atemzüge und entspannen Sie sich bewusst in Ihren Körper. So holen Sie die Wahrnehmung zurück zu sich selbst. Das hilft, den Druck rauszunehmen und wieder präsenter zu werden.

Was ist, wenn der eine sich von der Erregung mitreißen lässt und der andere gerade entspannen und spüren will?

Wolfram: Dann gibt es wahrscheinlich Frust oder Krach.

Eva: Gerade wenn der Mann anfangs vielleicht immer wieder für die Frau gefühlt zu früh kommt. Das Risiko ist groß, dass die Frau jetzt genauso in Enttäuschung und Drama abdriftet wie der Mann in den Trieb. Entweder sie zieht sich körperlich zurück, oder sie lässt sich vom Gedankenkarussell mitreißen wie er von der Geilheit: »Wieder geht es ihm nur um Sex … Wieder das Gegrabsche … Wieder keine Rücksicht … Wieder hält er sich nicht an unsere Verabredung … Ach, das wird mit ihm ja nie was … Dann kann ich es lieber ganz lassen …«

Wolfram: Und wenn es Krach gibt, dann tauchen Sie nicht ab und rüsten Sie nicht auf. Wenn Sie ein Mann sind, müssen Sie womöglich allen Mut zusammennehmen, um über Ihre Verunsicherung zu reden. Führen Sie ein vorsichtiges Gespräch über das, was geschehen ist, und formulieren Sie, was Sie verunsichert und was Sie sich wünschen. Aber bleiben Sie auf dem Weg! Suchen Sie zeitnah wieder nach Körperlichkeit – auch wenn Sie Distanz spüren oder keine Lust haben. Wie schon gesagt: Zum Einstieg muss es nicht um Sex im klassischen Sinn gehen, sondern vielleicht erst einmal wieder um kleine, bewusste Berührungen.

Eva: Sie werden sehen: Das, was sich so großartig anfühlt, so verbindet und entspannt, ist nicht die Riesenperformance mit dem grandiosen Höhepunkt am Schluss. Die große Veränderung ist die Bewusstheit in der kleinen Berührung in diesem Moment.

Was, wenn ich als Mann zu schnell zu erregt werde?

Wolfram: Vermeiden Sie Bewegungen, Stellungen und Berührungen, die zu »heiß« sind. Meist wissen Sie aus Erfahrung, dass es bestimmte Positionen oder Bewegungen gibt, bei denen Sie relativ leicht erregt werden. Das ist zwar verlockend, bringt Sie aber mit ziemlicher Wahrscheinlichkeit viel zu schnell und viel zu sehr in Fahrt und aus dem unmittelbaren und bewussten Kontakt mit Ihrer Partnerin.

Eva: Das braucht ein bisschen Übung. Manchmal ist es einfach schön, sich wieder von der Lust mitreißen zu lassen, und dann sollten Sie es ohne Reue genießen. Aber mit der Zeit werden Sie entdecken, dass es eine ganz andere Befriedigung und Verbindung schafft, wenn Sie bewusst bleiben und miteinander genau erspüren, welche vielleicht millimeterfeine Bewegung, welche

Nuance des Atems Sie tiefer in eine ekstatische Erfahrung bringt. Es ist eher das Gefühl, still, satt und genährt zu sein als angenehm ausgepowert wie früher.

Wolfram: Es ist wie bei allem Neuen: Es braucht Zeit fürs Feintuning. Je öfter Sie Soulsex machen, desto mehr erspüren und verinnerlichen Sie, was vor sich geht und wie sich die unterschiedlichen Qualitäten beim Liebemachen anfühlen. Ich kann Ihnen nur raten: Probieren Sie herum und machen Sie Ihre Erfahrungen als Paar.

Was ist, wenn ich nichts oder nicht das fühle, was ich mir wünsche?

Eva: Wünschen Sie sich nicht zu viel. Das hält Sie in gewohnten Bahnen. Seien Sie lieber offen für etwas Neues, vor allem für das, was gerade geschieht.

Wolfram: Am Anfang ist es so, dass Sie nicht das erleben, was Sie vielleicht als tolles Erlebnis in Erinnerung haben, einfach weil die gewohnte Erregung und Stimulation nicht mehr so da ist wie bisher. Aber vielleicht auch, weil Sie sich jetzt mehr trauen hinzuspüren, was Sie wirklich fühlen.

Eva: Wenn Sie das Gefühl haben, nichts zu spüren, ist es das Beste, dass Sie erst einmal den Erwartungsdruck rausnehmen. Nichts ist meist nicht »nichts«, sondern nicht das, was Sie gerne hätten. Wenn Sie das Gefühl von Taubheit oder Leere haben, dann ist das Beste, was Sie tun können, um wieder zu fühlen, die Taubheit oder die Leere bewusst zu erkunden. Sagen Sie Ja zu dem, was Ihnen unangenehm ist. Fragen Sie sich: »Wo merke ich die Taubheit? Wie fühlt sie sich an? Was ist in der Taubheit?«

Wolfram: Akzeptieren Sie es, wenn Sie nicht kriegen, was Sie erwarten, und nicht die Gefühle haben, die Sie bisher als gut empfunden haben und gewohnt sind. Gerade für Männer ist es oft sehr schwer zu akzeptieren, dass sie auf einmal keine Erregung mehr fühlen oder dass ihr Körper plötzlich nicht so reagiert, wie er sollte. Das kann für Enttäuschung sorgen und dazu führen, dass Sie am liebsten alles in Frage stellen würden.

Eva: Annehmen, was ist, kann der große Türöffner sein. Es kommt ein blödes Gefühl, und Sie sagen: »Okay. Ich bin bereit es zu erforschen.« Und dann lassen Sie sich darauf ein. Es braucht Geduld und vor allem Mitgefühl mit sich selbst. Wenn Sie nichts fühlen und sich dann auch noch dafür beschimpfen, wird Ihr Körper sich nur noch mehr verschließen. Wenn Sie ihn unterstützen und sich ihm zuwenden, kann er mehr und mehr vertrauen und sich wieder entspannen. Machen Sie sich klar, dass Gefühle nie gleich bleiben. Gefühle sind immer lebendig und in Veränderung und Bewegung begriffen. Wenn Sie das erforschen, was gerade ist, werden Sie erleben, wie sehr es sich ständig verändert, wenn Sie es einfach fühlen und sich nicht dagegenstellen. Wenn Sie sich entspannen und einfach zulassen, was ist, kommt es in Bewegung, und dieser Fluss sorgt am ehesten dafür, dass sich angenehmere Gefühle einstellen.

Ich habe Erektionsprobleme.
Kann ich da überhaupt Soulsex praktizieren?

Wolfram: Die Qualität von Soulsex hängt weder von der Größe Ihres Penis ab noch von seiner Härte. Beim Soulsex geht es vor allem um eine lebendige und bewegliche Kommunikation zwischen Penis und Vagina. Beide beeinflussen sich und wirken magnetisch aufeinander. Sie müssen als Mann eigentlich gar nicht dafür sorgen, dass Ihr Penis anschwillt und sich mit Energie füllt, das kann die Vagina einer Frau viel besser tun – vorausgesetzt, sie ist voller Liebe, wirklich offen und bereit für Sie.

Eva: Wenn Sie unter Erektionsproblemen leiden, braucht es jetzt Ihren Mut, mit Ihrer Frau darüber zu sprechen, ob Sie sich von ihr wirklich liebevoll akzeptiert und angenommen oder unter Druck gesetzt, belagert oder gar abgelehnt fühlen. Das alles hat genauso schwächenden Einfluss auf Ihre Erektion wie zu viel Druck und Stress in Ihrem eigenen Leben.

Wolfram: Akzeptieren Sie Ihren weichen Penis. Er ist perfekt, so wie er ist. Sie werden erleben, dass Ihr weicher Penis sich in eine empfangsbereite Vagina hineindehnen kann, wenn sie ihn liebevoll in sich einlädt. Sie können einen unerigierten Penis sanft in eine offene und ruhig mit Gleitmittel geschmeidig gemachte Vagina einführen oder von Ihrer Partnerin einführen lassen und dann beide ganz wach und still wahrnehmen, was passiert. Mit etwas Übung und wachsender Entspannung werden Sie erleben können, wie Ihr Penis sich langsam aufrichtet und die Vagina sich mit Energie füllt.

Eva: Für eine Frau ist ein nicht ganz erigierter Penis oft viel angenehmer, da er viel mehr Empfindsamkeit zulässt. Ein hart erigierter Penis fühlt sich oft unnahbar und unberührbar an, während ein Penis, der sich von alleine im Spiel mit der Vagina aufrichtet, oft weicher, beweglicher, empfindsamer und in der Lage ist, mit den feinen Bewegungen der Frau mitzugehen.

Ich verliere auf einmal meine Erektion. Was tun?

Wolfram: Vielleicht hatten Sie nie Probleme mit der Libido, und nun verlieren Sie auf einmal Ihre Erektion. Und zwar gerade, wenn Ihre Präsenz wächst und Sie sich zunehmend in die Frau hinein entspannen wollen. Machen Sie sich keine Vorwürfe. Auch der männliche Körper muss sich erst mal daran gewöhnen, dass der Druck nachlässt und jetzt mehr Sensibilität sein darf. Wenn es weniger heiß hergeht und Sie sich zunehmend von den Bildern im Kopf verabschieden, dann fehlt sozusagen der alte Treibstoff im Tank. Kein Grund zu Scham oder Sorgen! Jetzt braucht es Ihre ganze, liebevolle Hinwendung. Spüren Sie nach: Vielleicht entdecken Sie jetzt zum ersten Mal, wie verspannt und überreizt Ihr Penis schon seit Langem ist. Vielleicht können Sie ihm ja Ihr Mitgefühl schenken. Je liebevoller und präsenter Sie mit Ihrem Körper werden, desto mehr werden sich auch alle möglichen Funktionsstörungen beruhigen.

Eva: Hier können Sie als Frau hilfreich sein. Je mehr sich Ihr Mann jetzt wirklich von Ihnen angenommen und in Ihnen eingeladen fühlt, desto mehr kann er loslassen. Loslassen ist einfach nötig, wenn auch er seine alten Spannungen und Ängste lösen und wieder zu seiner natürlichen Ekstase zurückfinden will. Natürlich kommt auch Ihre Liebe und Ihre innere Haltung beim männlichen Körper an – und zwar ohne dass Sie deshalb irgendetwas Besonderes machen müssten. Vielleicht ist es ja für Sie sogar angenehm, wenn Ihr Mann nicht mehr so hart erigiert ist wie früher. Vielleicht nimmt Ihnen das sogar jede Menge Druck, und Sie können sich viel entspannter hingeben, ohne damit rechnen zu müssen, dass er gleich kommt. Geben Sie ihm doch ein entsprechendes Feedback, so dass er weiß, wie es Ihnen damit geht.

Wolfram: Als Mann sollten Sie jetzt ehrlich zu sich sein. Wenn Sie merken, dass die Erektion nachlässt, beginnt leicht eine Gratwanderung. Auf der einen Seite wollen Sie loslassen, auf der anderen Seite greifen Sie vielleicht sofort verunsichert auf die alten Strategien zurück, um die Erregung zu steigern und die Erektion zurückzuholen.

Eva: Aber es hilft jetzt nicht wirklich, wenn Sie sich Ihrer gewohnten Fantasien bedienen, sich am Busen Ihrer Frau erregen oder sie bitten, es Ihnen mit der Hand zu machen. Die große Herausforderung besteht jetzt darin, mehr und mehr zu fühlen, was gerade los ist, und das einfach mal auszuhalten. Da sollten Sie auch als Frau klar bleiben und Ihren Mann durch Ihre eigene Entspannung einladen, in dem, was gerade ist, einfach zu verweilen.

Wolfram: Je klarer Sie sich als Mann selbst spüren und erleben, desto deutlicher merken Sie auch, was bei der Ejakulation passiert. Nämlich dass sie für einige wenige Sekunden etwas Lösendes und Befreiendes hat, dass danach aber eine mehr oder minder subtile Leere, ein Vakuum auftaucht. Beim Samenerguss verlieren Sie Energie. Wenn Sie sich wirklich spüren, werden Sie erleben, dass Sie sich danach nicht stärker, sondern schwächer fühlen.

Ich komme immer zu früh. Wie kann ich das verhindern?

Wolfram: Vorzeitige Ejakulation ist sicher das häufigste Problem für viele Männer beim Sex. Sie können Ihren Erguss nicht kontrollieren und wissen, dass Sie gleich kommen müssen. Das sorgt leicht für Schuld- und Schamgefühle oder für Rückzug und Distanz, weil damit vielleicht schon nach wenigen Minuten das Ende des Liebesaktes eingeläutet ist und Sie dementsprechend gleich eine frustrierte Frau an Ihrer Seite haben.

Eva: Vorzeitige Ejakulation ist immer ein Ergebnis von zu viel

Erregung oder zu viel Stimulation. Das Problem ist, dass Sex für die meisten von uns als Ziel hat, möglichst schnell zu kommen. Und daher tun wir alles, um möglichst schnell möglichst erregt zu sein, damit wir dann endlich kommen können. Viele Männer laufen beim Sex wie ein Hochgeschwindigkeitszug mit Autopilot. Beim Soulsex muss der männliche Körper über das neue Ziel informiert werden, das da heißt: Lieber Körper, du darfst jetzt einfach mal nichts tun und musst auch nichts erreichen. Du darfst dich jetzt entspannen und einfach mal fühlen, was in dir los ist.

Wolfram: Wenn ein Mann lernt, die Erregung runterzufahren, einfach mal durchzuatmen und die Muskeln bewusst loszulassen, dann ist er schon bald vom Stress der vorzeitigen Ejakulation befreit. Die Erregung fahren Sie ganz einfach runter, indem Sie Ihren Penis nicht mehr wie selbstverständlich mit voller Intensität durch Reibung und Bewegung stimulieren, bis Sie heiß sind und er überkocht und ejakuliert.

Eva: Dann spielt auch die Frau noch eine Rolle. Wenn sie nicht wirklich offen für den Mann ist, erhöht sich bei ihm subtil der Druck, etwas tun zu müssen, um zum Ziel zu kommen. Eine verschlossene Frau erhöht sein Bedürfnis nach Stimulation, nach Bildern im Kopf, Fantasien und Pornos – nach zusätzlichen Reizen also, die ihm geben sollen, was er von ihr nicht bekommt.

Wolfram: Je weniger Sie im Kopf und bei Ihren Fantasien sind und je mehr bei Ihrer Frau, desto weniger haben Sie das Problem von vorzeitiger Ejakulation. Je mehr Sie fühlen, desto länger können Sie auch genießen und die Tiefe und Erfüllung im Sex bestimmen.

Eva: Wenn Sie gemeinsam lernen, tiefer zu fühlen, bewusster und präsenter beim Liebemachen zu sein und sich mehr Zeit zu nehmen, in der Penis und Vagina miteinander sein dürfen, werden Sie sehen, dass Ihr Druck zu ejakulieren deutlich nachlässt. Spannenderweise verlieren Sie zunehmend die Lust auf einen Orgasmus, sind aber im Ganzen viel erfüllter, leichter und glücklicher.

Wolfram: Mit der Zeit, wenn sich Ihre Wahrnehmung verfeinert, werden Sie vielleicht sogar feststellen, dass Sie sich nach einer Ejakulation weder genährt noch entspannt fühlen, sondern dass Sie erschöpft, reizbar und wie abgetrennt von Ihrer Partnerin sind, während Sie sich nach einem entspannten, ausgedehnten Liebemachen belebt und verbunden fühlen.

Ist Sex jetzt eigentlich nur noch Sex, wenn sich Penis und Vagina verbinden? Was ist, wenn wir uns mit der Hand oder mit dem Mund befriedigen?

Eva: Die tieferen ekstatischen Kräfte zwischen Mann und Frau entfalten sich innerhalb der elektrischen Polarität zwischen Penis und Vagina und im Kreislauf von Herz zu Herz und von Becken zu Becken. Mit der Hand oder dem Mund können Sie nur für aktive Stimulation sorgen, nicht aber den geheimnisvollen inneren Energiekreislauf zwischen Mann und Frau in Gang setzen.

Wolfram: Deshalb dreht sich Soulsex um die Vertiefung der Verbindung zwischen Penis und Vagina. Nur sie erlaubt Ihnen, passiv zu werden, sich vollkommen zu entspannen und der Entfaltung der ekstatischen Kraft zwischen dem männlichen und dem weiblichen Körper jenseits von Stimulation und Reibung beizuwohnen.

Eva: Wenn alle möglichen anderen Sexpraktiken und Hilfsmittel bisher fester Bestandteil Ihres Liebesspiels waren, würde ich Ihnen empfehlen, sie erst mal ruhen zu lassen, bis Sie die Möglichkeiten von Soulsex erkundet haben. Dann können Sie ja immer noch entscheiden, ob es Sie weiterhin danach verlangt. Mich würde nicht wundern, wenn dem nicht so wäre.

Was kann ich tun, wenn es Streit oder Missverständnisse gibt?

Eva: Bei uns war es am Anfang eine ganze Zeit lang so, dass aus einer Verabredung zum Sex oft ein Streit wurde und wir angefangen haben, uns gegenseitig Vorwürfe zu machen. Wenn das Thema Sex eine Weile geladen ist, dann hilft es, wenn Sie ausdrücken, dass Sie schon wieder eine Ladung haben. Aber nicht im Sinne von: »Du hast ... oder du hast nicht ... gemacht!« Sondern: »Ich merke, dass schon wieder alles in mir in Habtachtstellung geht ... ich mich nicht richtig wahrgenommen fühle ... ausrasten könnte ... am liebsten abhauen würde ... verunsichert fühle ...«

Wolfram: Das fand ich am Anfang wirklich schwer mit diesen Ich-Botschaften. Wenn ich richtig geladen war, gab es nur Sätze mit »du«, und ich hatte das Gefühl, meine Frau wäre der Grund allen Übels. Aber wenn Sie sich überwinden, konsequent und ohne Gemaule nur Sätze mit »Ich« zu sagen, wenn Sie angespannt oder frustriert werden, dann hilft das enorm. Und mit der Zeit erkennen Sie, dass es tatsächlich um »Ich«, um IHRE Gefühle und IHRE alten Knöpfe geht, die gerade gedrückt werden.

Ich kann ganz schlecht mit Streit und Gefühlsausbrüchen umgehen. Muss denn Streit überhaupt sein?

Wolfram: Streit muss nicht sein. Aber wenn Sie sich beim Sex wieder wirklich näherkommen, dann werden auch alte Gefühle berührt, die manchmal ziemlich schmerzlich sind. Gerade Männer sollten sich herausfordern, solche Gefühle zuzulassen und nicht wegzudrücken. Nur durch Zulassen können Sie sie wirklich loswerden.

Eva: Da kann es sein, dass Sie oder Ihr Partner von einem Moment auf den anderen in ein tiefes Loch abstürzen oder aggressiv werden. Dass etwas Altes getriggert wird und Sie wie aus dem Nichts verzweifelt, traurig oder wütend sind, weil Sie das Gefühl haben, dass Ihr Partner alles verkehrt macht oder Ihnen selbst nicht gelingt, was Sie sich wünschen. Verurteilen Sie weder sich noch Ihren Partner dafür.

Wolfram: Das alles hier hört sich ja recht sanft an, und manch einer wird denken: »Oh je, wie langweilig.« Aber in dieser Art von Körperlichkeit kommen wir uns emotional viel näher als bei manch wildem Sex aus der Vergangenheit. Da können Verletzungen und Hemmungen berührt werden, und die ersten Versuche von bewusster Berührung oder ein bewusster Begrüßungskuss können in die Hose gehen. Sie kommen nicht runter und drehen sich im Gedankenkarussell … Sie kommen sich blöd dabei vor … Scham oder Hemmungen tauchen auf … Sie werden bockig und denken: »Was soll der Scheiß?« Oder statt sich einmal ganz auf einen Kuss einzulassen, werden Sie gierig, verlieren die Präsenz im Moment und steuern sofort mit voller Fahrt auf Sex zu …

Eva: Und dann geht der Stress los: Einer ist beleidigt, weil er sich benutzt oder nicht wahrgenommen fühlt, und der andere fühlt sich abgewiesen oder angegriffen und zieht sich deshalb zurück. Wissen Sie einfach: Ja, bei diesem Ausprobieren kann es krachen! Und dann lassen Sie voneinander ab und landen, so gut Sie können, erst mal wieder im eigenen Körper. Nehmen Sie ein paar Atemzüge, um sich zu beruhigen, und betrachten Sie es einfach als Versuch und nicht als Weltuntergang.

Wolfram: Wenn Sie wieder gut im eigenen Körper gelandet sind, können Sie Ihrem Partner ja signalisieren, dass Sie wieder bei sich und für ihn da sind.

Aber ich kann doch nicht einfach meinen Frust abstellen?

Eva: Das genau ist eine der wichtigsten Übungen beim neuen Sex: Nicht jedes alte Gefühl, das sich zeigt, wieder voll zu durchleiden. Es geht nicht darum, alte, unangenehme Gefühle abzustellen und zu verdrängen, sondern darum, nicht all die Gefühle, die kommen (und wieder gehen), auszuagieren, ihnen hinterherzugehen oder in ihnen zu ertrinken. Wohnen Sie ihnen liebevoll bei und lassen Sie sie dann mit neuer Bewusstheit ziehen. Je bewusster Sie werden, desto intensiver und feiner nehmen Sie alles wahr: Die ekstatischen, erhebenden Gefühle genauso wie Traurigkeit, Wut, Verspannung und Schmerz. Und je tiefer Sie sich auf sich selbst und das, was gerade ist, einlassen, desto mehr zeigen sich beim bewussten Liebemachen eben auch alte Wunden, ungeweinte Tränen, lange aufgestaute Verhärtungen und angesammelter Groll. Es braucht jetzt kein neues Drama. Sie dürfen die alten Gefühle jetzt gehen lassen.

Wolfram: Für Männer ist es oft eine Herausforderung, sich

nicht ins Schneckenhaus zu verziehen oder in den Kopf abzuhauen, wenn unangenehme Gefühle kommen oder die Lust
wegbleibt. Auch da gilt es, sich in Präsenz zu üben und zu merken: »Jetzt drifte ich ab ... würde ich mich am liebsten zurückziehen ... meiner Frau alles in die Schuhe schieben.« Allein,
wenn Sie beginnen, diese Tendenzen wahrzunehmen, können
sie Sie nicht mehr so leicht mitreißen.

Eva: Und das ist insofern immer wichtiger, als sonst einer den
anderen mit in den Strudel zieht. Dann fühle ich mich schlecht,
und bevor ich das fühlen will, schiebe ich es lieber auf meinen
Partner oder schneide mich ab und spüre immer weniger. Was
dann den Partner oft dazu bringt, noch mehr zu machen oder
auch schlecht drauf zu sein. Und dann geht ein Teufelskreis los.

Was, wenn es trotzdem kracht?

Eva: Wenn Sie gerade beim Sex sind, und es könnte ein Streit
explodieren, dann lösen Sie sich lieber voneinander. Wenn Sie
geladen sind, können Sie nicht präsent sein. Ihre emotionale
Ladung vergiftet stattdessen Ihre Körperlichkeit und stört die
ganze Verbindung. Gehen Sie jetzt lieber aus dem Raum und
steigen Sie bewusst aus der Argumentierspirale »Du hast aber ...
Warum hast du nicht ...« wieder aus. Beschäftigen Sie sich ganz
bewusst mit etwas anderem, um auch vom stillen Weitermeckern
abzulassen.

Wolfram: Und entscheiden Sie sich, dass es Ihr oberstes Ziel ist,
wieder runterzukommen und nicht unbedingt recht haben zu
wollen. Das ist am Anfang ziemlich herausfordernd, weil eine
Stimme im Kopf hartnäckig wiederholt: »Er hat nicht ... aber sie
hat doch ...« Hören Sie das alles einfach, und dann atmen Sie

durch. »Nein! Ich gehe dem jetzt nicht weiter nach! Ich will jetzt vor allem meinen Frieden haben.«

Eva: Am besten kommen Sie raus aus einer explosiven oder einer gefrusteten Ladung, wenn Sie etwas tun, was Ihre ganze Aufmerksamkeit fordert. Bewegen Sie sich, lassen Sie Dampf ab, hören Sie Musik. Hauptsache, Sie tun es in vollem Bewusstsein, um wieder ganz bei sich zu landen. Sie können auf diesem Weg die unglaublichsten Erfahrungen machen, nämlich dass Sie nach nur wenigen Minuten den ganzen Streit von eben total albern finden und wieder offenen Herzens auf Ihren Partner zugehen.

Was tun, wenn ich nicht bewusst bleiben kann und plötzlich von Gefühlen übermannt werde?

Wolfram: Die überraschenden Gefühlsausschläge einer Frau können für einen Mann die nackte Hölle sein. Nicht nur, dass er selbst auf einmal von Gefühlen übermannt wird, von denen er sich sonst sein Leben lang fernhalten konnte, noch schwieriger ist es nach meiner Erfahrung, wenn die Frau wie aus dem Nichts von einer Stimmung überfallen wird und er dann damit umgehen soll.

Eva: Manche Stimmung tauchte tatsächlich wie aus dem Nichts plötzlich in mir auf. Manchmal waren es alte Wunden, die durch eine Berührung oder eine Bewegung wieder aktiviert wurden. Bei vielen von uns kann eine Berührung von einem anderen Menschen reflexartig und unbewusst zu einem Zusammenziehen, einem Verschließen oder unverständlich unangenehmen Gefühlen führen. Schlicht weil Erinnerungen an einstmals lieblose oder sogar schmerzhafte Berührungen getriggert werden.

Statt das bewusst zu spüren und mitzukriegen, dass sich durch die alte Angst automatisch auch alles im Körper verspannt, schalten wir auf Kampf um und attackieren lieber unseren Partner, bevor wir unseren Schmerz spüren. Auf jeden Fall ist die Verbindung blockiert und plötzlich alles von einem Störgefühl überlagert.

Wolfram: Bei Männern sind es erfahrungsgemäß weniger die großen Gefühlsschwankungen und -ausbrüche, die die Verbindung stören, ihr großes Thema ist das Abdriften.

Eva: Das Abdriften meines Mannes gehörte mit zu den unangenehmsten Gefühlen für mich beim Sex. Obwohl wir körperlich verbunden waren, habe ich irgendwann genau gespürt, dass er irgendwo war, nur nicht hier bei mir. Das fühlte sich sehr einsam an. Am Anfang hätte ich nicht sagen können, warum. Erst mit der Zeit wurde mir klar, dass ich sozusagen gerade wieder alleine und er »nicht da« war.

Wolfram: Im Laufe der Zeit traute ich mich immer mehr zuzugeben, wenn ich mit meinen Gedanken woanders war und dass ich von einer Kraft mitgerissen wurde, die nichts mit dem Moment zu tun hatte. Und dadurch, dass ich mich endlich getraut habe auszusprechen, was gerade los ist, wurde ich viel entspannter.

Eva: Und ich fühlte mich sofort wieder verbunden, weil er endlich mit mir sprach. Ein paar ehrliche Worte, eine kurze Rückmeldung, und alles war in Ordnung. Es ging nie darum, dass der Sex perfekt sein musste. Die Verbindung und die Tiefe kamen mit der unmittelbaren Wahrheit – egal ob sie gerade angenehm oder unangenehm war.

Wolfram: Wenn ein Mann kapiert, dass er nicht performen, sondern nur ehrlich sein muss, kann das ziemlich befreiend wirken.

Eva: Und mir hätte es damals sehr geholfen, wenn mir jemand deutlicher gesagt hätte, dass die Katharsis dazugehört; dass beim neuen Liebemachen das alte Leid verabschiedet werden muss.

Wolfram: Es ist für die meisten kein einfacher Prozess, aber für den neuen Sex ist es wirklich wichtig, dass Sie lernen, mit negativen Gefühlen umzugehen. Alle möglichen beängstigenden, verunsichernden und trennenden Gefühle werden kommen – und das dürfen sie auch. Der Trick ist wie gesagt zuzulassen und anschauen, was da in einem hochkommt, und es wieder ziehen zu lassen.

Eva: Und darüber zu reden, damit Ihr Partner weiß, dass Sie gerade brodeln. Aber hüten Sie sich vor dem Jüngsten Gericht, wenn es Ihnen nicht gut geht. So nach dem Motto: »Du machst alles verkehrt … Du hast mich falsch berührt … Du bist zu früh gekommen …« Besser ist es, für Entschärfung der Bombe zu sorgen: »Mir ist zum Heulen, ich brauch mal einen Moment … Achtung, lass uns hier jetzt besser aufhören, bevor wir uns gleich streiten.« Und dann bleibt jeder einen Moment für sich. Der Moment darf auch ruhig mehrere Stunden dauern, wichtig ist nur, dann wieder aufeinander zuzugehen.

Wolfram: Der alte Weg ist, das, was man nicht wahrhaben will, auf den Partner zu projizieren. Der neue Weg ist, die Situation bewusst zu unterbrechen, rauszugehen und zu schauen, was sich da gerade alles in einem selbst zeigt. Es geht darum, sich nicht von der Welle der Emotionen wegreißen zu lassen, sondern sie immer besser zu reiten, bis Sie langsam ruhig und präsent bleiben und endlich in die Verbindung gehen können, wo Sie vorher nur wie ferngesteuert funktionieren oder weglaufen konnten.

Wie geht das ganz praktisch, dass ich mich nicht von meinen Gefühlen wegreißen lasse?

Wolfram: Wenn ein Gefühl kommt, dann nehmen Sie es wahr. Nehmen Sie wahr, wie Sie vielleicht traurig werden. Und dann gibt es einen kleinen, aber hilfreichen Schritt in der Wahrnehmung: Sagen Sie sich nicht: »Ich bin traurig!« Sagen Sie sich: »Da ist Traurigkeit.« Und dann verankern Sie sich wieder in Ihrem Körper und spüren Sie seine Lebendigkeit. Wenn Sie die Traurigkeit aus dieser Verbindung beobachten, wird sie Ihnen nicht mehr übermächtig erscheinen. Wenn Sie das eine Zeit lang üben, dann können Sie immer besser mit alten Gefühlen umgehen, ohne sich von ihnen wegreißen zu lassen. Und schließlich werden die alten Gefühle verblassen.

Eva: Dieser Umgang mit emotionaler Ladung und alten Wunden will geübt werden, und er braucht ein gewisses Feintuning. Ich habe in meinem Buch *Ida* ausführlich über den konkreten Umgang mit altem Schmerz und Gefühlswallungen geschrieben, und wie man sich von ihnen lösen kann. Im Buch gibt es auch CDs mit geführten Übungen, die dabei helfen, ruhiger zu werden, präsenter zu bleiben und sich von alten Verletzungen zu verabschieden. Ganz wunderbar finde ich auch das Buch mit CD *Meditation* von Marie Mannschatz. Es bietet einen tollen Einstieg in Meditation, aber auch gute Übungen, um präsenter im Körper zu werden.

Wolfram: Für Männer finde ich etwas einfacher, die geführten Übungen auf unserer goldenen CD *Liebe dich selbst und entdecke, was dich stark macht* zu machen. Einige von ihnen sind nur wenige Minuten lang. Die kann man wirklich immer mal zwischendurch einschieben. Wer ein bisschen mehr verstehen will, für den ist das kleine Buch mit CD *Meditation für Anfänger* von Jack Kornfield sicher eine gute Hilfe.

So, ich hoffe, mein Mann und ich konnten Ihnen hier ein paar sinnvolle Spielregeln an die Hand geben, Ihnen einen verlässlichen Rahmen aufzeigen und Ihnen das Nehmen der einen oder anderen Hürde erleichtern. Falls Ihnen etwas im Weg steht, was hier nicht erwähnt ist, dann vertrauen Sie Ihrem Körper und seinen Signalen. Wenn Sie ihm wieder ernsthaft zuhören, ihn nicht unnötig treiben und manipulieren, wird er Ihnen immer mehr ein verlässlicher Führer sein, der alle Antworten, die Sie suchen, besser kennt als jeder andere. Alles, was Sie dann noch zu tun haben, ist, seine Signale ernst zu nehmen und ins Leben zu bringen.

Nachwort

Kürzlich hat mir eine Freundin begeistert von einem Seminar erzählt, bei dem sie nonverbale Kommunikation mit Pferden gelernt hat. Eine Woche war sie mit einem Pferd zusammen, ohne es zu reiten oder ihm Kommandos zu geben. Ihre Aufgabe bestand darin auszustrahlen, was sie vom Pferd wollte, und über Körpersprache mit ihm zu kommunizieren. Sie war überwältigt von ihren Erfahrungen und meinte: »Weißt du, ein Pferd reagiert immer auf deine gefühlte Wahrheit. Nur wenn du wirklich verkörperst, was du dir von dem Tier wünschst, folgt es dir. Die meisten Menschen reiten Pferde auf Kandare. Dann folgen sie – notgedrungen – auch. Aber die großartige Kraft des Pferdes wird man so nie kennenlernen. Und seine Seele wird man so auch niemals berühren.«

Genauso ist es mit dem Sex. Man kann unzählige Praktiken anwenden, um den Partner dazu zu bringen, dass er tut, was man will. Man kann Sex kaufen oder Menschen zum Sex zwingen. Man kann den Körper auf Kandare reiten und ihn mit Fantasien aus dem Kopf antreiben. Aber seine Wahrheit wird man so nie entdecken, und genauso wenig wird man die Seele berühren.

Tagtäglich werden überall auf der Welt unzählige Seelen durch Sex zerstört. Sex richtet auf unserem Planeten aus meiner Sicht mindestens so viel Unheil an wie der Krieg. Frauen werden vergewaltigt, Kinder missbraucht und sogar Babys und Tiere für das Geschäft mit dem Sex verkauft.

Ich kenne durch meine Arbeit mittlerweile sehr viele Männer, die regelmäßig in Bordellen verkehren und mir erzählen, dass sie lieber zahlen, bestimmen und gehen, als den Stress zuhause weiter zu ertragen. Und ich kenne sicher noch mehr Frauen, die sagen, dass sie durch sind mit dem Sex oder dass sie mit ihrem Mann völlig unberührt schlafen, nur um ihre Ruhe und ihr sicheres Auskommen zu haben. Ich glaube, diese Männer und Frauen verbindet allesamt eins: Angst. Angst vor Nähe. Angst vor Ablehnung. Angst vor dem Alleinsein. Angst vor Kontrollverlust. Und vor allem Angst, das Herz noch einmal zu öffnen und wieder verletzt zu werden.

Was sie alle bräuchten, wäre der Mut, genau das noch einmal zu wagen: ihr Herz zu öffnen und wieder verletzlich und frei zu werden.

Ich glaube, ein Mann fühlt sich erst dann wirklich als Mann, wenn er erlebt, dass eine Frau sich ihm völlig hingeben und er ihr Herz berühren kann. Eine Frau fühlt sich nur dann als Frau, wenn sie sich wieder ganz in ihren Körper fallenlassen und dabei von Herzen offen sein kann. Wenn Sie wieder Mann und Frau in Ihrer Beziehung werden wollen, dann müssen Sie bereit sein, sich der Angst zu stellen – sie zu fühlen, zu teilen und zu heilen.

Da ich dieses Buch ja vor allem als Frau für Frauen geschrieben habe, möchte ich an Sie alle appellieren, so mutig zu sein und wahrhaftig zu verkörpern, was Sie sich vom Leben und Ihrem Partner wünschen. Ich glaube, wenn Frauen ihre urweibliche Verantwortung übernehmen und zu allem anderen als der Liebe rigoros Nein sagen, dann werden sie für eine Revolution sorgen können und den Männern den Weg zurück zu sich selbst, in ihre wahre männliche Kraft zeigen. Wenn Männer erleben, dass Frauen nur auf Liebe reagieren, dann sind sie gezwungen, die Verantwortung für ihr Herz wieder zu übernehmen. Und dann wissen sie endlich, wozu sie da sind: Diese Welt, die Frauen und die Kinder mit ihrer Liebe zu nähren.

Um als Frau Ihre urweibliche Verantwortung zu übernehmen, müssen Sie keine Bewegung gründen oder in den Slums der Dritten Welt helfen. Kehren Sie zurück in Ihre Ehe und sagen Sie zu allem Nein, was Ihnen nicht guttut. Nehmen Sie aber gleichzeitig all Ihren Willen und Ihre Disziplin, finden Sie heraus, wie Sie Körper, Herz und Seele wieder zusammenbringen, und bringen Sie Soulsex ins Bett. Sie werden es erleben: Eine Ehe, in der zwei Menschen Soulsex praktizieren, wird nicht mehr die gleiche sein wie vorher. Es ist, als ob Sie eine Metamorphose durchmachen. Sie werden eingeweicht und gereinigt.

Soulsex bewirkt eine Entgiftung auf allen Ebenen des Menschseins: Die alten Panzer im Körper, in denen Sie vielleicht schon lange erstarrt waren, beginnen zu schmelzen. Die Herzen werden wieder weich, und die Mauern zwischen Ihnen und Ihrem Partner lösen sich auf. Ihr Geist kann sich beruhigen, weil Sie mehr und mehr im Jetzt und im Körper landen. Und Becken und Herz können wieder in Frieden miteinander leben.

Wenn Sie als Frau im Soulsex erleben, wie die Kraft aus Ihrem Becken in Ihr Herz aufsteigt und es zum Strahlen bringt, dann ist das ein Gefühl von: »Deshalb bin ich also auf der Welt! Deshalb bin ich Frau! Ich ahnte es schon immer, aber jetzt weiß ich es.« Es ist so, als ob endlich die Kraft des Beckens in ihrer wahren Berufung angekommen ist, nämlich dass sie auch Ihr Herz zum Leben erweckt. Und dass sie dazu eigentlich da ist – dass all Ihre Lebenskraft und Lebendigkeit nur Sinn ergeben und wirklich erfüllen, wenn sie durch das Herz fließen. Der Sex, wenn er im Becken bleibt, ist nutzlos und verkommt zum Trieb. Erst durch die Verbindung zum Herzen wird er beseelt und lässt uns endlich zur Ruhe kommen.

Soulsex lässt Sie erleben, dass genügend Liebe für uns alle da ist. Wir müssen nur bereit sein, zu zweit eine Öffnung zu schaffen, durch die diese Liebe ins Leben kommen kann.

Literaturverzeichnis

Christoph Joseph Ahlers
http://www.zeit.de/2013/18/sexualitaet-therapie-christoph-joseph-ahlers

Paulo Coelho
Elf Minuten
Zürich, Diogenes 2003

David, Deida
Erleuchteter Sex. Ekstase als spiritueller Weg
München, Goldmann Arkana 2012

E L James
Shades of Grey. Geheimes Verlangen. Band 1
München, Goldmann 2012

Jack Kornfield
Meditation für Anfänger
München, Goldmann Arkana 2007

Barry Long
Sexuelle Liebe auf göttliche Weise
Nürnberg, MB-Verlag 2012

Marie Mannschatz
Meditation. Mehr Klarheit und innere Ruhe
München, GU 2010

Luc Nicon
Befreit von alten Mustern. Tipi - eine Körperreise zum Ursprung unserer Emotionen und Ängste
Paderborn, Junfermann 2011

Diana Richardson
Slow Sex. Zeit finden für die Liebe
München, Integral 2011

Diana Richardson
Zeit für Weiblichkeit. Der tantrische Orgasmus der Frau
Köln, Innenwelt Verlag 2012

Diana und Michael Richardson
Zeit für Männlichkeit. Mehr Kompetenz in Sachen Sex und Liebe zwischen Mann und Frau
Köln, Innenwelt Verlag 2011

Franz Ruppert
Trauma, Angst und Liebe. Unterwegs zu gesunder Eigenständigkeit. Wie Aufstellungen dabei helfen
München, Kösel 2012

Franz Ruppert
Frühes Trauma. Schwangerschaft, Geburt und erste Lebensjahre
Stuttgart, Klett-Cotta 2014

Christian Seidel
Die Frau in mir. Ein Mann wagt ein Experiment
München, Heyne 2014

Eckhart Tolle
Jetzt! Die Kraft der Gegenwart
Bielefeld, Kamphausen 2011

Eckhart Tolle
Eine neue Erde. Bewusstseinssprung anstelle von Selbstzerstörung
München, Goldmann Arkana 2005

Krishnananda und Amana Trobe
Wenn Sex intim wird: Die drei Stufen zur verbindlichen
Partnerschaft
Köln, Innenwelt Verlag 2008

Krishnananda und Amana Trobe
Vertrauen ist gut – Selbstvertrauen ist besser.
Wege aus der Enttäuschungsfalle
Köln, Innenwelt Verlag 2004

Falls Sie Unterstützung brauchen

Zu meiner Arbeit gehört es, Einzelne und Paare bei einer Wiederverbindung oder Klärung ihrer Beziehung zu begleiten. In einem geschützten Rahmen zeige ich Ihnen auch, wie Sie ihre Sexualität erneuern oder wieder einen besseren Zugang zu Ihrem Körper finden können. Allein oder zusammen mit meinem Mann biete ich Coachings und Seminare für Einzelne und für Paare sowohl telefonisch, per Skype als auch persönlich an.
www.zurhorstundzurhorst.com

Unsere Leseempfehlung

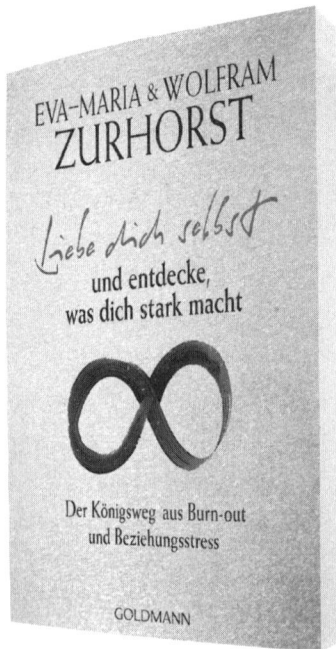

256 Seiten
Auch als Hörbuch
erhältlich

Die Bestsellerautoren Eva-Maria und Wolfram Zurhorst beschreiben anhand vieler Beispiele Wege aus beruflichen Sackgassen, Selbstausbeutung und überhöhten Erfolgsansprüchen. Aus ihrer Erfahrung als Coaches ermutigen sie ihre Leser, sich Fragen zu stellen, die vielleicht lange dem Sicherheitsdenken und überhöhtem Erfolgsanspruch weichen mussten. Mit vielen praktischen Übungen hilft das Buch, berufliche Krisen dazu zu nutzen, eingefahrene, aber nicht mehr hilfreiche Glaubenssätze zu überwinden und das eigene Potenzial zu aktivieren.

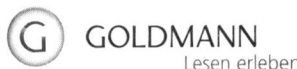